Handbook of

RAPID INTERPRETATION OF EKG's

심전도 속성 판독법

KHS
KOONJA
HANDBOOK
SERIES

Handbook of

RAPID INTERPRETATION

Sixth Edition

심전도 속성 판독법

Dale Dubin 지음

김영훈·김용훈·김종윤·김 준·김중선·나상훈·남궁준·노태호
박희남·서혜선·심지영·이진배·정중화·조정관·최동훈 옮김

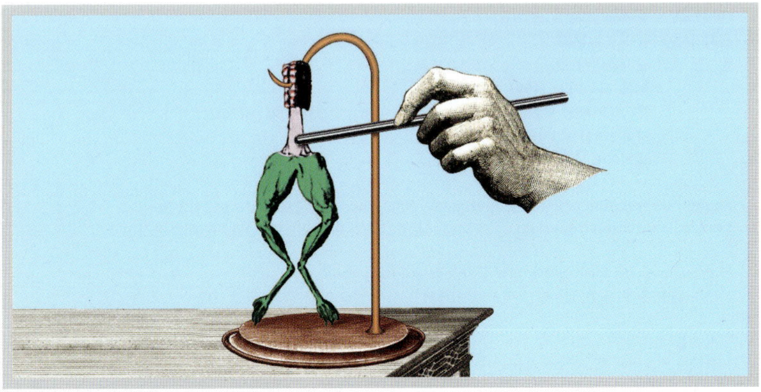

군자출판사

심전도 속성 판독법 (핸드북)

RAPID INTERPRETATION OF EKG' S 6th Ed

첫째판 1쇄 인쇄 | 2008년 6월 30일
첫째판 1쇄 발행 | 2008년 7월 7일
첫째판 2쇄 발행 | 2015년 2월 10일
첫째판 3쇄 발행 | 2017년 2월 20일
첫째판 4쇄 발행 | 2020년 3월 9일
첫째판 5쇄 발행 | 2022년 2월 11일
첫째판 6쇄 발행 | 2024년 7월 11일

지 은 이 Dale Dubin
옮 긴 이 김영훈, 김용훈, 김종윤, 김 준, 김중선, 나상훈, 남궁준, 노태호
박희남, 서혜선, 심지영, 이진배, 정중화, 조정관, 최동훈
편집디자인 군자편집부
표지디자인 군자표지부
발 행 처 군자출판사(주)
등록 제4-139호(1991. 6. 24)
본사 (10881) **파주출판단지** 경기도 파주시 회동길 338(서패동 474-1)
전화 (031) 943-1888 팩스 (031) 955-9545
홈페이지 | www.koonja.co.kr

ISBN 978-89-6278-001-7
정가 25,000원

'심전도 속성 판독법'

이 책은 전세계 어느 곳에서든 구입 가능합니다

'심전도 속성 판독법'은 지난 30년간 세계적으로 베스트셀러였다. 이 책은 28개국에서 번역되어 출간되었다.

이 책의 영어판은 매년 새로운 내용을 추가하여 출간되며 인터넷으로 전세계에서 구할 수 있다. 3개의 인터넷 사이트를 통하여 전세계 어느 곳에서도 책을 쉽게 구할 수 있으며, 신용카드를 사용하여 어느 곳에서도 주문할 수 있다. 또한 인터넷 사이트는 주문 당시의 외국환의 환율에 관한 정보를 제공한다.

인터넷 사이트는 심전도와 심장모니터에 관한 실질적인 정보를 제공하며, 세 개의 웹사이트는 세 종류의 의학 종사자들을 위해 각기 설명되었다.

웹사이트

의사와 의학생 : www.theMDsite.com

간호사와 간호대생 : www.CardiacMonitors.com

응급 의료 종사자 : www.EmergencyEKG.com

지식을 공유하는 것에 대하여...

세계 각국에서 심전도를 보내주신 분들에게 진심으로 감사를 드립니다. 하지만 보내주시는 심전도의 숫자가 기하급수적으로 늘기 때문에 그 분들의 이름을 다 쓰는 것은 불가능할 것 같습니다.

우리 모두 전형적이거나 혹은 아주 특이한 심전도들을 볼 것이며 그런 것들은 교육 목적으로 보존되어야 합니다. 이런 매우 특이한 지식을 다른 사람과 나누는 것은 유서깊은 의학의 전통입니다.

지식을 나누고자 하는 이런 숭고한 정신이 의학교육의 질을 높이는 중요한 길입니다.

-DD

*전형적이거나 혹은 특이한 12유도 심전도를 모으고 있습니다.(하다못해 정리되지 않은 롤심전도도 괜찮습니다) 만약 그런 것들이 있다면 출판사인 COVER.Inc., P.O.Box 1092, Tampa, FL 33601' 로 보내주십시오. 보잘것 없어 보이는 심전도가 무엇과도 바꿀 수 없는 보물일 수 있습니다.

Acknowledgments

몇 번의 위기를 넘기며 살아남을 수 있게 해주시고 영감을 불어넣어주신 신께..

생존해있거나 이미 세상을 떠난 내 가족들에게..

컴퓨터와 그래픽 디자인 지식으로 6판을 실제적으로 제작해준 내 컴퓨터 친구 Paul Heinrich에게..

EKG와 사진을 제공해준 Carol Hoosier, M.D., Rupinder Singh, M.D., Mike Allison, R.N., Yani Wood, Carter Henrich, M.D., Tony Piscitelli, R.N., RCIS, Chris Buckley에게..

전문적인 조언과 교정, 교열에 애써주신 Dr. Mikel Rothenberg, John Desmond P.E., Kathleen Dubin, J.D., Deborah Heinrich에게..

기술적인 도움을 주신 Francesca Lala에게..

넓은 아량으로 저를 이해하고 협력해주신 Cover Publishing Company에 진심으로 감사드립니다. Cover 출판사와 저와의 관계는 저자와 출판사가 가질 수 있는 가장 가까운 사이일 겁니다.

Dedication

제게 많은 배움을 주신:

Dr. George C. Griffith
Dr. Willard J. Zinn
Dr. Henry J. L. Marriott
Dr. Charles Fish
Dr. William L. Martz
Dr. Nathan Marcus
Dr. Richard G. Connar
Dr. Jose Dominguez
Dr. Louis Cimino
Dr. David Baumann
Dr. Suzanne Knoeble
Dr. Dale Dubin

에게 이 책을 바칩니다.

역자 집필진

고려대학교안암병원 순환기내과	김 영 훈
강원대학교병원 순환기내과	김 용 훈
신촌세브란스병원 심장혈관병원 심장내과	김 종 윤
부산대학교병원 순환기내과	김 준
신촌세브란스병원 심장혈관병원 심장내과	김 중 선
동국대학교 일산병원 심장혈관내과	나 상 훈
인제대학교 일산백병원 순환기내과	남 궁 준
가톨릭대학교 성바오로병원 순환기내과	노 태 호
고려대학교안암병원 순환기내과	박 희 남
신촌세브란스병원 심장혈관병원 심장내과	서 혜 선
신촌세브란스병원 심장혈관병원 심장내과	심 지 영
대구가톨릭대학병원 순환기내과	이 진 배
조선대학교병원 순환기내과	정 중 화
전남대학교병원 순환기내과	조 정 관
신촌세브란스병원 심장혈관병원 심장내과	최 동 훈

역자 서문

심장학에서 부정맥의 분야는 지난 4반세기 동안 진단과 치료에 있어 눈부신 발전을 하여 왔고 현재에 이르러서는 새로운 기술들이 임상에 적용되고 있다. 부정맥에 있어 적절한 치료를 위해서는 정확한 진단이 필수적인데 심장학에 있어 부정맥은 임상에서 환자를 접하는 의사들에 있어서도 가장 어렵게 느껴지는 분야이다. 이러한 이유는 처음으로 부정맥에 대해 공부를 시작하는 의학도나 환자를 처음 접하는 의사나 간호사들이 쉽게 이해할 수 있도록 쓰여진 책들이 많지 않기 때문으로 생각된다. 또한 대부분 외국 원서를 보아야 하는 어려움이 부정맥에 대한 이해와 접근을 더 어렵게 만들고 있는 것이 현실이다. 이에 본 저자들은 기초부터 쉽게 이해할 수 있고 단시간에 볼 수 있도록 집필된 Dubin 심전도 책을 번역하게 되었다. 이번 신판의 경우는 기존의 전판에 비해 기초적인 내용의 보강과 보다 심화된 내용을 추가하여 여러 층의 독자들에게 도움이 될 수 있도록 개편하였다.

전문서적으로서 번역을 하면서 가능한 쉬운 용어로 일관된 통일성을 유지하여 이해를 도우려고 했지만 독자들의 기대에 충분히 부응하지 못한 점이 있으리라 판단된다. 그러나 기초적인 내용에 대한 이해 및 부정맥에 대한 입문에 있어서는 많은 도움을 줄 수 있는 책으로 생각된다.

의학도나 새롭게 환자를 보기 시작하는 인턴, 레지던트 그리고 간호사에게 처음부터 부정맥이 어렵다는 편견을 가지지 않고 차근차근 이해를 하면서 공부할 수 있게 도울 수 있는 책이 되었으면 한다.

마지막으로 부정맥을 공부하고자 하는 후학들을 위해 스스로의 시간을 내어 번역 및 교정을 도와주신 여러 심장내과 선생님들께 감사드리며 이 책의 번역에 여러모로 도움을 준 군자출판사에 감사의 말을 전하고자 한다.

차 례

이 책을 읽기 전에...

먼저, 제목을 잘 읽고 단순화된 그림과 연결지어 사고하세요.
개념을 이해해야 합니다.
이해하는 것이 무엇보다 중요하니까.

그런 다음, 본문을 주의깊게 읽으면서 빈칸을 채워보세요.

- 그림으로 다시 돌아가봐야 빈칸을 채울 수 있다면 오히려 잘 된거예요. 왜냐하면 그림을 다시 볼 때마다 영상이 기억에 더 또렷이 남게 되거든요.
- 상호작용을 위한 지시어들은 중요한 개념을 설명하고 연결짓는데 시각적 영상을 동원함으로써 독자의 이해를 확실히 하고자 함입니다. 이해가 지속적인 지식의 열쇠니까요...

... 그리고 이 책은 참여하는 청중들을 즐겁게 해주므로 재미가 있습니다. 여러분은 청중이고 저는 도움을 주는 "Note"를 달아 여러분의 이해력 향상을 강조하지요.

자, 이제 좀 즐거워볼까요!
"오래 지속되는 지식은 이해에서 비롯된다."

즐거운 배움이 되길 바라며,

Dale Dubin

Dale Dubin, MD

01

기본 개념

Basic Principles

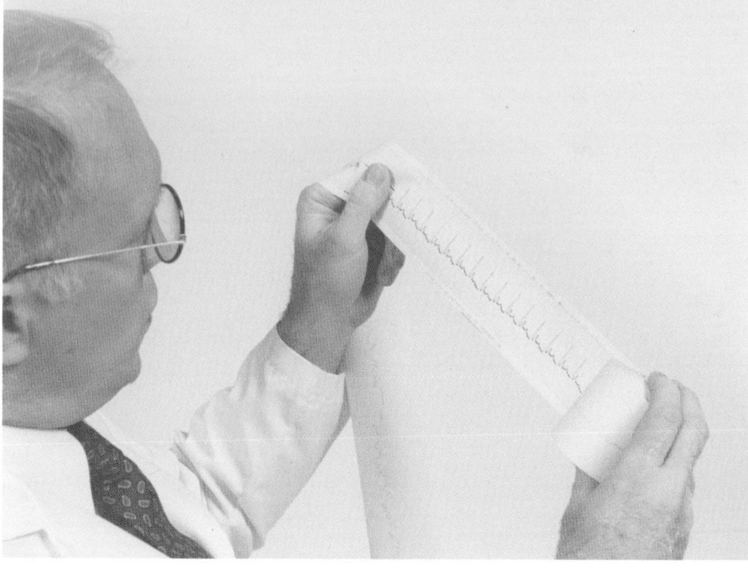

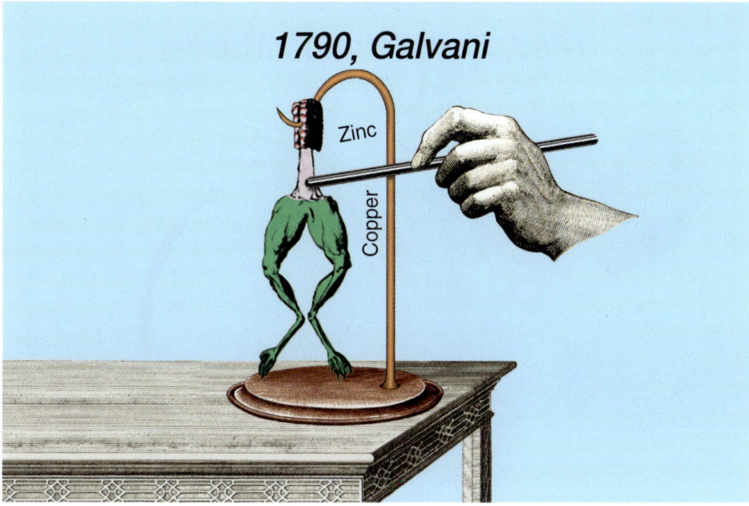

1790년에 일반적으로 진지한 과학자들인 청중들은 Luigi Galvani가 죽은 개구리의 다리를 전기적 자극으로 춤을 추게 만드는 것을 보면서 믿을 수 없음에 숨을 헐떡거렸다.

Galvani는 최근에 죽은 개구리의 다리와 금속을 연결하여 ________ 가 흐를 수 있는 회로를 만들 수 있음을 알고 있었다. (전기)

전기의 흐름이 개구리의 다리를 움찔하게 만들고 반복되는 자극으로 그것을 ________ 할 수 있게 하였다. (춤추게)

참조

하지만 당시에는 죽은 개구리를 다시 살려내는 소름끼치는 초자연적인 재주였다.
(그리고 Galvani는 그것을 즐겼다)

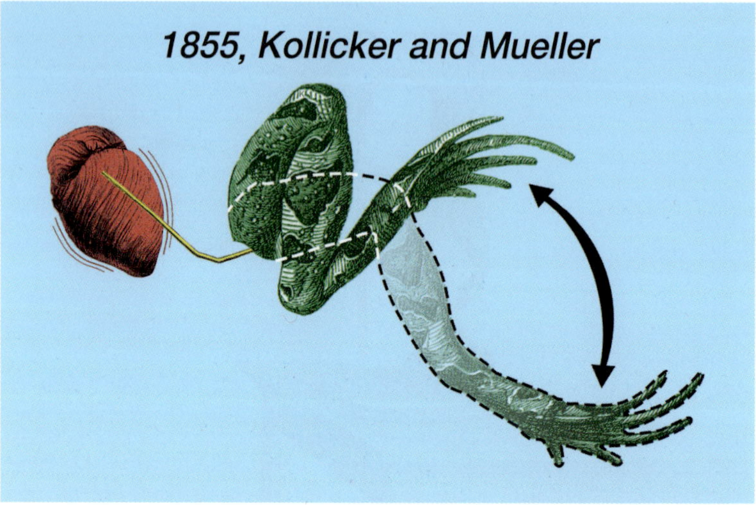

1855년 경 전도에 관한 기초연구 중에 개구리 다리의 운동 신경을 독립적으로 뛰고 있는 심장에 연결하면 심장이 한 번 수축할 때마다 다리가 움직여지는 것을 확인하였다.

Eureka! 그들은 다리를 움직이게 하는 동일한 전기적 자극이 심장의 ______ 도 유발할 것으로 생각했다. (박동)

따라서 그들에게는 규칙적인 ______ 자극이 심장박동에 관여하는 것이라고 생각하는 것이 논리적이라고 여겼다. (전기)

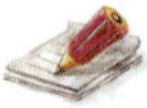

참조

그 후로 심장의 규칙적인 펌프 작용과 전기적 현상의 관계가 과학적으로 성립되었다. 아주 기초적이고 중요한 개념.

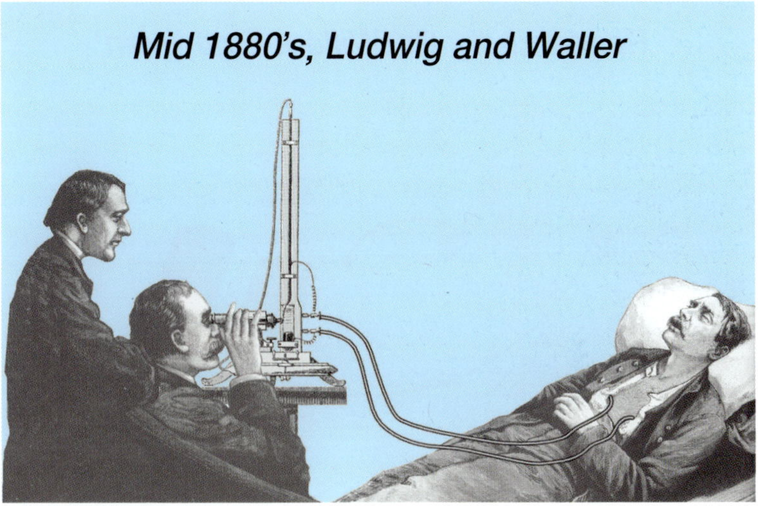

1880년대 중반 Ludwig과 Waller는 모세 전위계를 사용하여 사람의 피부에서 심장의 규칙적인 전기자극을 관찰할 수 있음을 발견하였다.

이 장치는 사람의 ________ 와 연결되는 감지 전극과 미세한 전기적 활동을 확인할 수 있는 전기장 내의 모세관으로 구성된 Lippman 모세 전위계로 구성되었다. (피부)

모세관 내의 액체의 높이가 대상자 심장의 ________에 따라 움직이는 것은 매우 흥미로웠다. (박동)

이 장치는 임상적 이용이나 경제적 개발에 이용되기에는 너무 적절하지 못한 기구였으나 ________ 재미있는 기구였다. (매우)

참조

이 순간부터 피부 표면에서 심장의 전기 활동을 기록할 수 있는 새 장이 열렸다.

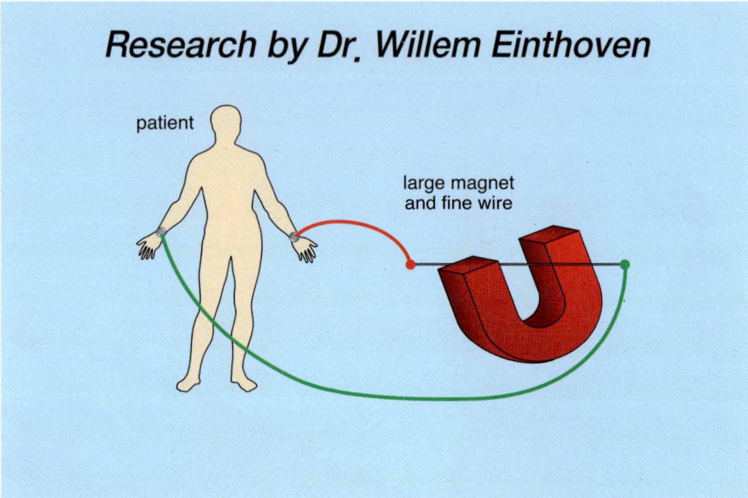

비상한 과학자였던 Dr. Willem Einthoven은 두 개의 자석 극 사이에 은도금 철사를 걸었다.

피부에 부착된 두 개의 전극은 ________ 두 극 사이에 걸린 은도금 철사와 연결되었다.
(자석)

(자기장 속에 있는) 은도금된 ________ 는 관찰자의 심장 박동 리듬에 따라 움직였다.
(철사)

이것만으로도 매우 흥미로웠지만, ________ 은 시간에 따른 기록을 원하였다.
(Einthoven)

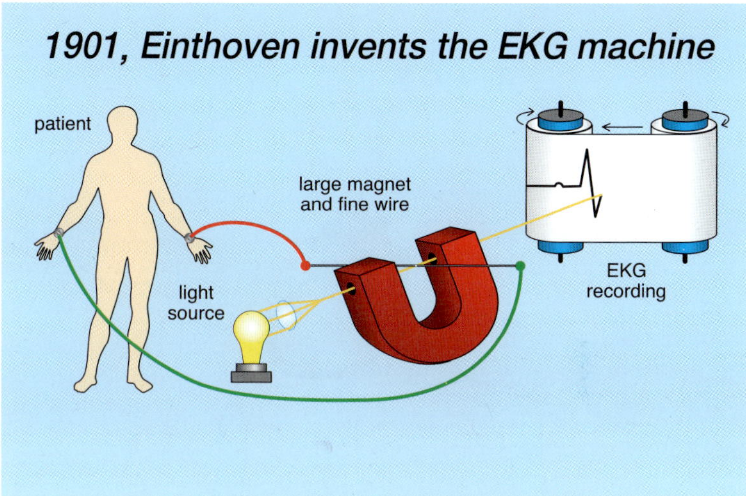

따라서 Einthoven은 가는 빛을 자석의 두 극에 만든 구멍을 통하여 움직이는 철사를 가로질러 빛을 쏘았다. 철사의 율동적인 움직임은 사진 인화지에 파장으로(P, QRS, T로 명명된) 기록되었다.

매우 영리한 Einthoven! 철사의 ________ 적인 움직임(심장의 박동을 반영하는)은 움직이는 그림자를 만들었다. (율동)

그것은 반복되는 주기에 따라 명확한 파장의 ________ 적인 연속으로 기록되었다.

(율동)

그는 각 주의 파장을 알파벳으로 P, QRS, 그리고 ________ 로 명명하였다.

(T)

참조

이제는 영리한 Einthoven의 생각에 따라 우리는 심장의 비정상적인 전기 활동을 기록하고 그것을 정상과 비교할 수 있게 되었다. 1901년 경에 이 엄청난 진단 도구인 그의 **E**lectro**K**ardio**G**ram(EKG)은 진화하게 된다.
그럼 이것이 어떻게 작동하는지 알아보자.

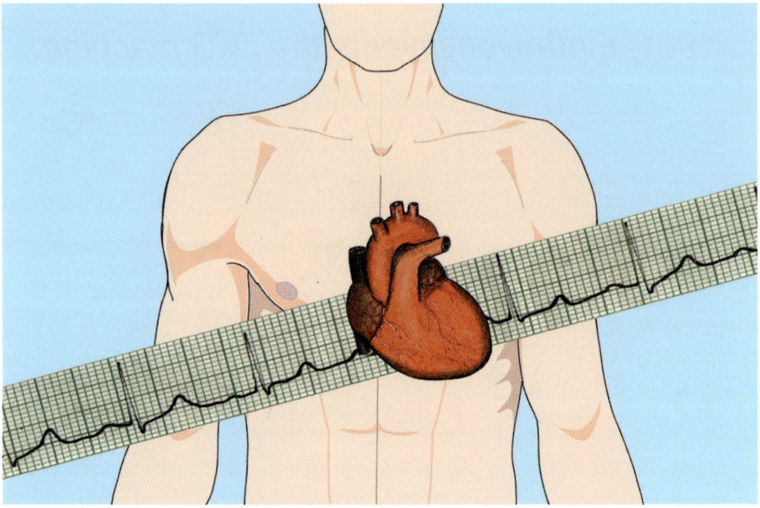

심전도(EKG)는 심장의 전기적 활동을 기록함과 동시에 심장의 기능과 구조에 대한 중요한 정보를 함께 제공한다.

심전도는 보통 세 글자의 약자로 ________ 로 씌여지며; 심장의 전기적 활동을 기록하면서 심장의 기능과 구조에 대한 중요한 정보를 제공한다. (EKG)

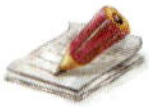

참조

Enithoven이 electrokardiogram으로 명명할 때부터 의학계 종사자들은 심전도를 EKG로 사용해 왔다. 간혹 다른 책에서 보듯이 어떤 사람들은 ECG가 더욱 정확한 표현이라고 주장하지만 전통적으로 수 년간 EKG로 사용되어 왔다. 또한 ECG는 뇌파를 의미하는 EEG와도 발음이 비슷하여 혼동될 수 있다.

심전도는 줄이 그어져 있는 종이에 표시되고 심장의 활동성과 건강 상태에 대한 ________ 를 남긴다. 심장 모니터와 심장 원위기록도 동일한 정보를 실시간으로 제공한다. (정보)

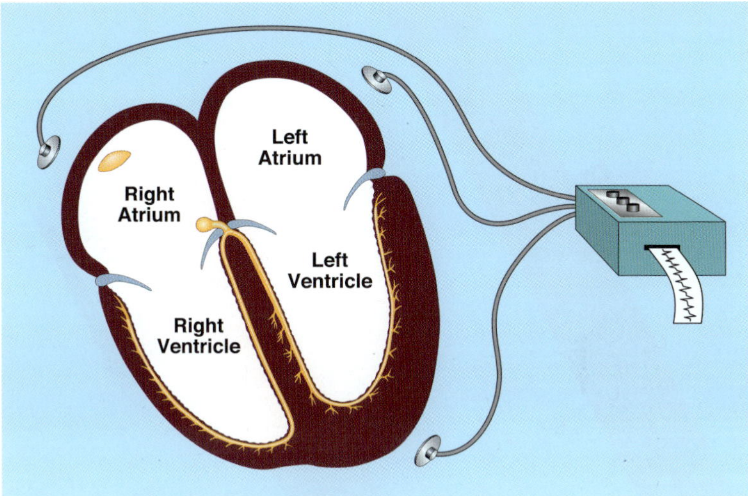

심전도는 심장근육(심근) 수축의 전기적 활동을 기록한다.

심전도에 기록된 정보는 심장의 ________ 활동을 반영한다. (전기적)

심전도에서 제공하는 대부분의 정보는 심근 ________ 의 전기적 활동을 반영한다. (수축)

참조

또한 심전도는 심박동수와 리듬에 관한 정보도 제공한다.

심근이 전기적 자극을 받았을 때 심근은 ________ 한다. (수축)

참조

위의 그림은 여러분이 심장의 도식적인 단면에 익숙해질 수 있도록 의도하였다.
여러분 모두 알겠지만 심장의 4개의 방의 명칭을 달았으며, 이 그림은 앞으로 계속 이 책에서 사용될 것이다.

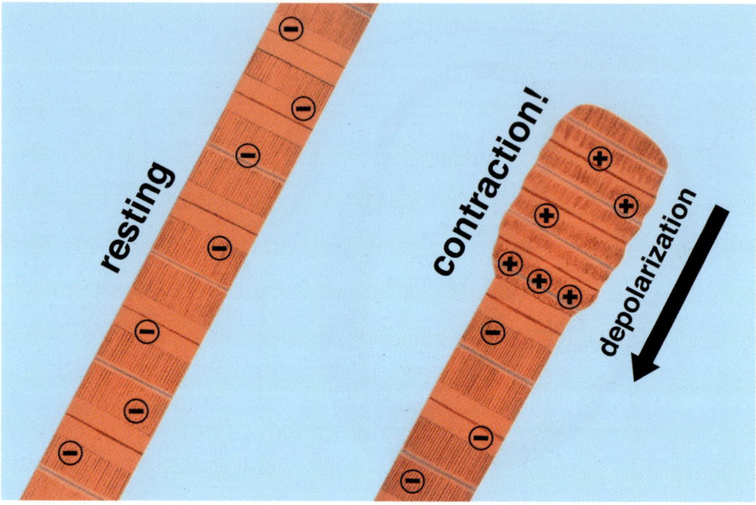

심근 내부는 휴지기에는 음성(분극 polarized) 상태이지만 탈분극(depolarized)이 되어 내부가 양성이 되면 심근은 수축한다.

휴지기에 심근세포는 분극 상태로 모든 세포 내부가 ________ 를 띄게 된다.

(음전위)

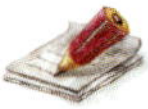 **참조**

엄격히 말하면 휴지기의 분극 상태인 심근을 내부에는 음전위를, 외부 표면은 양전위를 띄게 된다. 간단히 하기 위하여 내부의 음전위만을 고려하겠다.

휴지기 심근의 내부는 음전위 상태이나 탈분극되면 내부가 ________ 를 띄게 되고 수축하게 된다.

(양전위)

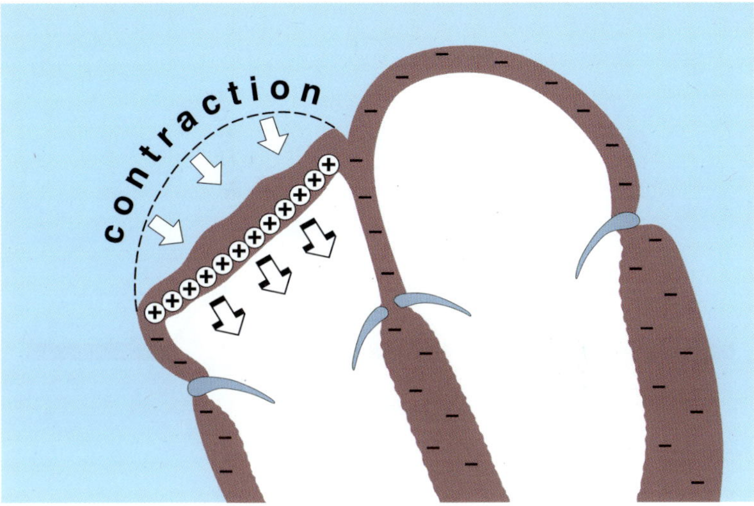

탈분극의 파동은 심근을 수축시키면서 심장을 통과하게 된다.

탈분극은 심근세포 내부의 ________ 전기의 점진적인 진행 파동으로 여길 수 있다. (양)

참조

탈분극은 각각의 심근 내부를 양전위화 하면서 휴지기의 심근의 수축을 시작하게 한다.

탈분극의 진행성 파장은 심근 내부의 ________ 전기 파장을 유발하면서 심근의 점진적인 수축을 유발한다. (양)

참조

심근 세포간의 탈분극 전도는 빨리 움직이는 나트륨 이온에 의해 유발된다.

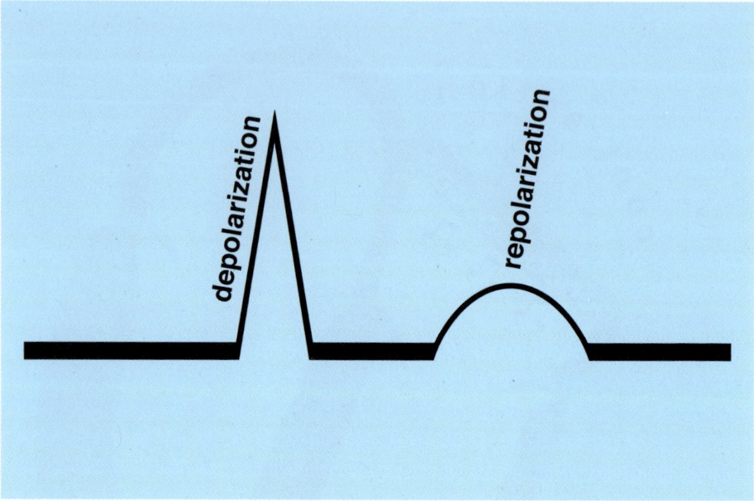

탈분극(심근 내부의 양전위화) 파장과 뒤따르는 재분극(심근 내부의 음전위화) 파장은 심전도에서 위와 같이 나타난다.

탈분극 자극의 파장은 심근세포 내부를 ________ 화 하면서 심근을 수축시킨다.
(양전위)

뒤따르는 ________ 기에는 심근세포의 내부가 휴지기의 음전위 상태로 돌아간다.
(재분극)

참조

재분극은 전기적 현상으로 실제로는 탈분극 이후에 바로 시작되며 심전도에서 우리가 보는 넓은 둔덕은 재분극의 가장 활동적인 기간이다.

심근의 수축은 심근의 ________ 에 의하여 유발되며 심전도 상에서 위의 그림과 같이 나타난다. 탈분극에 뒤따르는 회복기는 ________ 으로 알려져 있다.
(탈분극), (재분극)

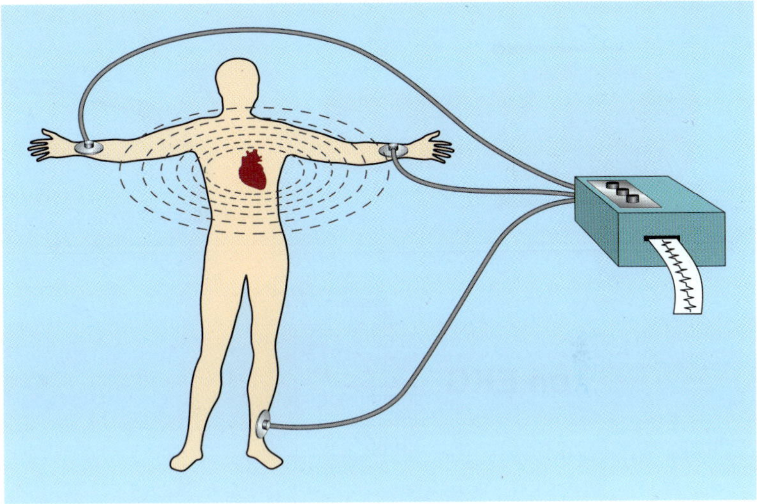

전극이라는 감지기를 피부에 부착하여 심장의 전기적 활동을 알아낼 수 있다.
심전도 기계는 심장의 전기적 활동을 움직이는 종이에 심전도로 기록한다.

심근의 탈분극과 재분극은 이온들의 움직임에 의한 ________ 인 현상이다.
(전기적)

심장의 전기적 활동은 심전도 기계, 심장 모니터와 심장 원위기록 등의 민감한 기계에 의하여 ________ 의 표면에서 감지되고 기록된다. (피부)

심전도는 심장의 전기적 신호를 ________ 라고 불리는 피부에 부착하는 감지기를 이용하여 기록한다. (전극)

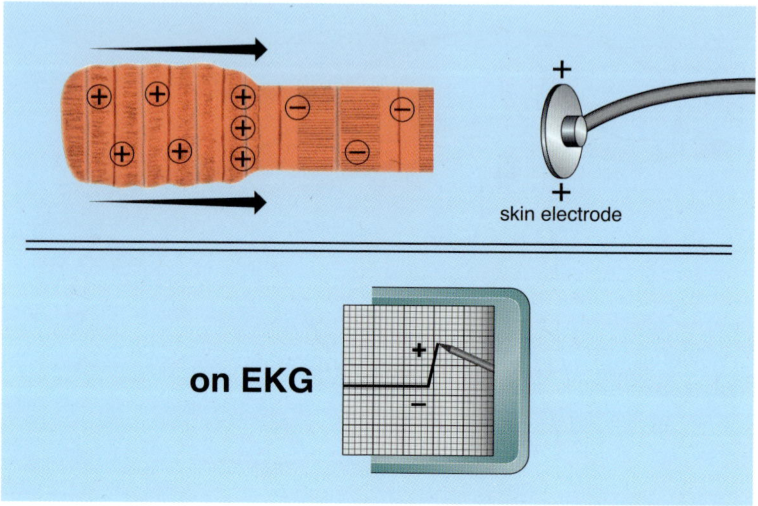

심근 세포 내부 탈분극의 양전위 파장이 양전극 쪽으로 향하는 경우에는 심전도 상에서 양성(상방, upward)으로 기록된다.

참조

양전극은 물론 환자의 심전도를 기록하는 양전극을 말한다.

심근을 통하여 진행하는 탈분극의 파장은 ________ 전위의 진행하는 파장이다. (여기 다시 나트륨 이온이 등장한다) (양성)

양성전위(나트륨 이온)의 이동 파장이 양전극 쪽으로 이동할 경우에는 ________ 상에 상방향으로 기록되게 된다. (심전도)

일반적으로 심전도 상에서 상방향의 파장을 보게 되면 그 순간에는 탈분극이 ________ 쪽으로 움직이고 있는 것이다. (양전극)

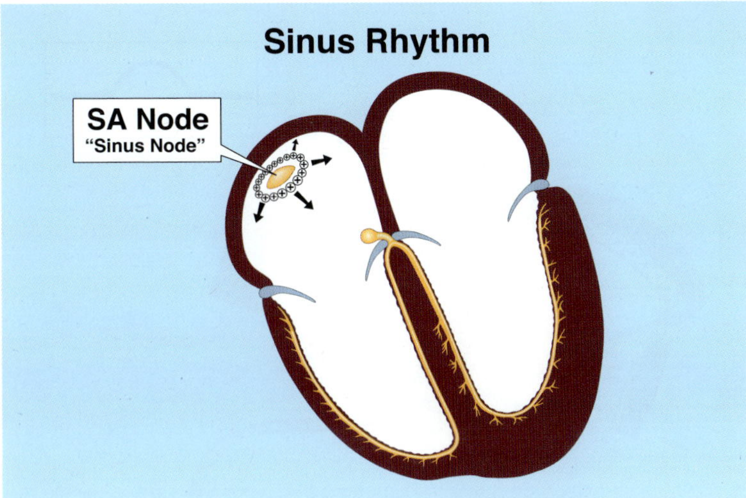

심장의 주도적 박동기인 동방결절은 탈분극의 파장을 시작하게 하여 바깥으로 나가게 해서 심방을 동심모양의 파장으로 자극하여 수축하게 한다.

참조

동방결절(SA node)은 심장의 주도적인 박동기로 여기서 발생하는 심장의 리듬을 동율동(Sinus Rhythm)이라고 한다. 심박동의 발생은 자발적으로 발생하는 것이다. 심장에서 이런 자동능(automaticity)을 가진 조직을 자동능중심(automaticity foci)이라 한다.

우________ 의 후벽 상방에 위치하고 있는 동방결절은 심장 박동의 임무를 수행하기 위하여 일정한 간격을 가지고 탈분극의 파장을 만들어낸다. (심방)

동방결절에서 발생한 각각의 양전위(나트륨 이온)의 탈분극 파장은 양쪽 심방을 자극하여 ________ 하게 만든다. (수축)

박동 자극을 발생시키는 동방 결절의 능력을 ________ 이라고 한다. (자동능, automaticity)

참조

동방결절에서 시작된 탈분극의 파장은 모든 방향으로 퍼져나간다. 심방을 물이 차있는 연못으로 생각하고 동방결절에 조약돌을 떨어뜨리게 되면 바깥쪽으로 커지면서 원형으로 퍼져나가는 탈분극의 파장을 만들게 된다. 심방의 탈분극(수축)은 심방 근육 세포내의 양전위가 퍼져나가는 파장이다. 이 페이지를 다시 한번 읽어보세요.

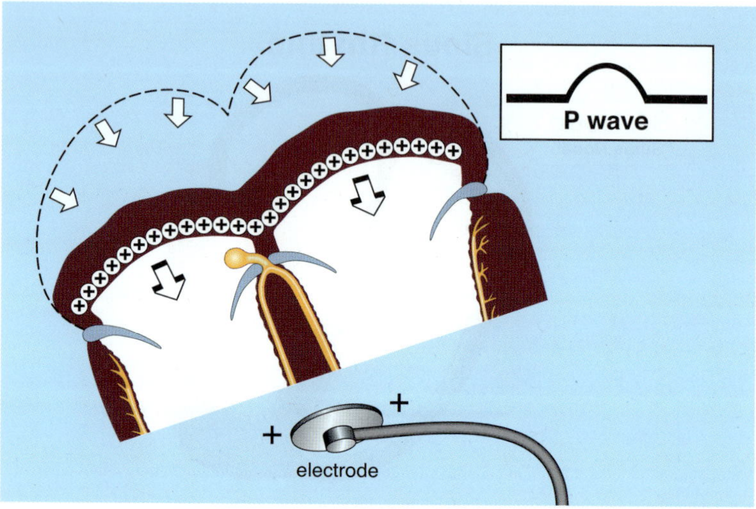

동방결절에서 발생된 각각의 탈분극은 양쪽 심방을 통하여 퍼져나가면서 심전도 상에서 P파를 만들어낸다.

참조

그림에서 심방의 탈분극의 양성 파장을 양성 전극 쪽으로 진행하는 것으로 묘사하여 상방향(양성)의 P파를 형성하였다.

심방 전체를 퍼져나가는 탈분극의 파장은 ________ 에 부착된 민감한 전극에 의하여 감지된다. (피부)

심방의 탈분극은 심전도상에 ________ 파로 기록된다. (P)

심전도에서 P파를 관찰하게 되면 그것이 심방의 ________ 을 전기적으로 나타내고 있다는 것을 알 수 있다. (탈분극)

참조

심방은 자체적인 전도 시스템을 가지고 있다. 추후에 다시 이야기 하도록 하자.
(호기심이 생긴다면 P111을 확인하시라)

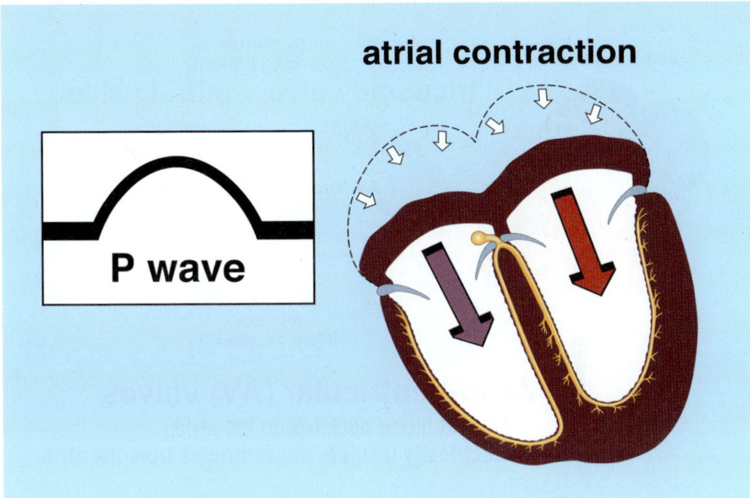

P파는 양 심방의 전기적 활동(탈분극)을 반영함과 동시에 발생하는 양 심방의 수축을 의미하기도 한다.

심방을 통하여 탈분극의 파장이 진행할 때 동시에 심방의 ________ 파장이 진행하게 된다. (수축)

따라서 P파는 ________ 의 탈분극과 수축을 반영한다. (심방)

참조

실제로는 심방의 수축은 P파의 간격 보다 긴 기간 지속되지만 우리는 P파를 심방 수축과 동일시하기로 하자. 심방의 수축은 심방 내의 혈액을 심방과 심실 사이에 있는 판막을 통과하게 밀어낸다.

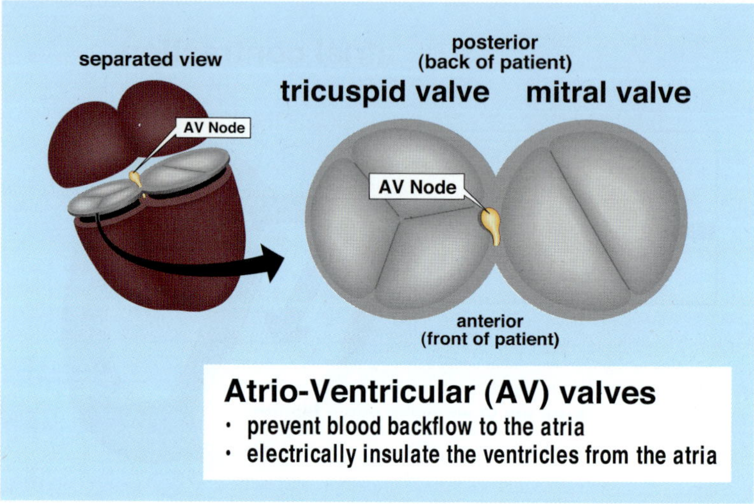

방실 판막은 심실에서 심방으로의 혈액의 역류를 막을 뿐 아니라 심방과 심실 간의 유일한 전기 통로인 방실 결절(AV node)를 제외하고는 심실과 심방간의 전기가 통과하지 못하게 하는 절연체의 역할을 수행한다.

심실이 수축할 때 심실 내의 혈액은 ________ 판막에 의하여 심방으로 역류하지 못하게 된다. (방실)

승모판과 삼첨판은 심방과 심실 사이에 존재하면서 심방에서 심실로의 전기의 흐름을 막는 ________ 의 역할을 수행한다. (절연체)

심방과 심실 사이의 섬유질인 방실 판막을 통과하여 심방의 탈분극의 자극을 심실로 전달할 수 있는 통로는 ________ 결절이다. (방실)

참조

방실 결절은 심방의 탈분극을 효과적으로 유발하게 할 수 있는 역할을 수행하는 심장 내의 전도 시스템 중의 하나이다. 이후에 우리는 심장 강(chamber)을 통한 혈액의 흐름에 대하여 알아볼 것이다.

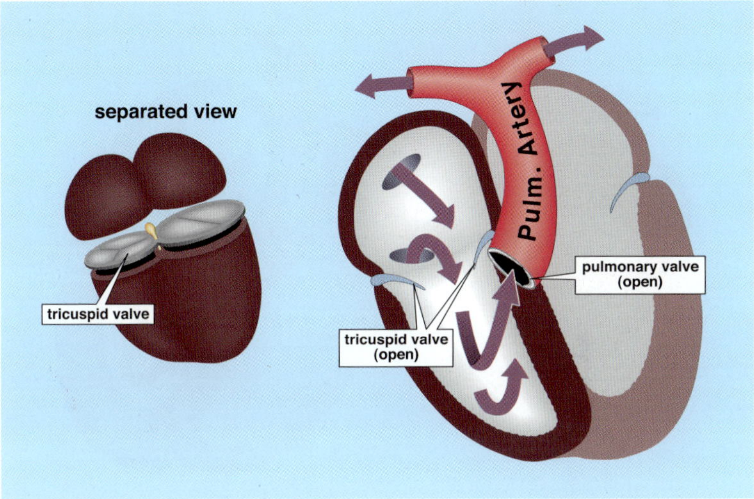

산소가 결핍된 정맥혈액은 우심방으로 들어오게 된다. 심방이 수축하게 되면 혈액은 삼첨판을 통하여 펌프 작용을 하여 폐로 혈액을 보내는 우심실로 들어가게 된다.

참조

삼첨판은 우측에 존재한다.

우측 심장(우심방, 우심실)은 몸 전체에서 들어오는 산소가 결핍된 정맥혈액을 받아 ________ 로 보내는 역할을 한다. (폐)

우심실은 수축하면서 산소가 결핍된 혈액을 폐동맥 판막을 통과하여 폐 ________ 을 거쳐 폐로 보낸다. (동맥)

참조

양쪽 심방은 동시에 수축하고 양쪽 심실도 동시에 수축하지만 하는 일이 다르다는 것을 기억하라.

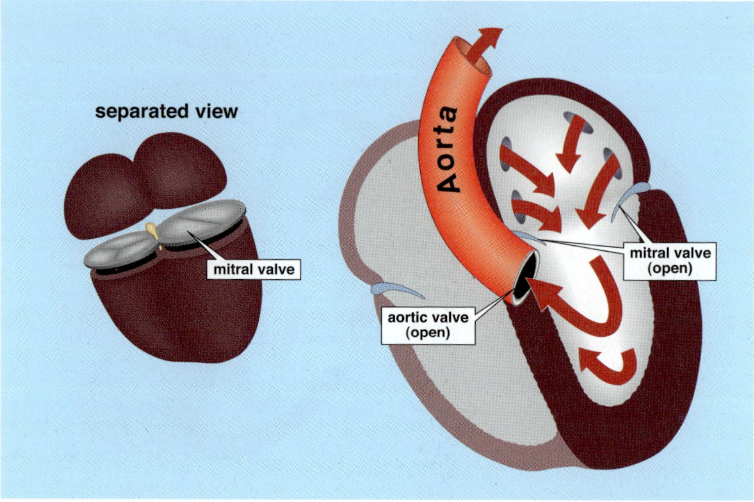

산소가 풍부한 폐로부터 유입된 혈액은 좌심방으로 들어오게 된다. 심방이 수축하게 되면 혈액은 승모판을 통하여 좌심실로 들어오게 된다. 강력한 좌심실은 펌프 작용을 하여 대동맥을 통하여 온 몸으로 혈액을 보낸다.

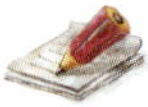

참조

승모판은 좌측에 존재한다.

좌심방은 산소가 풍부한 혈액을 받아 ________ 을 통하여 좌심실로 보내는 역할을 한다. (승모판)

근육질이 풍부한 좌심실은 수축하면서 산소가 풍부한 혈액을 대동맥 판막을 통과하여 ________ 으로 혈액을 보낸다. (대동맥)

양쪽 심방은 동시에 수축하고 양쪽 ________ 도 동시에 수축한다. (심실)

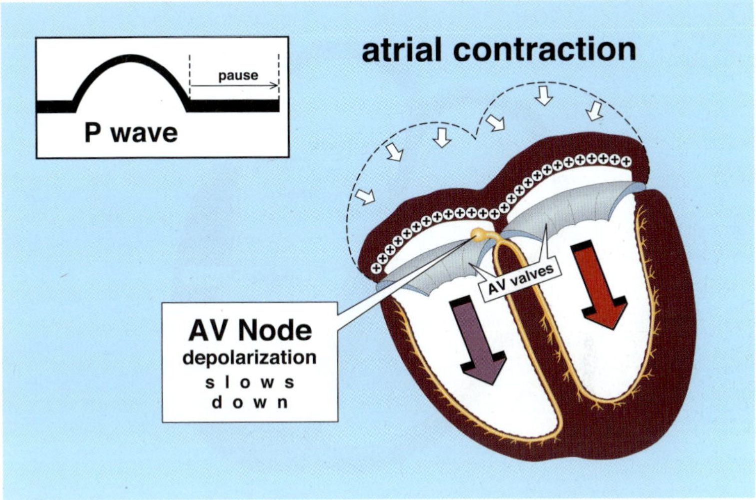

심방의 탈분극 파장이 방실 결절에 도착하면 탈분극 속도가 느려지면서 짧은 휴지기를 가지게 되면서 심방의 혈액이 심실로 들어갈 수 있는 시간이 생기게 된다. 방실 결절을 통한 느린 전도는 칼슘 이온이 관여하게 된다.

참조

물론 여러분은 방실 결절이 심방과 심실 사이의 유일한 전기 통로라는 것을 기억하고 있을 것이다.

방실결절 내의 탈분극의 속도가 느리기 때문에 탈분극이 심실로 전달되는 짧은 지연 혹은 ________ 가 존재하게 된다. (휴지기)

이 짧은 휴지기가 심방의 혈액이 방실 판막을 통하여 ________ 로 들어갈 수 있는 시간을 벌어주게 된다. (심실)

참조

여기서 전기적 현상과 기계적인 생리 현상과의 관계를 짚고 넘어가자.
심방이 수축함으로써 혈액을 방실 판막을 통하여 심실 쪽으로 밀어내지만 이것은 매우 짧은 시간이 걸린다(따라서 심전도 상에서 P파 이후에 아주 짧은 휴지기만이 나타난다). 그림을 다시 한번 확인하기 바란다.

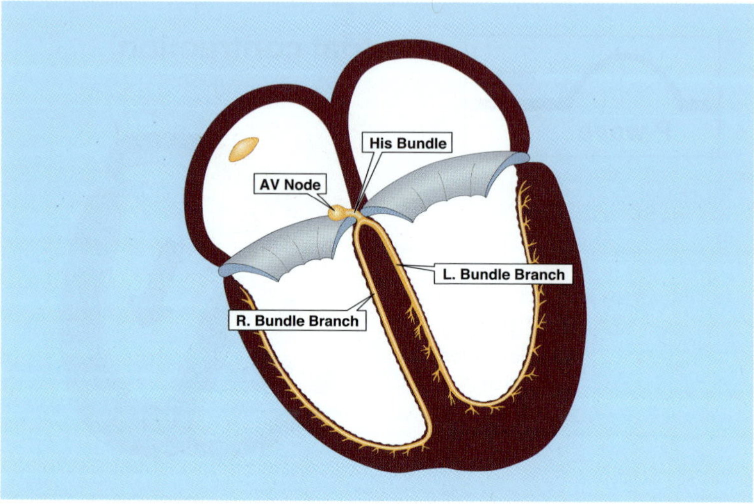

탈분극이 방실 결절을 통하여 천천히 전달되지만 일단 심실의 전도 시스템에 도착하게 되면 His 속, 우각 - 좌각과 하부 구조를 통하여 빨리 전달되게 된다.

천천히 움직이는 칼슘 이온에 의하여 방실 결절내의 탈분극은 천천히 전도된다. 하지만 ________ 에서 시작되는 심실의 탈분극 전도는 빨리 일어나게 된다.
(His 속)

히스속과 좌우각 및 하부 전도 시스템을 통한 탈분극은 매우 빨리 전도되어 ________ 내의 심근세포에 탈분극이 빨리 전달되게 된다. (심실)

참조

심실의 전도 시스템은 히스속으로부터 시작되는데 방실결절에서 시작되어 심실 중격내에서 좌각 - 우각으로 나뉘어진다. 히스속과 좌우각 모두 빠른 전도속도를 가진 푸르키니에섬유(Purkinje fiber)* 다발로 구성되어 있다. 심근과 마찬가지로 푸르키니에섬유도 빨리 움직이는 나트륨 이온을 통하여 탈분극이 진행한다.

* 이 책을 포함한 이전의 교과서에서는 푸르키니에섬유를 끝부분의 가닥을 의미하는 용어로 잘못 사용되어 왔으나 그렇지 않다.

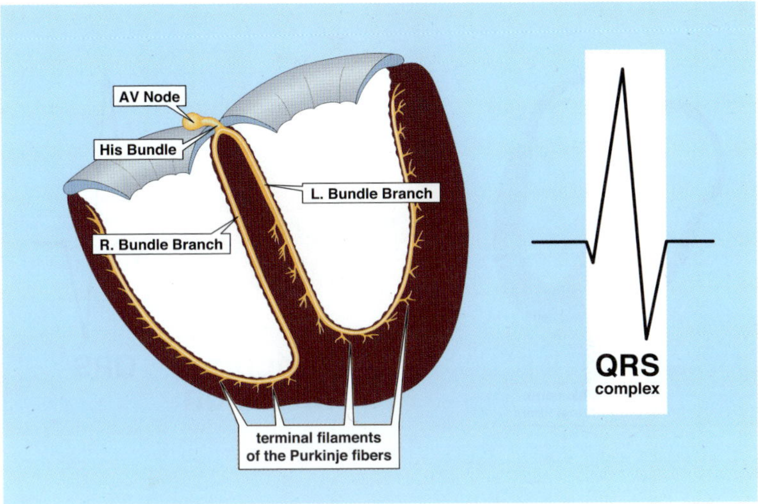

마지막 부분의 푸르키니에섬유는 탈분극을 심실내의 심근세포에 빠르게 전달한다.
전체 심실 심근의 탈분극이 심전도 상의 QRS 파장을 형성하게 된다.

참조

심실의 전도 시스템은 방실결절로 부터의 탈분극 전도를 빠르게 진행시키는 전도 속도가 빠른 푸르키니에섬유로 구성되어 있다. 푸르키니에섬유 끝부분은 심실 각각의 심근 세포를 탈분극 시키도록 가는 섬유로 구성되어 있다. 심실의 전도 시스템을 통한 탈분극은 심전도에 기록되기에는 너무나 작은 신호이지만 전체 심실의 심근의 탈분극은 QRS 파장을 형성하게 된다.

방실 결절을 느리게 통과한 탈분극은(칼슘 이온 이용) 빠르게 히스속과 좌각 - 우각을 통과하여 ________ 의 심근세포를 탈분극 시키는 푸르키니에섬유의 말단 섬유에 도달하게 된다. (심실)

참조

푸르키니에섬유의 말단 섬유는 심실강을 싸고 있는 심내막의 아래에 분포하게 된다. 따라서 심실의 탈분극은 심실강의 심내막에서 심외막쪽으로 진행하게 된다. 푸르키니에섬유의 가지와 가닥들은 심내막의 아래에만 분포하지 심근을 통과하지 않는다. 이차원의 그림으로 표현하기가 어렵기 때문에 그림의 한계를 이해하고 정확하게 기억하기 바란다.

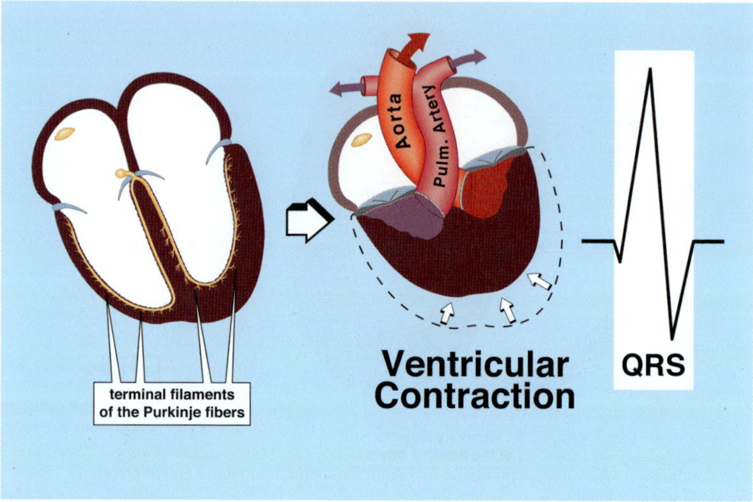

심실 전도 시스템은 빠른 전도 속도를 가지는 푸르키니에섬유로 구성되어 있다.
푸르키니에섬유의 말단 섬유는 심근과 연결되어 QRS 파를 형성하는 동안 심근을 수축시킨다.

푸르키니에섬유의 말단 섬유는 양측 심실의 심내막의 발로 아래에 존재하는 심근세포에 ________ 을 빠르게 전도한다. (탈분극)

참조

심실 전체의 전도 시스템은 히스속에서 말단 섬유까지 전도 속도가 빠른 움직임을 보이는 나트륨 이온을 이용하는 푸르키니에섬유로 구성되어 있음을 상기하라.

심실의 심근세포의 탈분극은 심실 상의 ________ 를 형성하면서 심실의 수축을 유발한다. (QRS complex)

참조

QRS complex는 심실 수축의 시작을 의미한다. 심실의 기계적 수축은 QRS complex보다 긴 시간 동안 일어나게 되지만 우리는 QRS가 심실 수축의 발생을 대변하는 것으로 간주한다. 따라서 심전도 상의 QRS는 심실의 수축을 유발하는 심실의 탈분극을 의미한다.

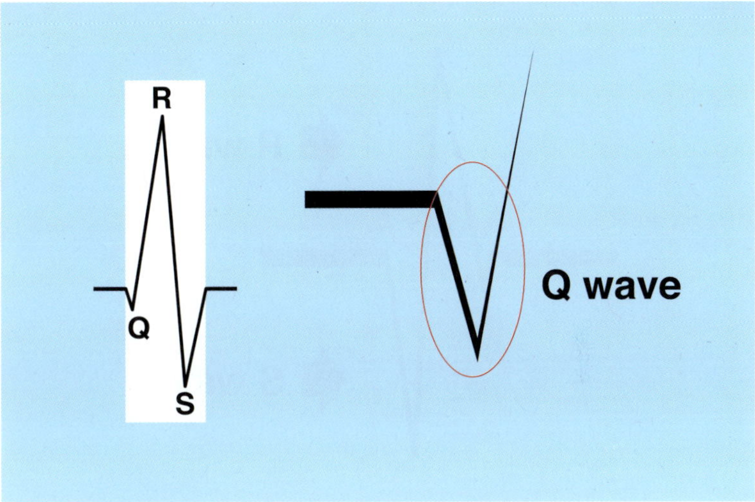

Q*파는 QRS에서 처음으로 나오는 하방 편향이며 상방 편향의 R파가 곧이어 나온다.
Q파는 가끔 나오지 않을 수 있다.

Q파는 존재할 경우 항상 QRS의 ________ 이며 하방편향이다. (시작)

하방 편향의 Q파는 상방 편향의 ________ 파가 뒤따른다. (R)

참조

만약 QRS에서 Q파 이전에 상방 편향의 파장이 나타나면 그것은 Q파가 아니다.
왜냐하면 Q파는 존재하면 항상 QRS의 최초에 나오는 파이기 때문이다.

* 최근에는 QRS에서 작은 파를 표시할 때 소문자를 사용하기도 한다.
예를 들면 q로 표시할 경우에는 Q파가 작은 경우에 사용된다.

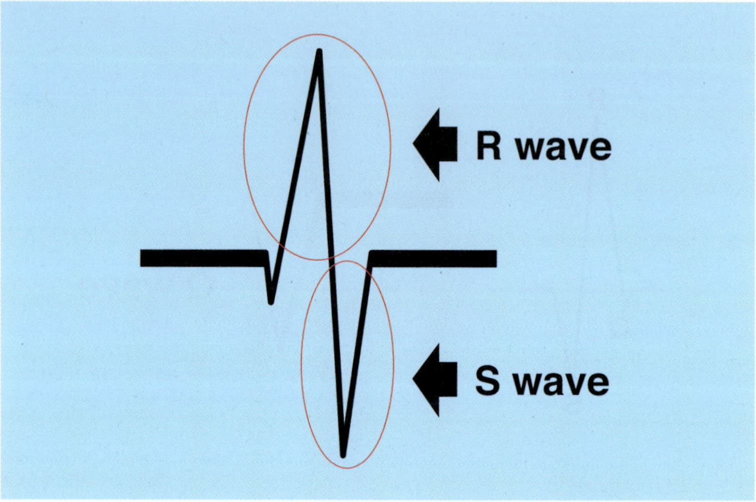

상방편향의 R파는 하방편향의 S파가 뒤따른다. 전체 QRS는 심실의 탈분극을 의미한다.

QRS의 최초 상방편향파는 ________ 파이다. (R)

상방편향 후에 뒤따르는 하방편향파는 ________ 파이다. (S)

QRS는 ________ 의 탈분극을 의미한다.
(심실 수축의 시작을 의미하기도 한다) (심실)

참조

상방편향의 파는 항상 R파이다.
하방편향인 Q파와 S파는 그것이 R파 전이냐 후냐에 따라 구분할 수 있다.
Q파는 R파 앞에 S파는 R파 후에 생긴다.

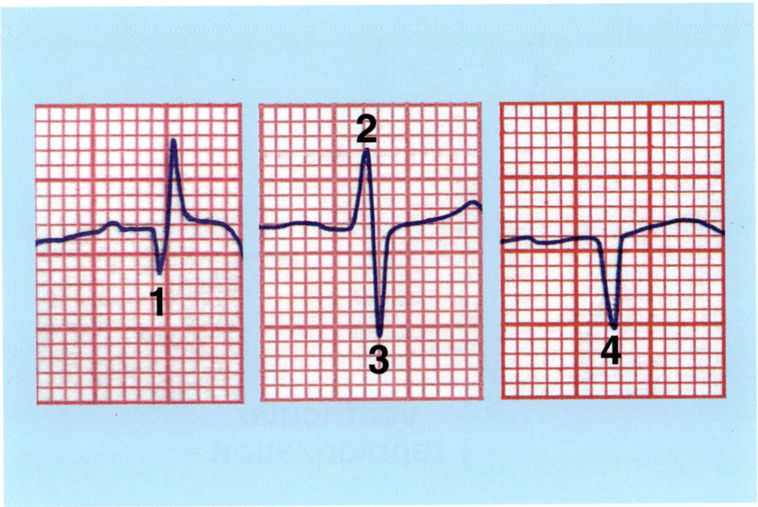

위의 각 파 이름을 써라.

1. ______________________ (Q wave)

2. ______________________ (R wave)

3. ______________________ (S wave)

4. ______________________ (QS wave)

참조

4 번은 조금 불공평한 문제이다. 상방 편향의 파가 없으므로 그것이 Q파인지 S파인지 정할 수가 없다. 그러므로 이것은 QS파라고 불리우며 우리가 Q파를 기대하면 Q파로 생각할 수 있다.

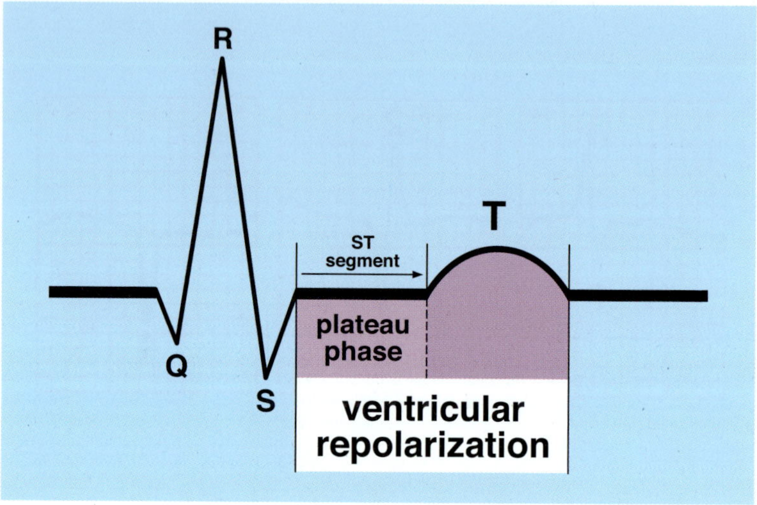

QRS를 뒤따라 ST 분절로 알려진 평편한 기선 부위가 존재하고 넓은 T파가 나타난다.

QRS를 뒤따라 나타나는 평편한 기선 부위를 ________ 분절이라고 한다.

(ST)

QRS를 뒤따라 평편한 기선 부위가 존재하고 넓은 ________ 파가 뒤따라 온다.

(T)

참조

ST 분절은 다른 부위 정상 기선의 높이와 같은 평편한 부위로 매우 중요한 의미를 가진다. ST 분절이 정상 기선의 높이에 비해 올라가거나 내려가는 것은 절박한 문제를 유발할 수 있는 심각한 병적인 존재가 있음을 의미한다.

참조

ST 분절은 심실의 재분극의 시작부분을 의미한다.
심실의 재분극은 ST 분절 동안은 상대적으로 미미하다.

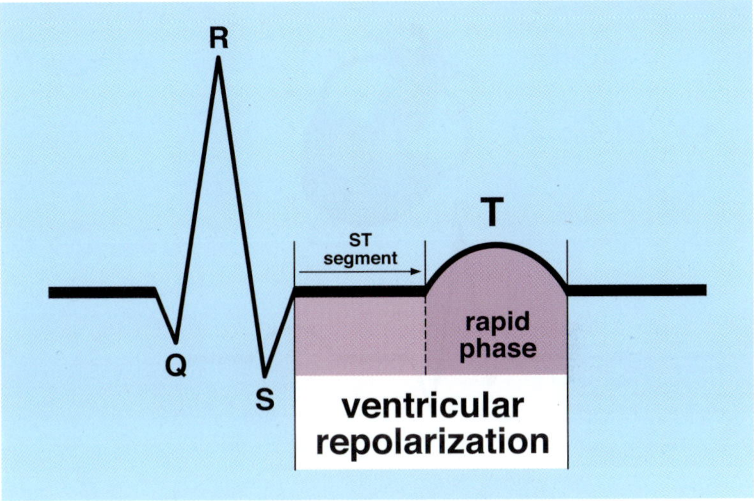

T파는 심실의 재분극이 빠르고 효과적으로 일어나는 심실 재분극의 마지막 빠른 기간을 의미한다.

재분극은 심실의 심근 세포가 다시 탈분극할 수 있는 상태가 되도록 최초의 휴지기의 ________ 전위 상태로 돌아가기 위하여 일어난다. (음)

T파가 일반적으로 낮고 넓은 둔덕이지만 심실 재분극의 ________ 기간을 의미한다. (빠른)

심실의 재분극은 QRS 바로 다음부터 시작되어 ________ 파의 마지막까지 유지된다. (T)

참조

재분극은 칼륨 이온이 심근세포로부터 나가는 것으로 유발된다.

참조

심실의 수축은 QRS 시작부터 발생하여 T파의 끝까지 지속된다.
따라서 심실의 수축은 심실의 탈분극과 재분극 기간을 모두 포함한다.
이것은 편리한 물리적 표식이다.

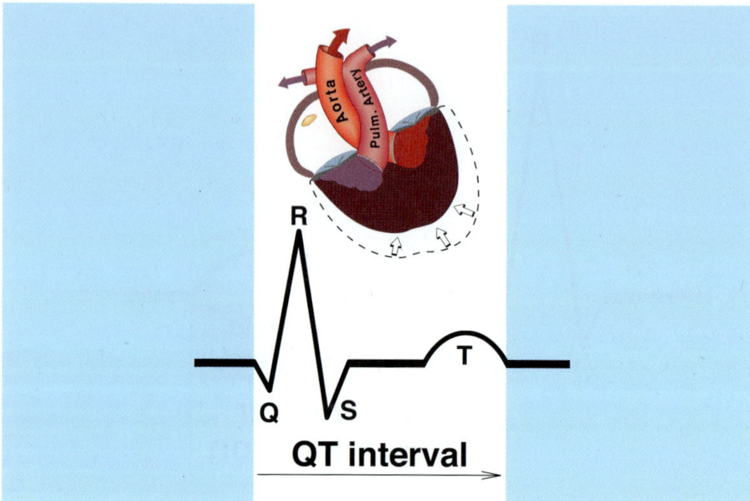

심실의 수축은 QRS의 시작부터 T파의 끝까지 유지되므로 QT 간격은 임상적으로 중요하다.

QT 간격은 심실의 ________ 기를 의미하고 QRS 시작에서 T파의 끝까지의 간격이다.

(수축)

참조

재분극이 QT 간격의 대부분을 차지하므로 QT 간격은 재분극의 중요한 표식이다.
선천적으로 긴 QT 간격을 가진 환자들은 빠른 심실 빈맥이 발생할 수 있다. 여러분이 일상적으로 심전도에서 QT 간격을 확인한다면 이런 이상을 발견하고 환자의 생명을 구할 수 있다.

참조

심장이 효과적으로 빨리 박동하기 위하여 탈분극과 재분극이 빨리 일어나게 되면 QT 간격이 박동수에 따라 달라지게 된다. 정확한 QT 간격은 박동수에 따라 보정을 해주어야 한다. 이를 QTc 간격이라고 한다. 간단하게는 QT 간격이 RR 간격의 반보다 짧을 때를 정상이라고 생각하면 된다.

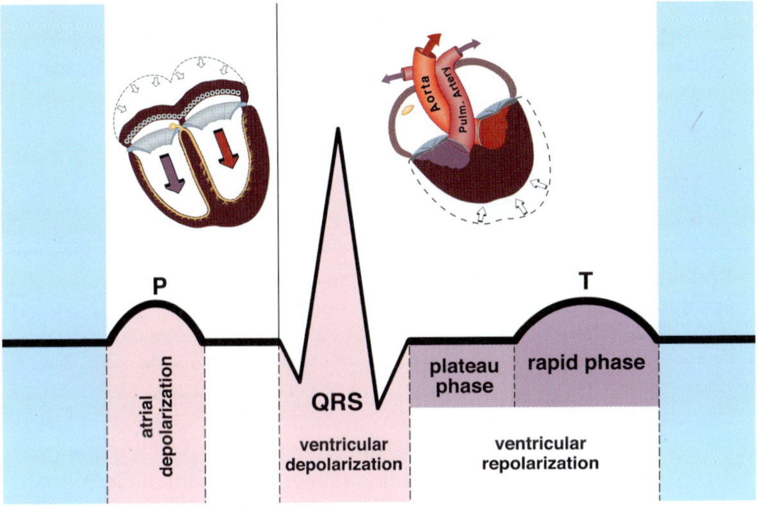

심장의 한 주기는 P파, QRS, T파와 다음 P파가 나오기 전까지의 기선 부위를 포함한다. 이 주기는 계속 반복된다. 각각 일관성있게 발생하는 현상에 대해 숙지할 수 있도록 그림을 잘 살펴보라.

참조

생리학적으로 심장의 한 주기는 심방 수축, 뒤따르는 심실의 수축과 다른 주기의 시작 전까지의 휴지기를 포함한다.

심방의 탈분극 (수축)은 ________ 가 의미한다. (P파)

심실의 탈분극 (수축)은 ________ 가 의미한다. (QRS)

참조

실제로는 심방의 수축은 P파보다 길게 심실의 수축은 QRS보다 긴 기간동안 일어나게 되고 여러분은 이미 그 사실을 알고 있다.

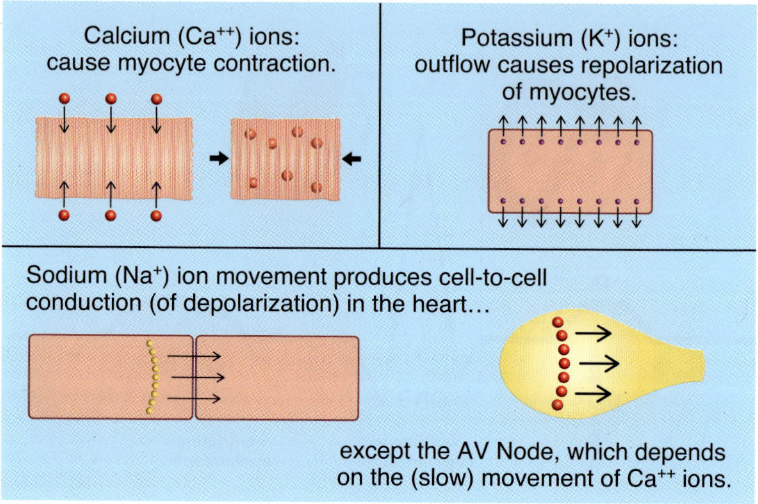

세 가지 방식의 이온의 움직임이 모든 심장의 전도, 수축, 재분극을 결정하게 된다.

심근세포 내부로의 칼슘(Ca^{++}) 이온의 유입은 심근을 ________ 한다. (수축)

탈분극에 이은 재분극은 ________ 이온의 심근 세포내에서 외부로 유출되면서 발생한다. (K^{+})

세포간의 탈분극의 전도는 Na^{+} 이온의 이동에 의해서 유발되지만 방실 결절의 경우에는 느린 움직임을 가지는 칼슘(Ca^{++}) 이온에 의해서 일어난다.

참조

이 정보는 심전도 책에는 어울리지 않게 보일 수 있지만 매우 중요한 정보이다.
이 세 가지 이온의 이동은 심장 생리의 가장 기본이 되며, 미래에 여러분께 많은 도움이 될 수 있다.

02

심전도 기록

Recording the EKG

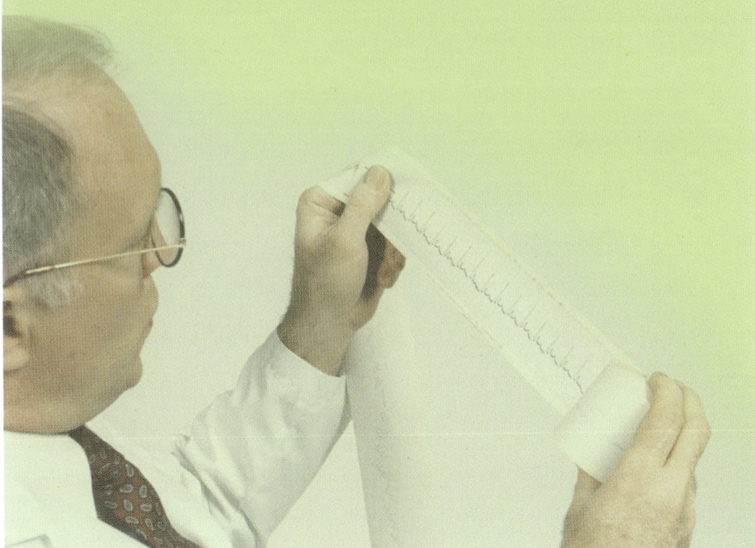

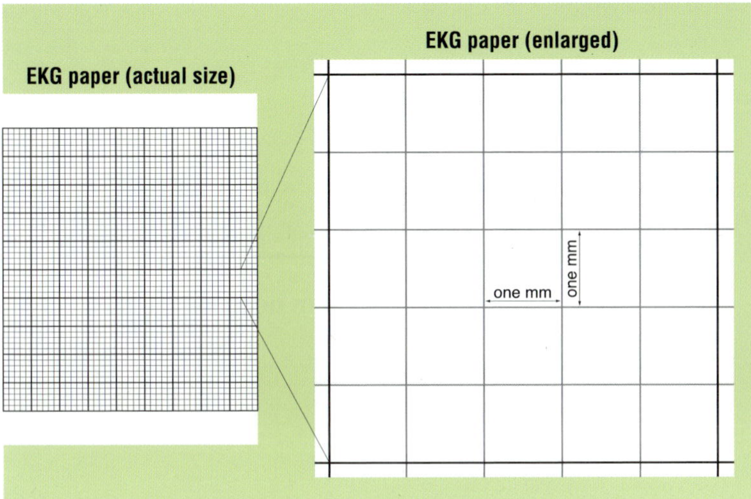

심전도는 줄이 그어져 있는 종이에 기록하게 된다. 가장 작은 사각형은 1mm²의 넓이이다.

심전도는 줄이 그어진 긴 종이에 기록된다.
최근의 심전도 기계들은 여러 전극을 넓은 종이에 기록하기도 한다.

가장 작은 사각형은 너비가 ________ 이고, 높이가 ________ 이다.
(1mm) (1mm)

두꺼운 선 사이에는 ________ 개의 작은 사각형이 있다.
큰 사각형은 사방이 두꺼운 선으로 구성되고 각각은 5mm이다. (5)

참조

다른 모든 도표와 마찬가지로 시간은 가로축으로 나타내어 진다.

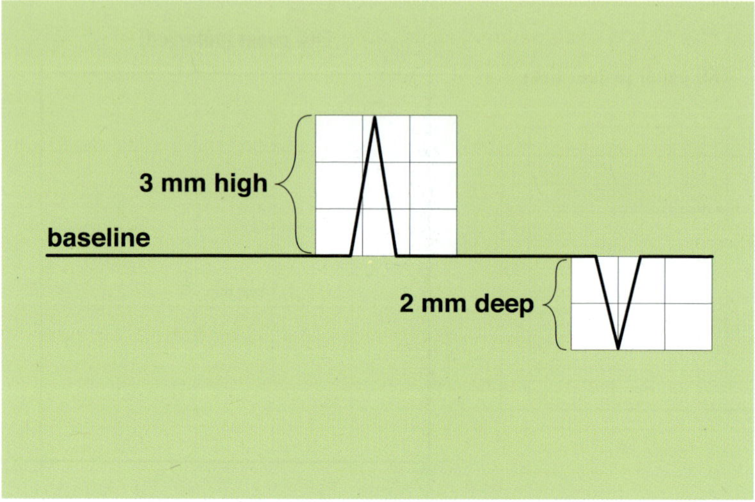

하나의 파장의 높이와 깊이는 mm로 측정되며, 이 간격은 전압을 의미한다.

기준선에서의 파장의 높이와 깊이는 mm로 측정되며, 이는 ________ 을 의미한다. (전압)

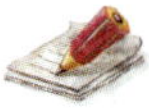

참조

파장의 편향(deflection)은 심전도에서 기록된 방향을 의미한다.
예를 들어 상향 편향, 하향 편향 등으로 표시한다.
파장의 진폭은 상향 혹은 하향 편향된 정도를 의미하게 된다.
이 파장의 깊이와 높이는 전압을 의미한다.

그림에서 첫 파장의 상방향 편위는 3mm의 ________ 을 가진다. (진폭)

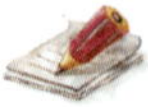

참조

분절의 상향, 하향 이동도 파장의 진폭과 마찬가지로 mm로 표시하게 된다.

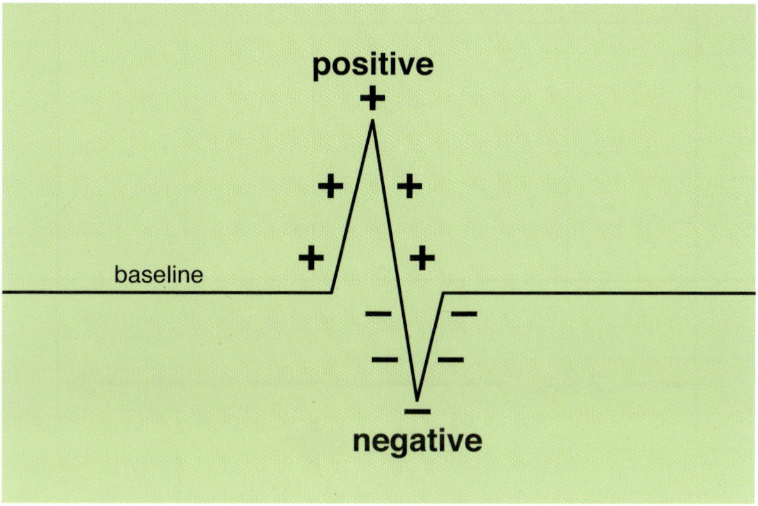

상향 편향은 양성 편향(positive deflection), 하향 편향은 음성 편향(negative deflection)으로 명명된다.

양성 편향은 심전도 상에서 ________ 편향이다. (상향)

음성 편향은 심전도 상에서 ________ 편향이다. (하향)

참조

탈분극 파장이 피부의 양전극 쪽으로 진행하면 심전도에서 양성 편향으로 나타난다. 탈분극이라는 것이 심근 세포 내부의 양전위가 진행하는 것이라는 것을 기억하라. 그러므로 탈분극에서 양전위가 피부의 양전극 쪽으로 진행하면 심전도에서 양성 편향으로 나타난다.

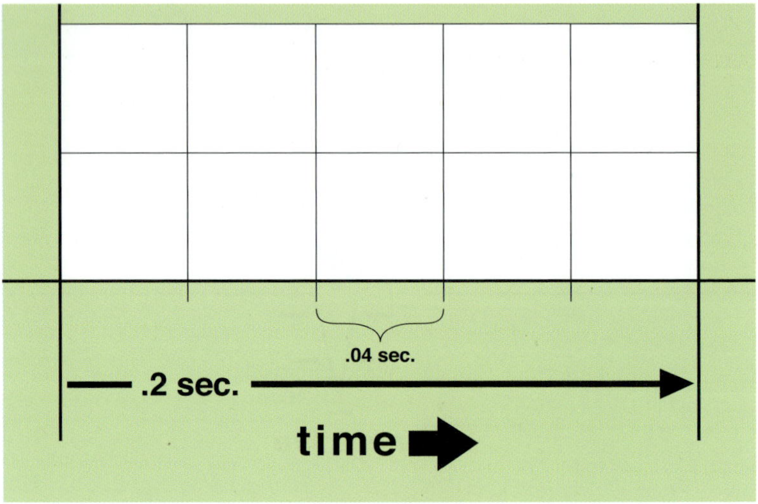

수평축은 시간을 의미한다.

두꺼운 선 사이에는 ________ 개의 작은 사각형이 존재한다. (5)

두꺼운 선 사이의 시간 간격은 ________ 초이다. (0.2)

작은 선 사이의 시간 간격은 ________ 초이다. (0.04)

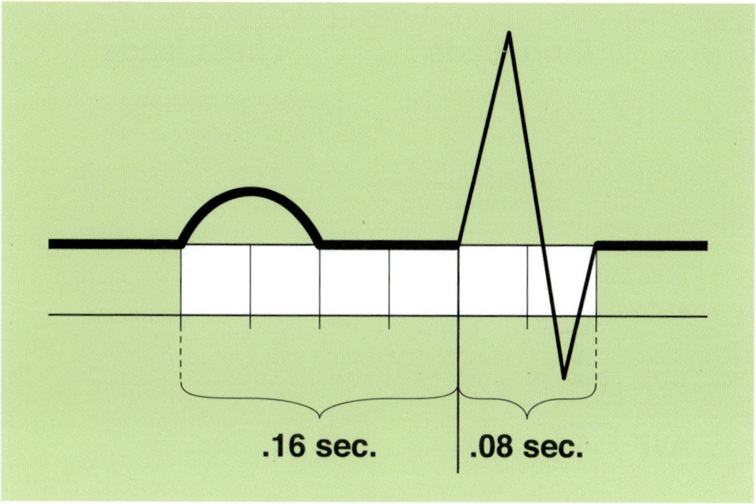

수평축을 잼으로써 우리는 심장 주기의 어느 부분이라도 기간을 알 수 있다.

어느 파의 기간도 수평________ 을 재면 알 수가 있다. (축)

4개의 작은 선 사이의 간격은 ________ 초이다. (0.16)

0.12초간 심전도 기록 용지가 지나간 사각형은 ________ 개이다. (3)

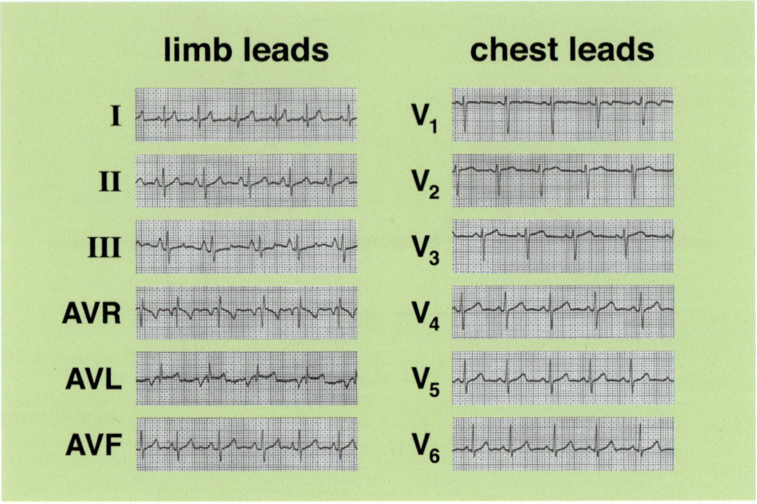

기본 심전도는 12개의 유도(lead)로 구성되어 있다.

기본 심전도는 6개의 팔과 다리에 전극을 이용한 사지 ________ 와 6개와...

(유도)

흡임판으로 구성된 전극을 흉부의 다른 부위에 붙여서 얻어내는 흉부 ______ 6개로 구성된다.

(유도)

참조

유도는 표준이 아니라면 여러 가지 진단 목적에 의하여 다른 곳에 부착할 수 있다.

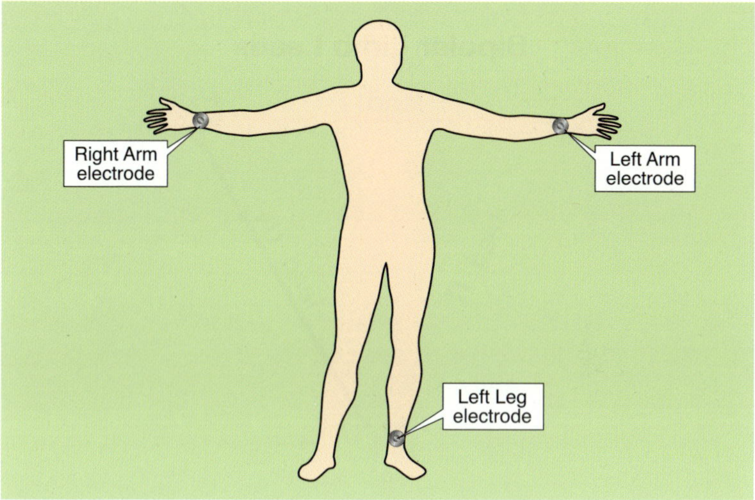

사지 유도를 얻기 위하여 전극은 오른팔과 왼팔, 그리고 왼다리에 부착한다. 각각의 전극의 쌍이 유도를 기록하게 된다.

전극을 오른팔과 왼팔, 그리고 왼쪽 다리에 부착함으로써, 우리는 ________ 유도를 기록할 수 있다. (사지)

참조

Einthoven이 세 개의 사지 전극을 사용하기 시작하였고, 지금도 표준 전극으로 이용되고 있다.

이 ________ 의 위치는 Willem einthoven에 의하여 시작되었다. (전극)

참조

두 개의 전극이 하나의 유도를 기록하기 위하여 사용된다.

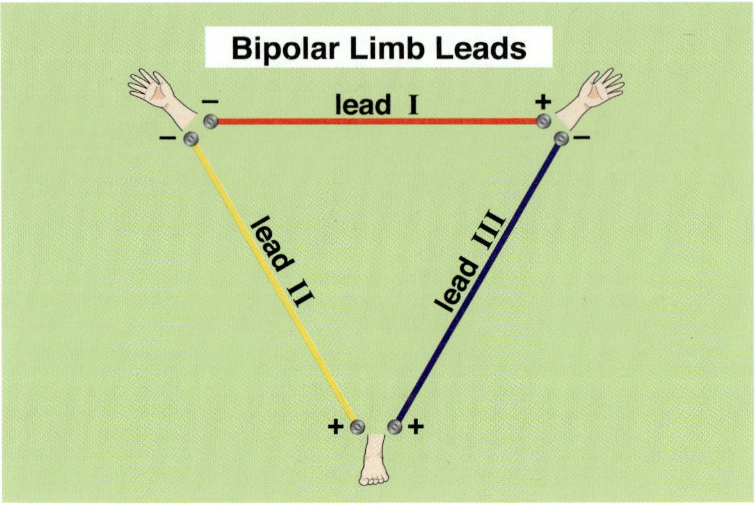

각각의 양극 사지 유도는 2개의 전극을 이용하여 기록된다.
따라서 서로 다른 전극의 쌍을 이용하여 우리는 3개의 양극 사지 유도를 얻을 수 있다(I, II, III).

각각의 사지 유도는 두 개의 전극으로 구성된다. 하나는 양성, 또 하나는 ________ 따라서 이를 양극 사지 유도라고 부른다. (음성)

I 유도는 수평이며, 왼손의 전극이 ________ 이며, 오른손의 전극이 음성이다. (양성)

III 유도는 왼손의 전극이 ________ 이며, 왼쪽 다리의 전극이 양성이다.(음성)

참조

심전도를 찍는 기계는 어느 유도를 기록하느냐에 따라 피부의 전극을 양성 음성으로 바꿀 수 있다.

참조

양극 사지 유도 배치를 Einthoven의 삼각형이라고 명명하기도 한다.

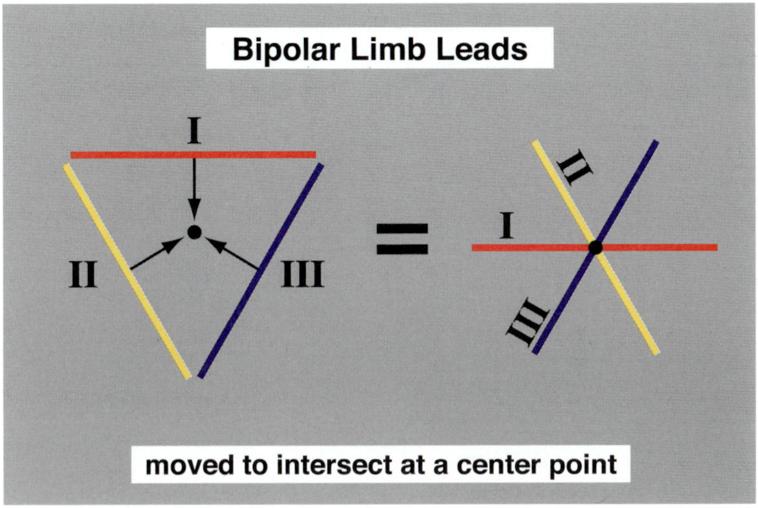

3개의 유도를 삼각형의 중심에 모이게 하면 3개의 서로 교차하는 기준선(reference)을 만들 수 있다.

삼각형에는 중심점이 있고, 각각의 ________ 는 중심점으로 이동할 수 있다.
(유도)

I, II, III 유도를 삼각형의 중심점으로 이동시키면 세 개의 선이 교차하는 ________ 선을 만들 수 있다. (기준)

세 개의 유도가 중심점으로 이동하기는 하였지만 그들은 같은 각도를 유지하게 된다. (이동 후에도 같은 정보를 제공하는 같은 유도이다.)

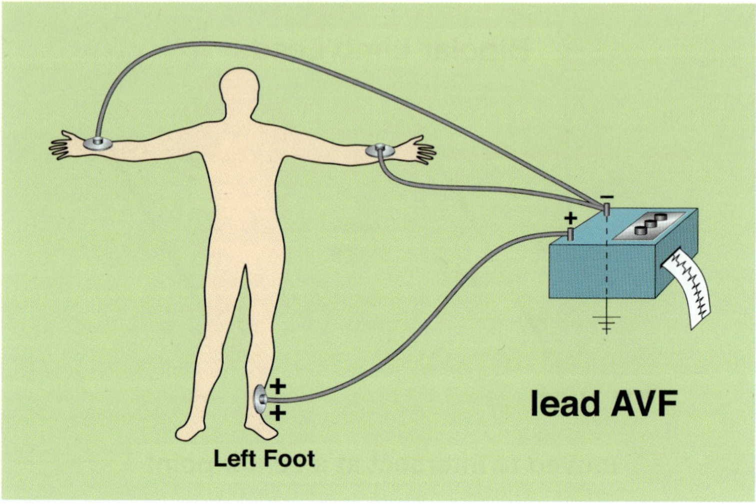

또 다른 표준 유도로는 aVF 유도가 있다. 이것은 왼쪽 발의 전극을 양성 전극으로 하고, 양 팔의 유도를 접지시킨다.

aVF 유도는 왼쪽 발의 전극을 ________ 전극으로 사용한다. (양성)

aVF 유도에서는 양 팔의 전극을 함께 접지시키면서 ________ 전극으로 사용한다.

(음성)

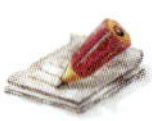

참조

Dr. Emanuel Goldberger는 이러한 방법으로 유도 I, II, III과 같은 크기의 심전도를 얻기 위해서는 심전도의 기계에서 증폭을 시켜야 한다는 사실을 발견하였고, 그래서 증폭(Augmented) 사지유도를 고안하고 소개하였다. 그는 이 유도를 A(augmented), V(voltage), F(left foot)로 명명하였고, 같은 방법으로 두 개의 다른 증폭 사지 유도를 고안하였다.

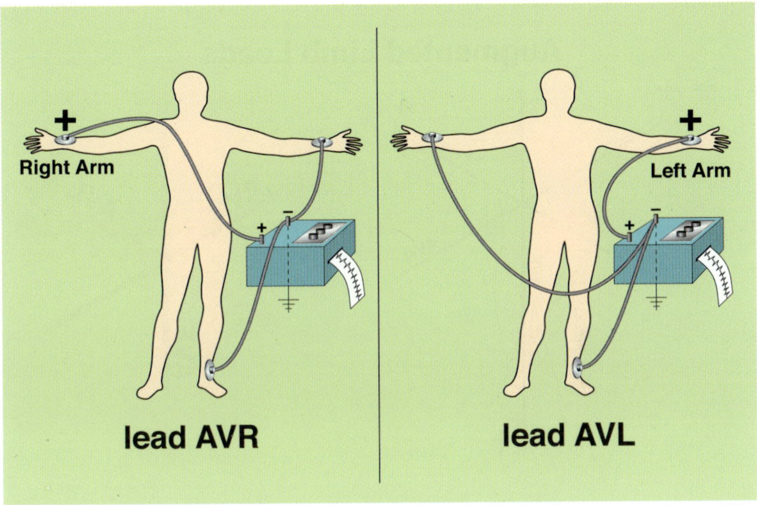

나머지 두 개의 증폭 사지 유도도 같은 비슷한 방법으로 얻을 수 있다.

aVR 유도를 위해서는 오른팔의 전극을 양성 전극으로 하고, 나머지 전극을 _________ 전극으로 한다. (음성)

aVL 유도를 위해서는 왼팔의 전극을 _________ 전극으로 하고, 나머지 전극을 음성 전극으로 한다. (양성)

참조

aVR —— 오른팔 양성
aVL —— 왼팔 양성
aVF —— 발(왼발) 양성
(이 증폭 사지 유도는 양성 전극을 강조하는 의미로 간혹 단극성 사지 유도라고 부른다.)

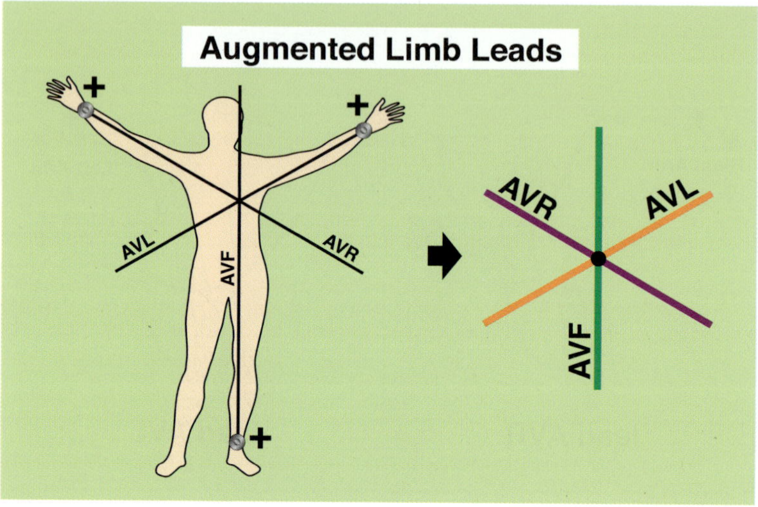

증폭 사지 유도인 aVR, aVL, aVF 로 교차하여 양극성 유도와는 다른 각도를 가지면서 기준선을 만든다.

aVR, aVL, aVF 유도는 증폭성(혹은 단극성) ________ 유도이다. (사지)

이들 증폭 사지 유도는 60도의 각도를 가지며 서로 ________ 하나, 양극성 사지 유도가 형성하는 각도와 다른 각을 형성한다. (교차)

aVR, aVL, aVF 유도는 I. II. III 유도가 형성하는 각도와 ________ 각도를 가지고 교차한다. 사실상 aVR, aVL, aVF 유도는 I, II, III 유도가 형성한 각을 다시 나누게 된다.

(다른)

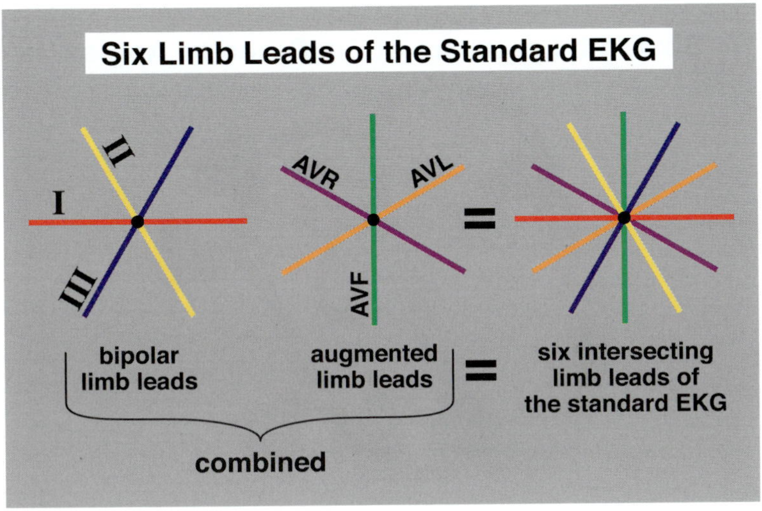

유도 I, II, III, aVR, aVL, aVF는 만나서 환자 흉부의 앞쪽에 놓이는 6개의 유도가 된다.

6 개의 사지 유도는 I, II, III 세 개의 양극 사지 유도와 ________, ________, ________ 세 개의 증폭 사지 유도로 구성된다.

(aVL, aVR, aVF)

양극성 사지 유도에 증폭성 사지 유도를 더하게 되면, 환자의 ________ 편평한 면에 놓이는 6개의 교차하는 유도가 만들어진다. (흉부)

이러한 평편한 면을 ________ 면(frontal plane)이라고 한다. (전두)

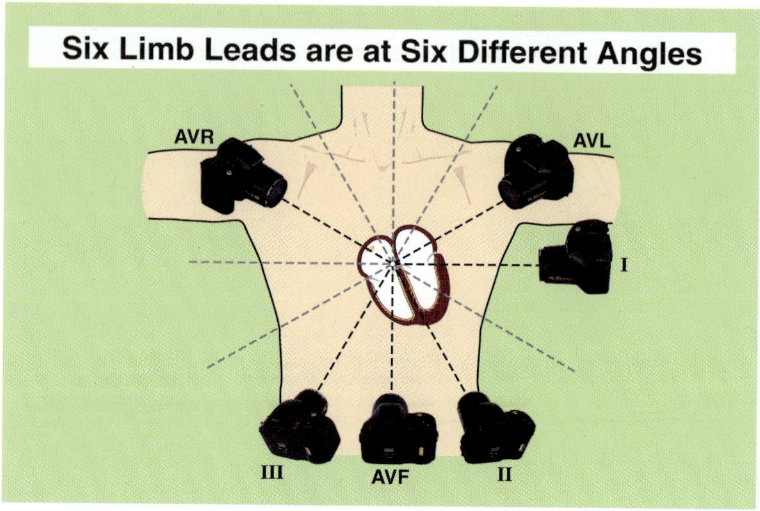

각각의 사진기는 표준 사지 유도의 양성 전극의 위치를 나타낸다.
각각의 사지 유도는 같은 심장의 활동을 다른 각도에서 관찰하여 기록하는 것이다.

참조

심장의 전기적 활동은 변하지 않지만 유도에 따라서 양성 전극의 위치가 변하는 것이다. 따라서 각각의 유도에서 관찰하는 각도가 다르므로 기록되는 심전도의 모양이 달라지게 된다. 탈분극 파장은 심근 세포에서 양성 전위의 이동에 의하여 발생하게 되는 것을 명심하라. 따라서 탈분극이 한 유도의 양성 전극 쪽으로 이동하게 되면 그 유도에서 양성 편향(상향)으로 심전도나 모니터에 기록되게 된다.

심전도는 같은 심장의 ________ 을 각각의 유도에서 기록하는 것이다. (활동)

각 유도에서 파장이 다르게 나타나는 것은 심장의 전기적 활동을 각 유도의 다른 ________ 에서 기록하기 때문이다. (각도)

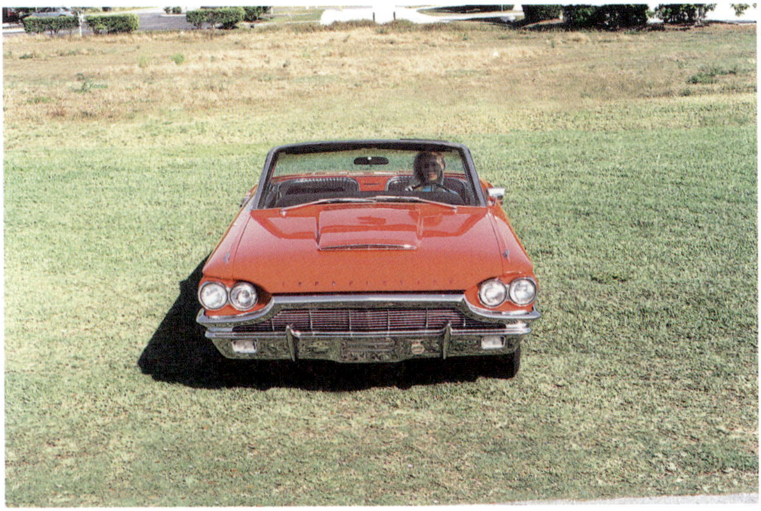

여섯 개의 교차하는 사지 유도를 눈에 떠오르게 하는 것은 중요하다. 왜냐하면 당신은 그림의 자동차가 어떤 자동차인지 확인 할 수 있겠는가?

참조

이 페이지는 정말 비어있는 것 같다.

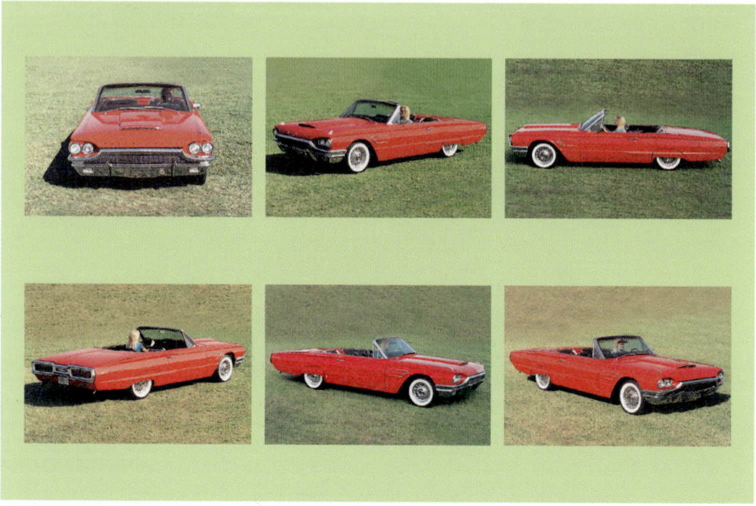

이 경우에서 같이 자동차를 확인하는 것조차 같은 사물을 다른 6개의 각도에서 바라보면 당신은 많은 양의 정보를 확인할 수 있다.

참조

당신은 좌측 상단의 그림에서는 자동차의 뒤쪽 범퍼를 확인할 수 없다. 하지만 다른 각도에서 관찰하면 범퍼에 대한 더욱 자세한 정보를 얻을 수 있다. 마찬가지로 주어진 한 유도에서 특정 파장을 확인하기는 어렵다. 하지만 6개의 다른 유도를 확인한다면 다른 유도에서는 더욱 정확히 관찰할 수 있다.

참조

6개의 다른 각도에서 관찰하는 것은 한 개의 각으로 관찰하는 것보다 좋다. 따라서 6개의 다른 각도에서 심장의 전기적 활동을 기록하는 것은 더욱 넓고 정확한 투시를 가능하게 한다. 이런 관점에서 당신은 커피 한 모금과 휴식을 취할 수 있다. 하여튼 이 차는 1965년식 Ford Thunderbird이다. 하지만 자동차가 아닌 이 개념을 기억하는 것이 매우 중요하다.

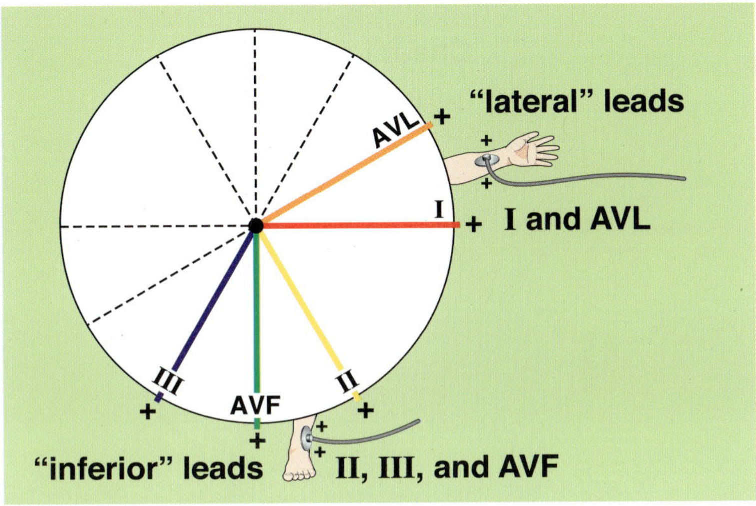

양성 전극의 위치는 사지 유도의 일반적인 분류에서도 강조된다. 왼손의 전극을 양성 전극으로 사용하는 경우는 I과 aVL인 외측 유도(lateral lead)의 기록에 사용되고, 좌측 발의 전극을 양성 전극으로 사용하는 경우는 II, III, AVF인 하측 유도(inferior lead)의 기록에 사용된다.

I과 AVL 유도는 외측 유도라고 불리는데 이는 ________ 전극의 위치가 왼손이기 때문이다. (양성)

II, III, AVF 유도는 하측 유도라고 불리는데 이는 양성 전극의 위치가 왼쪽 ________ 이기 때문이다. (발)

참조

이제 여러분들은 탈분극이 환자의 좌측 방향으로 향하는지(아니면 멀어지는지) 동시에 아래 방향으로 왼발을 향해 진행하는지(아니면 멀어지는지) 확인할 수 있다.
하측 유도와 외측 유도는 사지 유도 6개 중에 5개를 포함하게 된다.
이는 마음대로 결정된 사항은 아니다.
이 용어는 심장학 분야에서 흔히 사용되는 용어이며 임상적 진단적으로 중요성을 가진다.
알고 꼭 이해하기를 바란다.

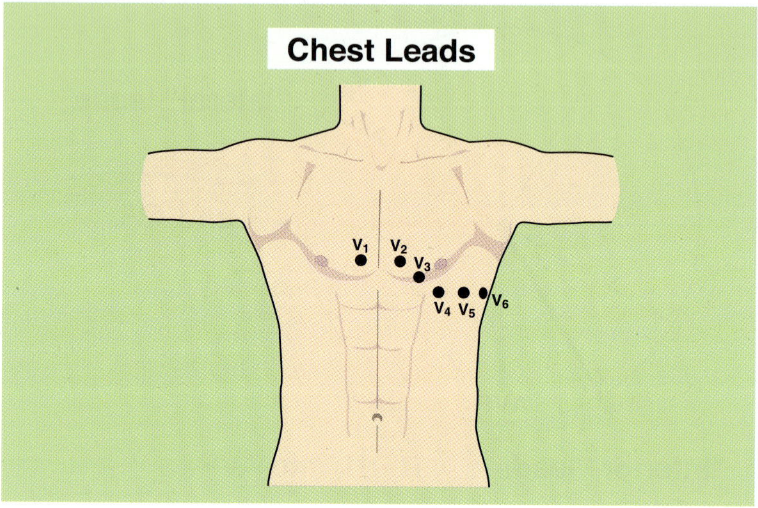

여섯 개의 흉부 유도를 기록하기 위해서는 6개의 전극을 (흡착판) 흉부에 서로 다른 위치에 부착하여야 한다.

여섯 개의 흉부 유도는 ________ 의 이어지는 서로 다른 곳에서 기록된다. (흉부)

흉부 유도의 각 전극은 항상 ________ 전극이다. (양성)

흉부 유도는 환자의 흉부 우측에서 좌측으로 순서적으로 붙여서 V_1에서 V_6 까지 명명한다. 흉곽 내의 정상 해부학적 위치에 있는 ________ 을 흉부 유도가 어떻게 덮고 있는지 숙지하라. (심장)

참조

전통적으로 흡착판이 흉부 유도의 전극으로 이용되었다.
하지만 최근에는 접착식의 전극이 흔히 이용된다.
흉부 전극은 항상 양성 전극이므로 흉부 전극 쪽으로 이동하는 탈분극 파장은 심전도상에서 양성(상향) 편위를 가지게 된다.

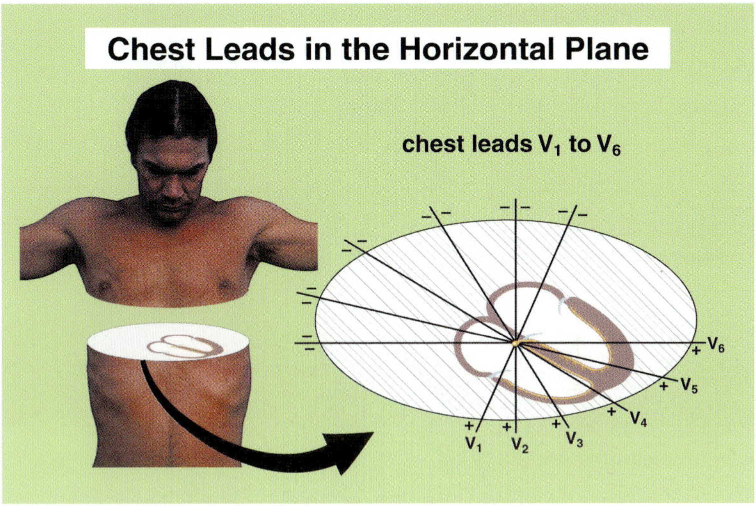

일반적으로 흉부 유도는 심방결절을 향하여 진행하여 음성 전극인 환자의 등쪽으로 이어진다.

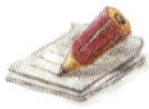

참조

흉부 유도가 형성하는 면(수평면, horizontal plane)은 인체를 위, 아래 반으로 나눈다.

V_1에서 V_6까지의 유도가 가상의 바퀴의 살이라고 하면 그 바퀴의 중심은 ________ 이다. (심방결절)

V_2 유도는 환자의 앞과 뒤를 연결하는 수직선상에 위치하게 된다.
환자의 등은 V_2 유도에서 ________ 성 전극이다. (음성)

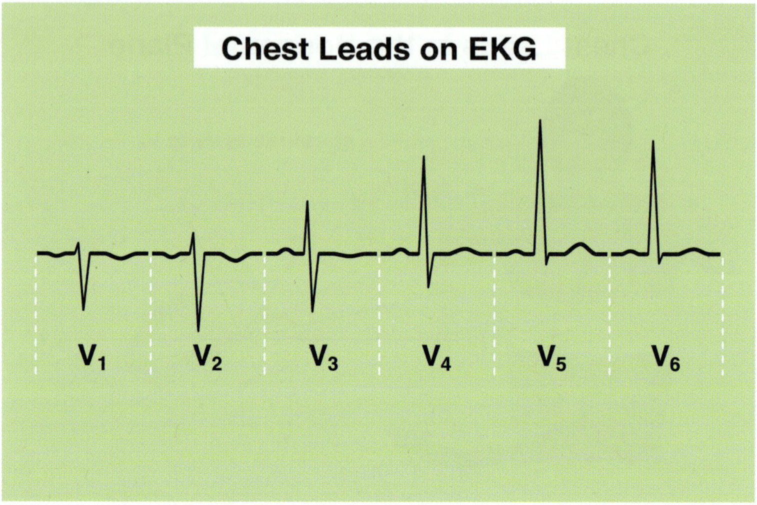

심전도 상에서 6개의 흉부 유도에서 파장들이 V_1에서 V_6까지 점진적으로 변하는 것을 관찰할 수 있다.

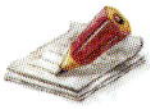

참조

V_1에서 V_6까지 관찰하면 여러분은 모든 파가 점진적으로 변하는 것을 관찰할 수 있다 (각 유도에서의 양성 전극의 위치가 연이어 있기 때문이다).

그림에서와 같이 정상적인 V_1 유도에서는 QRS는 주로 ________ 편향이다.

(음성)

V_6 흉부 유도에서는 QRS는 주로 ________ 편향이다. 이유를 이해하기 바란다.

(양성)

V_6 흉부 유도를 관찰하면 우리는 V_6 유도의 양성 전극을 ________ 진행하는 심실의 탈분극에 의하여 양성 편위의 QRS가 생기는 것을 알 수 있다. (이 개념이 이해되지 않으면 12페이지를 다시 한번 확인하라)

(향하여)

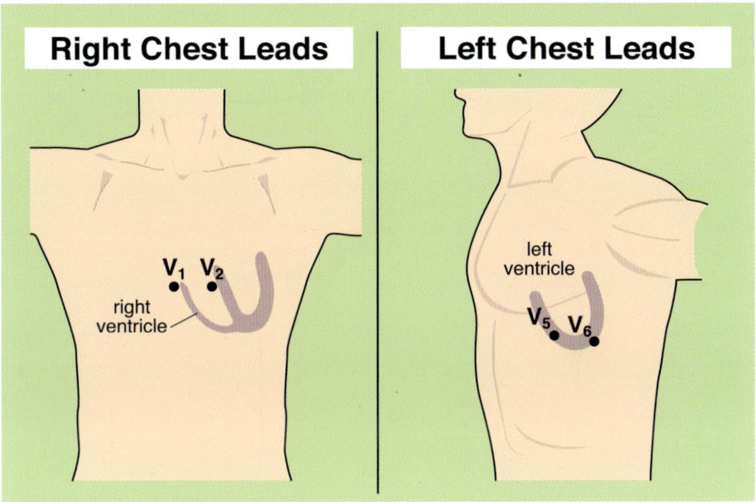

V_1, V_2 유도는 심장의 오른쪽에 위치하는 반면에 V_5, V_6 유도는 심장의 왼쪽에 위치한다.

V_1, V_2 유도는 ________ 유도라고 불리운다. (우측)

심장의 왼쪽 부위에 위치하는 두 개의 유도는 ________ 와 ________ 이다. (이들은 좌측 유도라고 불린다) (V_5), (V_6)

탈분극 파장이 V_6 유도 흉벽의 양성 전극 쪽으로 진행하므로 심전도 상에서 ________ 편향을 관찰할 수 있다. (양성, 상향)

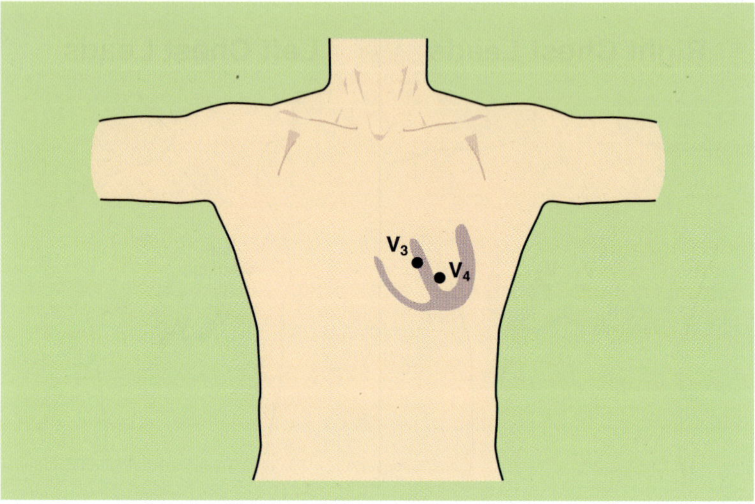

유도 V_3와 V_4는 심실 중격에 위치한다.

유도 V_3와 V_4는 심실 ________ 에 위치한다. (중격)

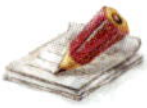

참조

심실 중격이란 우심실과 좌심실 사이의 벽으로 좌심실 강과 우심실 강을 분리한다. 좌각지와 우각지는 심실 중격을 따라 진행한다.

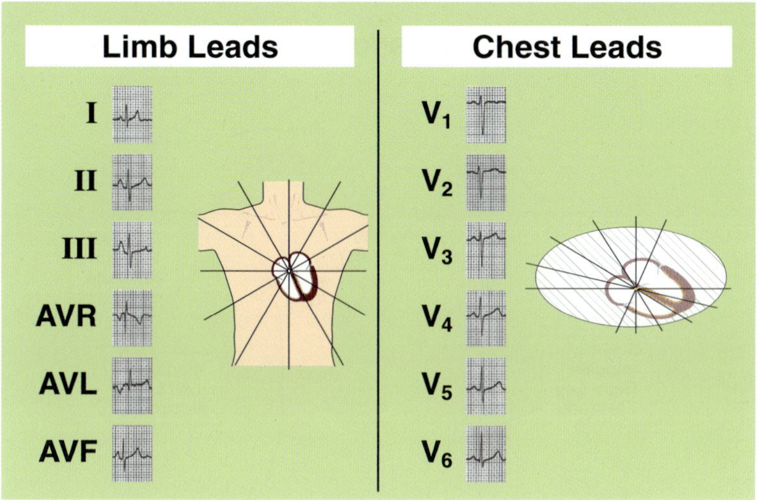

표준 심전도는 6개의 흉부 유도와 6개의 사지 유도로 구성되며, 이것이 12 유도 심전도이다.

6개의 사지 유도는 환자의 흉부에서 관찰할 수 있는 ________ 면에 위치한다.

(전두, frontal)

6개의 흉부 유도는 수평면에 위치하며 V_1에서 ________ 까지 순차적으로 정렬한다.

(V_6)

6개의 흉부 유도는 흉부의 특정 위치에 부착되어 수평면에서 심장을 둘러싸는 양성 전극에 의하여 기록된다.

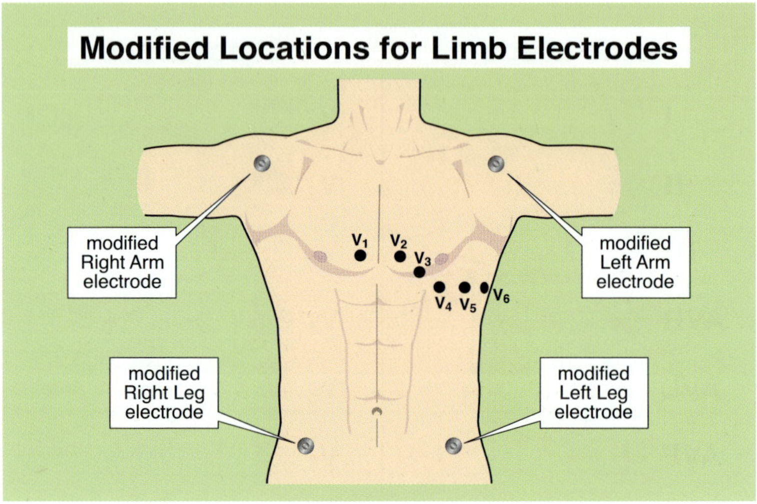

6개의 사지 유도는 전극을 환자의 몸통(trunk)의 특별한 위치에 부착해서도 기록할 수 있다.

참조

몸통 특정 부위에 전극을 부착하여 얻은 심전도도 팔목과 손목에 전극을 부착하여 얻는 심전도와 동일하게 정보를 얻을 수 있다(같은 정확도와 같은 크기). 이런 방법으로 몸통에 전극을 부착하여 표준 12 유도 심전도를 기록할 수 있다.

병실, 응급실, 수술실, 회복실 심장 중환자실, 중환자실 등에서 환자의 ________ 에 전극을 부착하여 전통적인 사지 심전도를 모니터링 할 수 있다.

(몸통)

진료 보조원이나 응급 구조사들은 진단 목적이나 원격 전송 등의 목적으로 몸통에 ________ 을 부착하여 사용한다. (전극)

자, 이제 우리는 자율 신경계로 넘어갈 준비가 되었다.

03

자율 신경계

Autonomic Nervous System

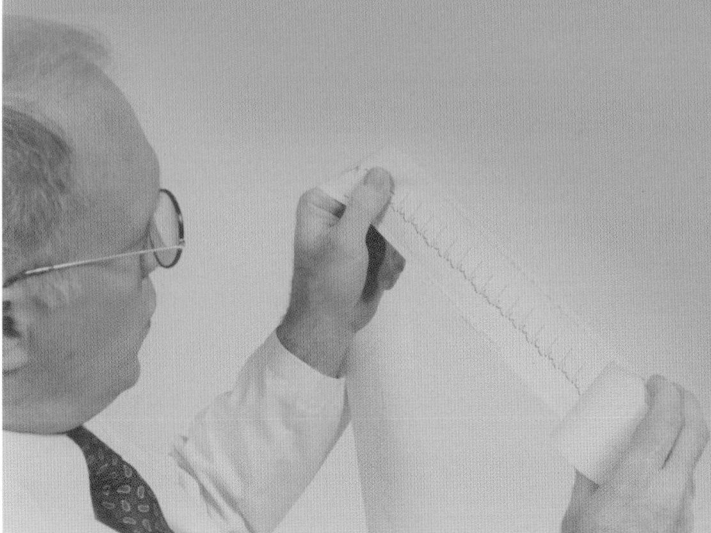

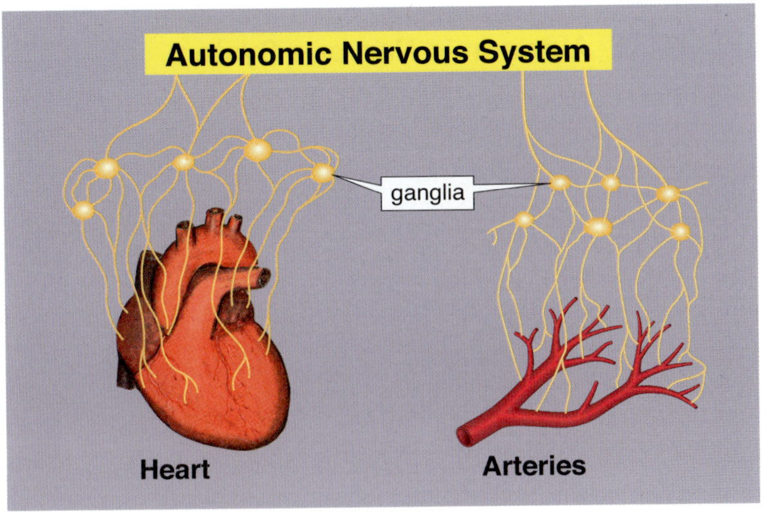

자율 신경계는 의식적인 조절이 아닌 반사나 중추 신경계의 조절에 의하여 각종 장기의 활력 기능을 조절한다.

자율 신경계가 모든 장기를 조절하지만 우리의 주된 관심은 자율 신경계의 ________ 조절과 혈압과 관련된 전신 동맥계에 대한 조절이다. (심장)

참조

자율 신경계는 두 가지 계통으로 나뉘고 종종 혼돈되기도 한다.
왜냐하면 한 계통이 어느 장기는 흥분시키고 어떤 장기는 억제하기 때문이다. 하지만 심장과 동맥계에는 역할이 분명히 나누어져 있는데 각각의 자율신경계에서 계통은 억제시킨다. 한 계통은 세포의 기능을 자극하는데 반하여 다른 계통은 그 자극의 반대 작용을 한다. 각각의 계통은 세포의 기능을 조절하는 말단에 있는 수용체를 통하여 전기 시스템과 같이 작용하게 된다.

참조

자율신경계에서 발생한 자극은 중계를 담당하는 이차 신경세포인 신경절(ganglion)에 도달하게 된다. 신경절에서 시작된 신경 세포는 심장과 동맥의 근육세포의 수용체와 연결되어 있는 신경 말단으로 자극을 전달한다.

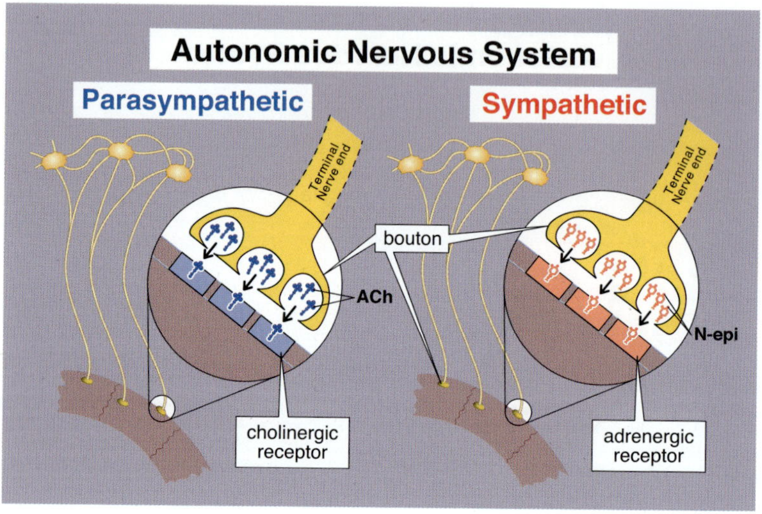

자율신경계는 교감 신경계와 반대 작용을 하는 부교감 신경계로 구성된다. 각각의 신경계는 세포막에 존재하는 특유한 수용체를 활성화 시킬 수 있는 각각의 특이한 신경 전달체(neurotransmitter)를 말단에서 방출한다.

교감 신경계 말단에서는 아드레날린과 유사한 노르에피네프린을 방출하여 아드레날린 수용체라고 불리는 특유의 ________ 수용체를 활성화시킨다.

(세포)

참조

심장에서는 교감 신경계와 부교감 신경계가 반대적인 기능을 한다.
흥미롭게도 부교감적 운동이 직접 교감신경계를 조절하기도 한다.

부교감 신경계 말단에서는 아세틸콜린을 방출하여 콜린성 수용체라고 불리는 세포의 ________ 를 활성화시킨다. (수용체)

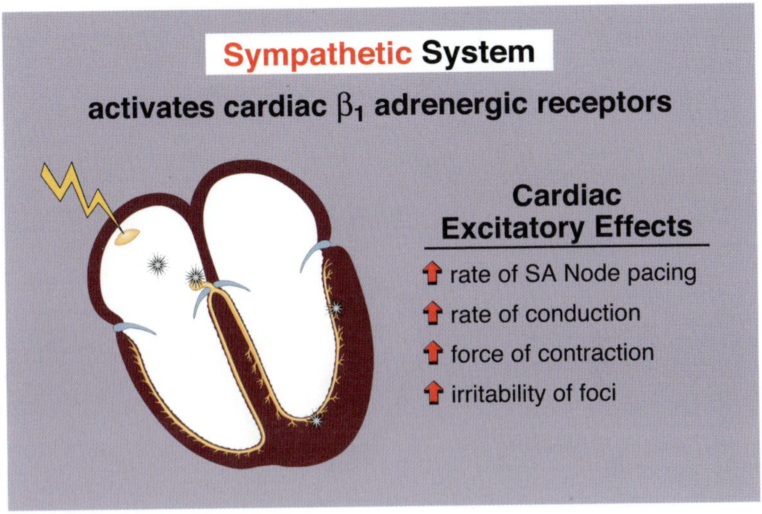

심장은 교감신경계 말단을 통하여 교감신경계의 조절을 받는다. 신경 말단은 노르에피네프린을 베타 1(아드레날린) 수용체에 전달하여 활성화시켜 세포 단계에서 흥분성을 유발한다.

교감신경계의 신경전달물질인 노르에피네프린은 심장의 베타 1(아드레날린) 수용체를 자극하여 동방결절을 자극해 ________ 이 빨라지게 한다. (박동)

또한 방실결절의 전도를 향상시키고 심방과 심실 ________ 의 전도 속도도 빠르게 한다. (심근세포)

또한 심근의 ________ 을 강하게 한다. (수축력)

또한 심방과 접합부의 자동능(automaticity) ________ 의 활성도를 증가시키고, 심실내의 자동능 중심(foci)에도 미약한 영향을 미친다. (중심, foci)

참조

노르에피네프린과 유사한 물질인 에피네프린은 부신에서 생성되어 혈액으로 방출된다. 이는 심장의 베타 1 수용체에 더욱 강력한 자극제이다.

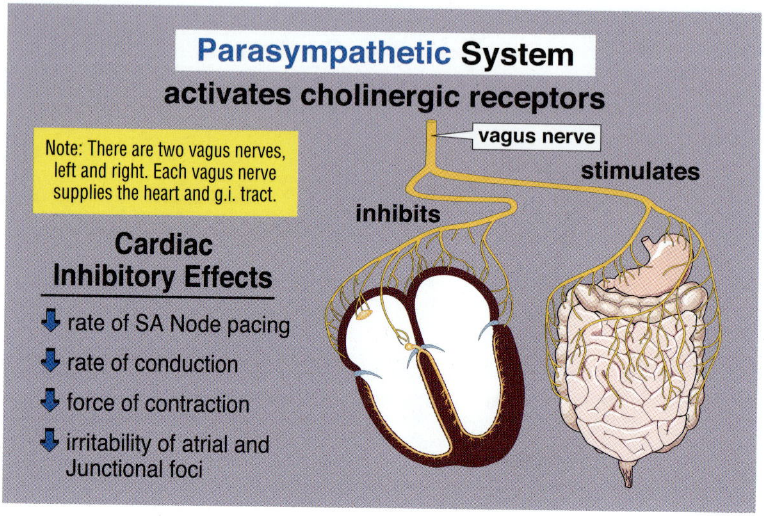

부교감 신경계는 아세틸콜린을 신경 전달 물질로 방출하여 심장의 콜린성 수용체(심방에 더 많이 존재하는)를 활성화하여 심장의 기능을 억제하는 작용을 한다. 소화 기관은 반대로 부교감 신경계에 의하여 활성화된다.

부교감 신경계는 콜린성 수용체를 활성화 하여 방실 결절을 억제하여 심장의 ________ 를 떨어뜨린다. (박동수)

또한 심근의 전도 속도를 떨어뜨리고 방실 ________ 을 억제한다. (결절)

또한 심근의 ________ 을 감소시킨다. (수축력)

또한 심방과 접합부의 자동능(automaticity) ________ 의 활성도를 억제한다. (중심, foci)

참조

미주 신경은 신체의 주된 부교감 신경의 통로이다. 따라서 미주신경성 자극은 부교감 신경성 자극을 말하며 심장에는 주로 억제 작용을 하게 된다.

참조

부교감 신경이 심장에서는 억제 작용을 시행하지만 소화관계에는 콜린성 수용체를 활성화시킨다. 고통스러운 구토나 심한 복통을 동반한 설사 등이 위장관계에 대한 부교감 신경의 자극에 의한 것으로 생각한다면 기억하기 쉬울 것이다.

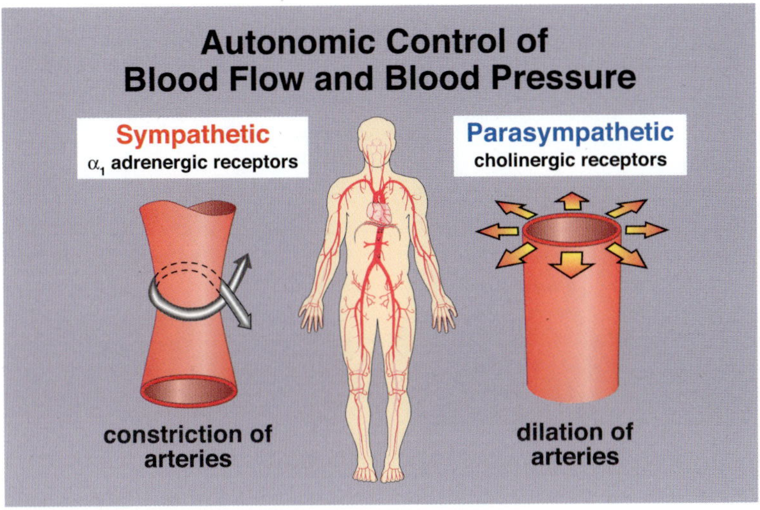

동방결절의 박동수를 조절하는 것 이외에 자율 신경계는 몸 전체의 동맥을 확장 수축 시킴으로써 혈류량과 혈압을 조절한다.

교감 신경계는 동맥의 알파 1 수용체를 자극하여 몸 전체의 동맥을 수축시켜 혈압을 올리고 ________ 을 증가시킨다. 알파 1 수용체는 혈액 내의 에피네프린에 비하여 신경전달 물질인 노에피네프린에 더욱 많은 영향을 받는다. (혈류량)

참조

그리스 문자의 알파의 양쪽 끝을 당겨 가운데 부분의 원이 작아지는 것을 연상하여 알파 아드레날린 수용체의 혈관에 대한 작용을 기억하라.

부교감 신경계는 동맥의 콜린성 수용체를 자극하여 몸 전체의 동맥을 확장시켜 ________ 을 떨어뜨리고 혈류량을 감소시킨다. 직접적인 동맥에 대한 콜린성 억제뿐만 아니라 혈관에 신경 세포를 보내는 교감신경절에 작용하는 간접적 작용도 하게 된다. (혈압)

참조

혈류량은 심박동수에 의해 조절되기도 한다. 교감신경계는 동방 결절에 작용하여 심박동수를 증가시키고 부교감신경계는 감소시킨다. 심박동수와 혈압은 부교감 신경과 교감 신경의 균형에 대한 미세한 조절에 의해서 항상성을 유지하게 된다.

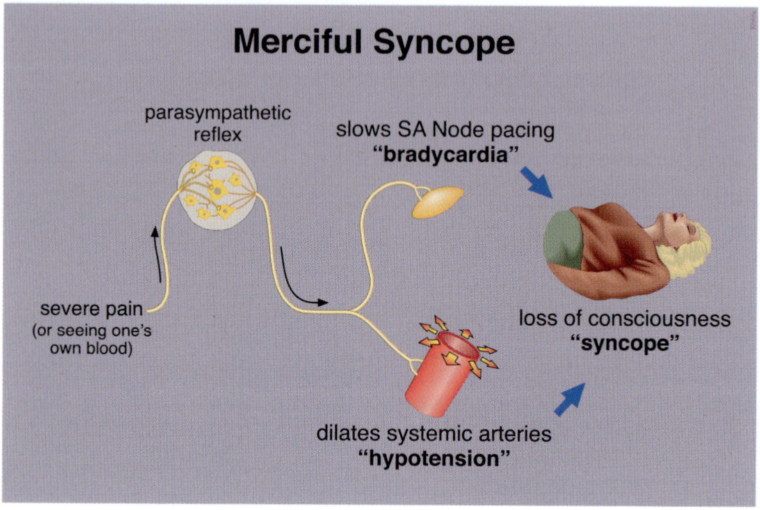

자신의 혈액을 보는 일을 동반하거나 동반하지 않거나 심한 통증은 부교감 신경을 항진시켜 실신을 유발하게 한다.

심한 통증은 가끔 반사적인 부교감 신경계 항진을 유발하여 동방결절을 억제하여 ________ 을 유발한다. (서맥)

동일한 반사적인 부교감 신경계 항진에 의하여 전신의 동맥을 확장시켜 ________ 을 떨어뜨린다. (혈압)

참조

심한 상처에 의한 견디기 힘든 통증이나 출혈을 인지하는 것에 의하여 부교감 신경의 항진을 유발하게 되어 갑작스러운 혈압 저하와 서맥이 유발될 수 있다. 이 미주 신경성 반사에 의하여 뇌로의 혈류량이 감소하고 실신이 유발된다.

추가하며

당신은 가끔 검사실에서 환자가 혈액을 채취하거나 심하지 않은 고통을 경험하면서 실신하는 일을 경험했을 것이다. 환자 몸은 정상적인 부교감신경 반사에 의해 반응한 것이니 동정심을 가지고 보라.

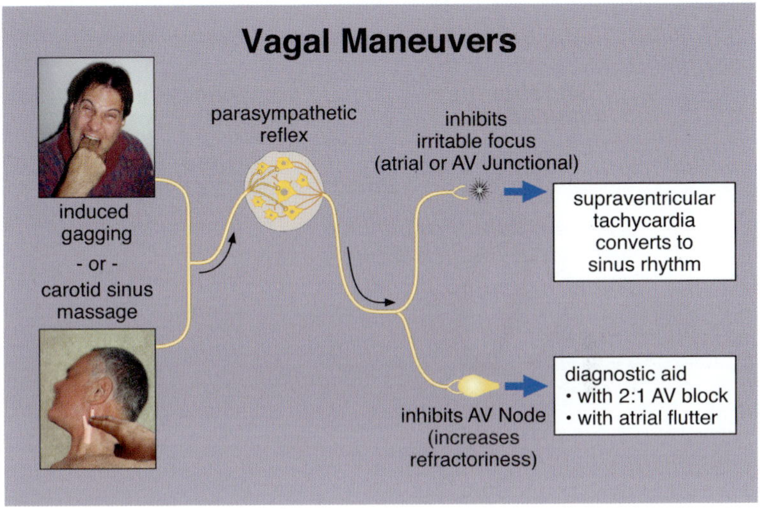

심혈관계 감지 기관에 의한 자극은 교감신경 항진에 대한 반대급부로 부교감 신경 항진을 유발한다. 미주 신경 조작(vagal maneuver)은 진단과 치료 목적으로 부교감 신경 반사 유발을 위하여 많이 사용한다.

구역 반사(gag reflux)는 ________ 반응을 유발하기 위하여 사용된다.

(부교감)

경동맥동(carotid sinus) 마사지는 선택된 환자*에 있어 ________ 반응 유발을 위하여 조심스럽게 사용한다. (부교감)

참조

부교감 반응 유발은 심방이나 접합부의 항진된 자동능을 억제하는 치료목적으로 사용된다. 또한 일시적으로 방실 결절의 전도 속도를 줄이거나 방실 결절의 탈분극에 대한 불응기를 유발할 목적으로 사용된다.

* 경동맥동 마사지는 경동맥의 동맥경화성 죽상반의 일부를 떨어뜨려 뇌로 색전증을 유발할 수 있다.

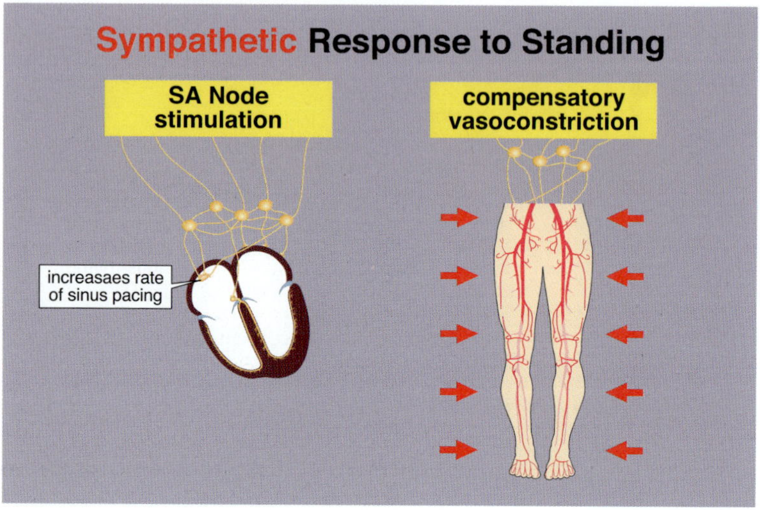

기립은 중력의 영향으로 혈액을 하지로 향하게 한다. 하지만 기립시 보상적 교감 신경의 반응은 말초 혈관의 수축을 유발시켜 하지에 혈액이 저류하는 것을 막고 동방 결절을 자극하여 맥박이 증가하게 된다.

참조

신체에는 특히 기립시 발생할 수 있는 저혈압을 인지하는 압력 수용체가 존재한다.
이러한 압력 수용체는 말초 혈관을 수축시키고 다소 맥박을 증가시켜 뇌로 혈류가 유지되게 한다.

정상적인 교감 신경계 반응의 장애는 기립시 뇌로의 혈류를 유지시키지 못해 ________ 을 유발하게 한다. (실신)

기립성 저혈압은 ________ 시 교감 신경계의 보상 기전의 장애로 갑자기 혈압이 떨어지는 소견이다. (기립)

* 주의! 이러한 수용기들(receptors)은 혈압의 변화를 인지하는데 사용되는 압력 수용체로 심혈관계의 감지기들(sensors)이다. 이러한 수용체를 노르에피네프린이나 아세틸콜린에 의해 활성화되는 막 수용체와 혼동해서는 안된다.

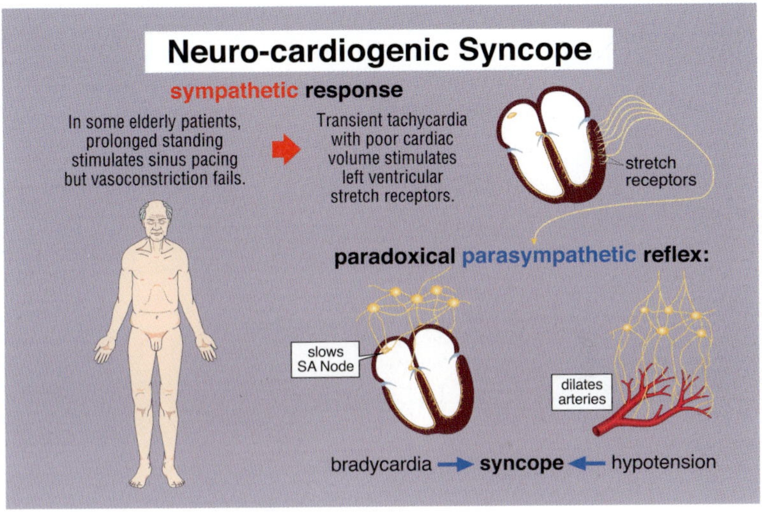

기립은 적절한 혈류 순환을 유지하기 위해 교감신경의 활성화를 통한 혈관 수축을 유발한다. 고령의 환자에서 장시간 기립시에는 기이한(paradoxical) 부교감 신경의 과다 반응이 유발되는데 이러한 경우 교감 신경을 통한 보상기전이 더이상 일어나지 않아 실신이 발생하게 된다.

참조

말초혈관을 수축시키는 혈압 및 맥박의 상승을 유발하는 교감 신경계의 활성화는 지속적인 기립으로 인한 하지에 혈류의 저류를 막는 역할을 한다. 몇몇 고령의 환자에서는 맥박이 증가하지만 말초혈관 수축이 적절하지 않은 경우 부분적으로 혈액이 심실에 채워지게 되고 심실 수축은 과다하게 일어날 수 있다. 이러한 경우 부교감 신경의 항진이 기이하게 증가하게 되며 맥박의 감소 및 혈압의 감소가 유발되고 실신을 유발하게 되는데 이러한 경우 신경 심장성(Neuro-cardiogenic) 실신이라고 한다.

신경 심장성 실신은 지속적인 기립으로 인한 부교감신경의 항진으로 혈관확장 및 서맥을 유발하고 급기야 ________ 의 소실을 발생하게 한다. (의식)

적절한 조건하에서 기립경사테이블검사(Head Up Tilt test)는 신경 심장성 ________ 을 확증하는 검사이다. (실신)

1. Rate
2. Rhythm
3. Axis
4. Hypertrophy
5. Infarction

기본 원리와 자율신경계에 대한 이해가 일반적인 심전도 판독의 기본적인 다섯 가지 분야를 이해하는데 많은 도움이 된다.

정확한 _______ 의 판독을 위해서는 심박수, 리듬, 축, 비후, 경색 등을 고려해야 한다.

(심전도)

참조

잠시 시간을 내서 앞으로 일반화될 기본적인 방법론을 334페이지에서 확인하라.

각 장을 시작하기 전에 356~370 페이지까지의 요약을 확인하라.
각각의 개념에 대한 간단히 소개된 방법론으로 각 장의 이해가 쉬울 것이다.
당신의 이해가 빠르게 이루어질수록 오래 남는 지식의 기초가 된다.

자, 이제 시작해보자!

04

심박수 Rate

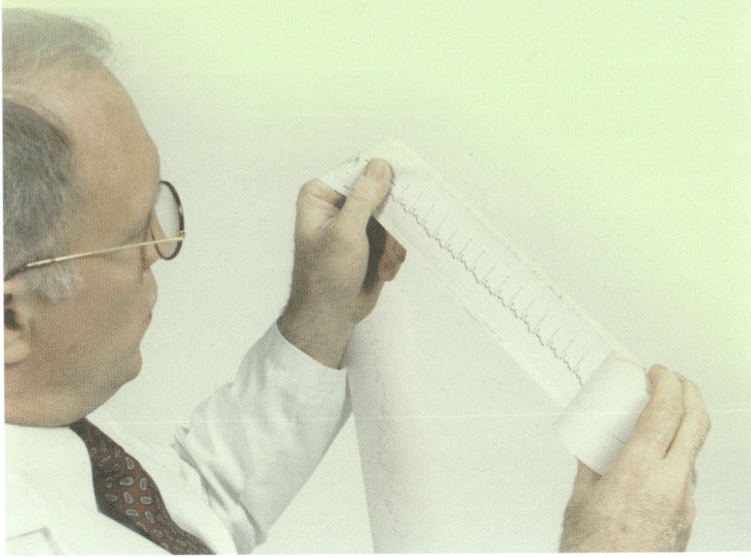

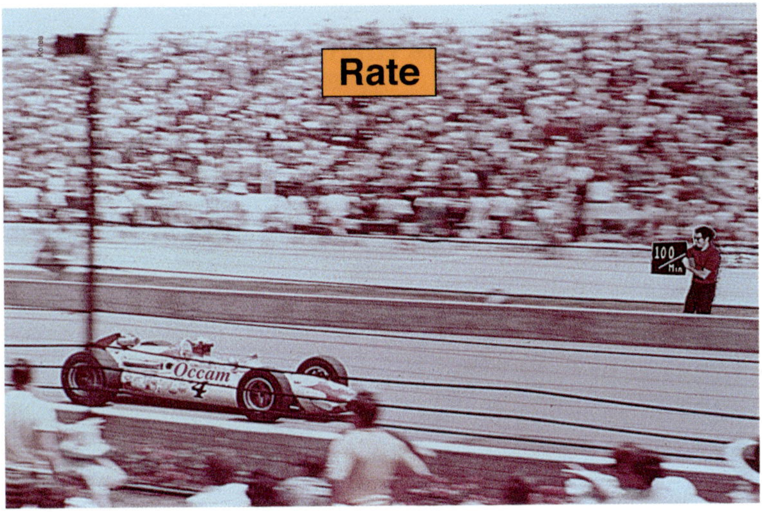

심전도 판독 시에 가장 먼저 심박수를 살펴보아야 한다.

참조

그림에서 표지판의 숫자는 자동차의 속도를 운전자에게 알려주는 것이 아니다. 표지판을 들고 있는 사람은 운전자의 전송된 심전도를 관찰하고 있는 의사이다. 이 표지판은 현재 운전자의 심박수를 알려주고 있다 (약간 흥분한 상태이다).

심전도 판독 시에는 가장 먼저 ________ 를 확인해야 한다. (심박수)

심박수는 ________ 당 몇 회로 표시한다. (분)

자, 이제 정상 심박수가 어디서 어떻게 발생하는지 알아보자.

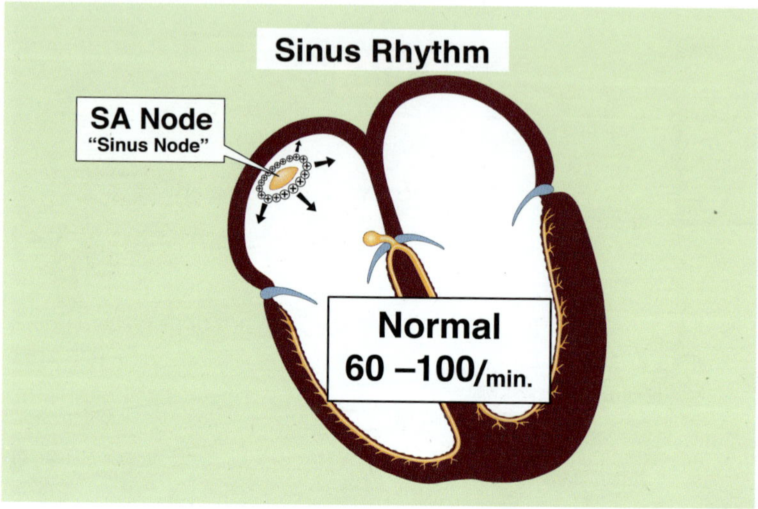

동방결절은 심장의 심박조율기이며 우세한 자동능(automaticity)의 중심으로 동율동(sinus rhythm)을 발생시킨다. 동방결절은 분당 60~100회의 정상 박동수를 유지한다.

심장의 정상 심박조율기인 ________ 은 규칙적인 박동 자극을 지속적으로 방출한다. (이것이 자동능이다)

(동방결절)

동방결절은 우측________ 의 상방 후벽에 위치한다.
동방결절은 규칙적으로 탈분극 자극을 방출한다.

(심방)

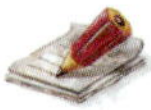

참조

동방결절은 심장의 가장 우세한 자동능의 중심으로 이것이 만드는 정상적이고 규칙적인 리듬을 동율동이라고 부른다.

휴식 시에는 동율동은 정상적으로 분당 60~100회를 유지한다.

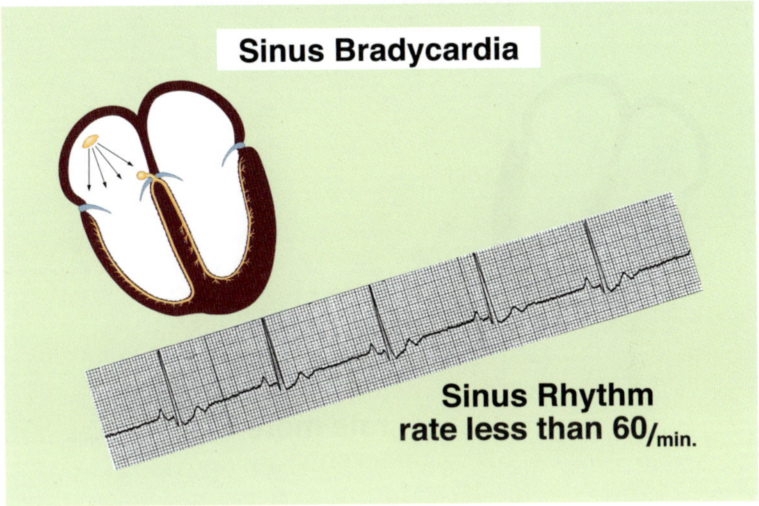

동방결절이 분당 60회 미만으로 심박수를 유지할 경우에는 동서맥(bradycardia)이라고 부른다.

참조

Brady = slow, cardia= heart

심장의 정상 심박조율기인 동방결절에서 발생하는 심박수가 분당 60회 미만일 경우에는 ________ 이라고 부른다. (동서맥)

참조

동서맥은 주로 부교감 신경계의 항진에 의해서 유발되며 운동선수가 휴식을 취할 때 관찰할 수 있다. 때로는 심박수가 너무 느려져 뇌로의 혈류량이 감소하여 실신을 유발할 수도 있다(64~66 페이지를 참고하라).

동서맥은 동방결절이 심박수가 ________ 당 1회 미만의 박동을 형성할 때이다. (초)

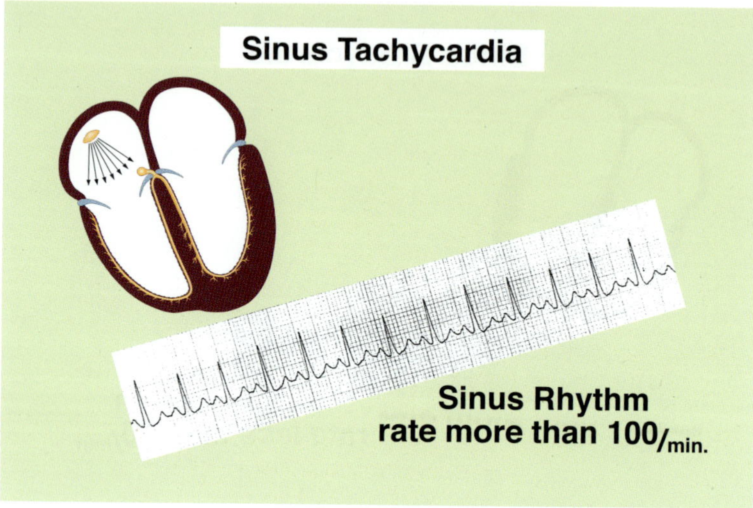

동방결절이 분당 100회 이상의 심박수를 유지할 때를 동성빈맥(sinus tachycardia)이라고 부른다.

참조

Tachy = fast , cardia = heart

동방결절에서 발생되는 심박수가 분당 ________ 회가 넘으면 동성 빈맥이라고 부른다. (100)

운동은 교감신경계를 활성화시켜 동방결절을 자극한다. 운동이 가장 흔한 동성 ________ 의 원인이다. (빈맥)

참조

심장에는 자동능 중심(automaticity foci)으로 알려진 부위들이 있다. 이는 응급상황에서 작동되는 잠재된 심박조율기들이다. 정상 상태에서는 전기적으로 불활성화되어 있다(이것이 잠재된 심박조율기라고 불리는 이유이다).

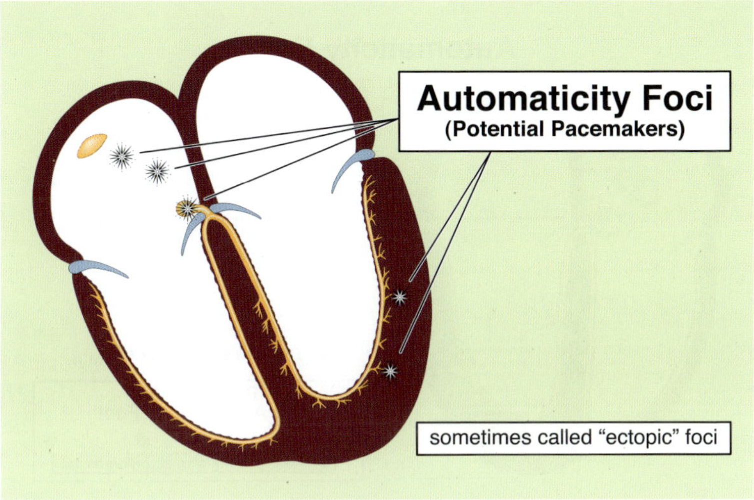

동방결절의 박동이 실패하면 자동능 중심(이소성 중심, ectopic foci)으로 알려진 잠재적인 심박조율기들이 고유의 박동수를 가지고 심박동을 유발할 능력을 가진다. 이들은 심방과 심실, 방실 접합부(AV junction)에 위치한다.

동방결절의 기능이 중단되면 자동능 중심으로 알려진 잠재된 심박조율기 중 하나가 고유의 박동수를 가지고 박동을 시작한다(단 하나의 심박조율기가 박동 역할을 담당한다)

심방에는 심방의 전도체계에 위치한 잠재된 심박조율기로 자동능 ________ 을 가지고 있고, 이는 심방자율능 중심으로 불리운다. (중심, foci)

참조

방실 결절의 근위부 말단은 자동능을 가지지 못한다. 하지만 방실 접합부로 알려진 결절의 중앙, 원위부에는 접합부 자동능 중심으로 불리는 자동능 중심을 가진다.

푸르키니에섬유는 자동능 중심을 가지게 된다. 따라서 히스속, 좌우각지 및 그들의 가지 등도 잠재적 ________ 역할을 수행할 수 있고, 이들은 심실성 자동능 중심으로 불려진다. (심박조율기)

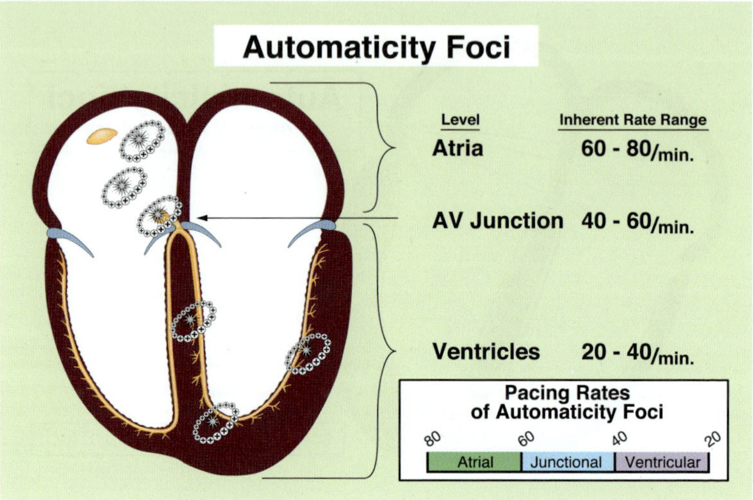

자동능 중심은 그 레벨에 따라 일반적인 간격의 박동수를 가지고 있다. 모든 자동능 중심이 그 레벨에 따른 간격내의 박동수를 유발하지만 각각의 자동능 중심은 고유의 박동수를 가지고 박동을 유발한다.

각각의 심방의 자동능 중심은 박동 유발 시에 고유의 박동수를 가진다. 하지만 일반적으로 분당 ________ ~ 80회의 간격 이내로 박동수가 떨어지게 된다.

(60)

방실 접합부의 자동능 중심은 분당 ________ ~ 60회 간격 내의 박동을 유발한다. 하지만 하나의 접합부 자동능 중심은 하나의 고유 심박수를 가진다. (40)

심실의 자동능 중심은 분당 ________ ~ 40회 간격 내의 박동을 유발한다. 하지만 하나의 심실 자동능 중심은 하나의 고유 심박수를 가진다. (20)

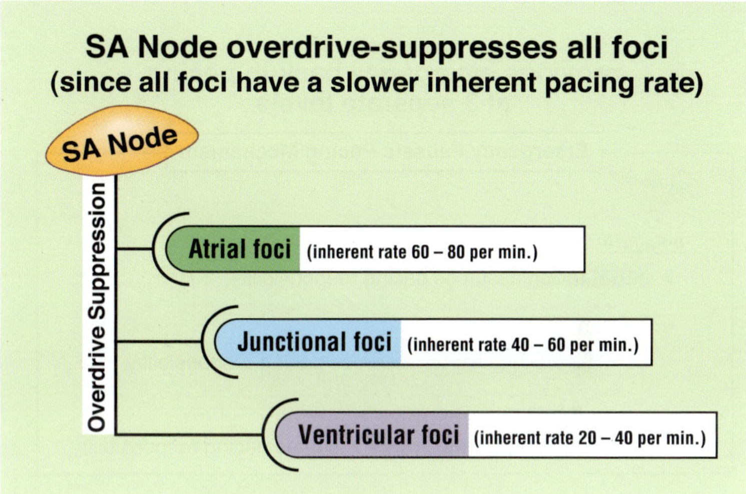

빠른 자동능 중심은 다른 느린 자동능 중심을 억제한다. 이것이 초과박동성 억제(overdrive suppression)이며 이는 자동능 중심의 중요한 특성이다.

참조

초과박동성 억제는 모든 자동능 중심(동방 결절 및 다른 모든 자동능 중심을 포함)의 특성이다. 간단히 말하면 한 자동능 중심은 그보다 느린 다른 모든 자동능 중심을 초과박동성 억제하고 있다.

동방결절은 그보다 느린 박동수를 가진 하부의 자동능 중심의 고유 심박조절능력을 억제한다.

사실 하나의 자동능 중심이 박동을 시작하게 되면 하부의 자동능 중심 뿐만 아니라 너무 느린 고유 박동수를 가진 같은 단계의 자동능 중심을 모두 초과박동성 ________ 한다. (억제)

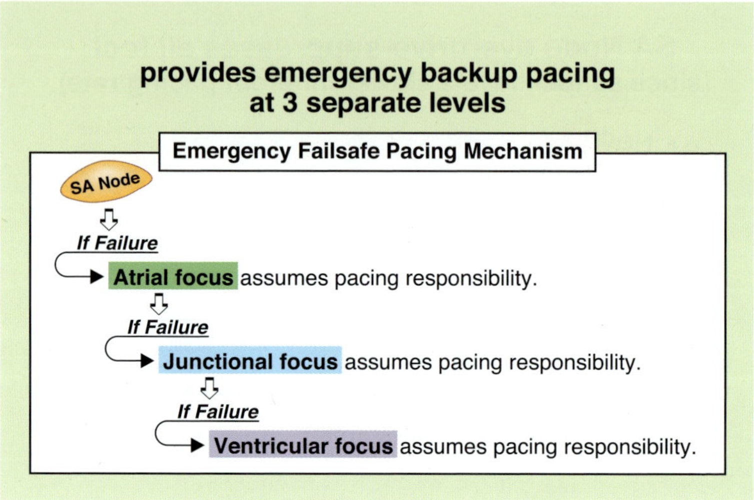

초과박동성 억제는 심장의 안전 장치로 3개의 다른 단계에서 심방, 심실, 방실 접합부의 자동능 중심을 이용하여 보완 박동 조절을 담당하게 된다.

참조

하나의 자동능 중심은 고유의 심박수를 가지고 그 심박수보다 낮은 고유 심박수를 가진 다른 모든 자동능 중심을 초과박동성 억제한다.

동방 결절이 작용하지 못하면 초과 박동성 억제가 풀리면서 하부의 다른 심박조율기가 ________ 다른 심박조율기를 초과박동성 억제하면서 고유의 박동수를 가지고 박동을 유발한다. (하부의)

따라서 하나의 자동능 중심이 기능을 시작한 것은 더 이상 ________ 억제를 받지 않을 때이다. 예를 들어 동방결절 기능 부전이 발생하면... (초과박동성)

...상위의 규칙적인 박동으로 초과박동성 억제를 받지 않는 하부의 자동능 중심이 나타나 심박동을 유발하게 된다.

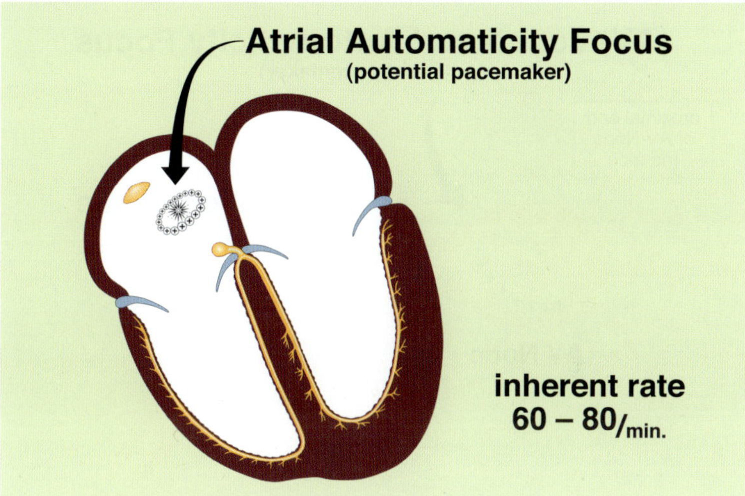

심방은 잠재된 심박조율기로 자동능 중심을 가지고 있다. 정상 심박조율기가 기능하지 못할 경우에는 분당 60~80회 정도의 고유의 박동수를 가지고 심박동을 유발한다.

동방결절 부전이 발생하면 심방의 자동능 중심은(정상 동율동과 유사한) 분당 60 ~ ________ 회의 고유 심박수를 가지고 심장을 박동시키기 시작한다.

(80)

동방결절 부전이 발생하면(심방의 전도 시스템 내에 존재하는) 심방의 자동능 ________ 은 심박동 유지의 기능을 담당하게 되고 우세적 심박조율기(dominant pacemaker)의 기능을 가진다. (중심, foci)

동방결절의 심박동 기능이 없으면 심방의 자동능 중심이 보완 박동을 시작하게 되며, 고유 심박수가 ________ 다른 자동능 중심을 억제하면서 우세적 심박조율기의 역할을 하게 된다. (느린)

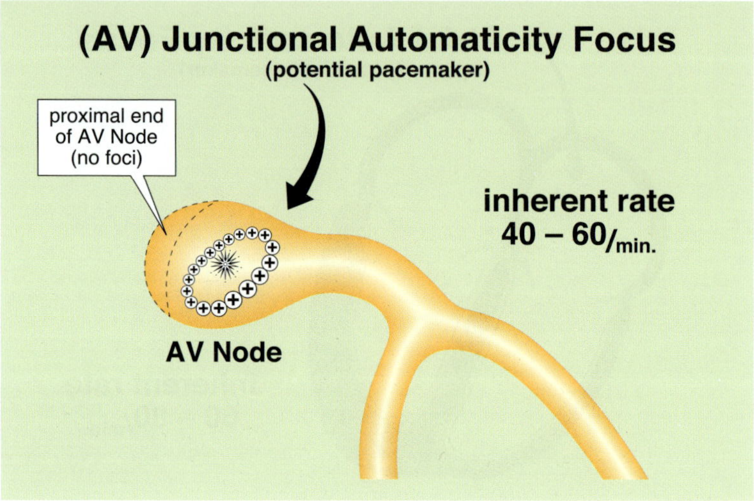

방실 접합부의 잠재된 심박 조율기는 심방으로부터 내려오는 규칙적인 박동 자극이 없을 경우에 분당 40~60회 정도의 고유 심박수를 가지고 심박동을 시작한다.

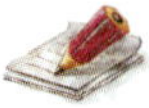

참조

방실 접합부는 자동능 중심을 가진 방실 결절의 일부분이다. 방실 결정의 근위부는 자동능이 없다. 방실 결절은 접합부 중심(junctional foci)이라고 불리는 자동능 중심을 가진다.

방실 접합부의 자동능 중심은 심방으로 부터의 심박동 자극이 없을 경우에 보완 박동을 시작한다. 이 경우에 더 이상 초과박동성 억제를 받지 않고 분당 40~60회의 고유 ________ 를 가지면서 더 느린 다른 자동능 중심을 초과박동성 억제하며 박동을 유발한다. (심박수)

방실 접합부는(분당 ________ ~ 60회의) 고유 심박수를 가지고 박동을 유발하여 접합부 고유 율동(idio jucntional rhythm)을 발생한다. (40)

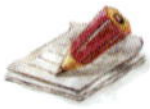

참조

접합부 자동능 중심은 상부에서의 규칙적인 박동 자극에 의하여 초과박동성 억제를 받지 않게 되었을 경우에 활동적인 심박조율기의 역할을 수행한다. 동방결절과 다른 심방내의 자동능 중심이 기능을 하지 못할 경우이다. 하지만 상부의 규칙적인 심박 자극에 의하여 접합부 자동능 중심의 탈분극이 유발되지 못하도록 하는 다른 이유도 있다. 다음 페이지!

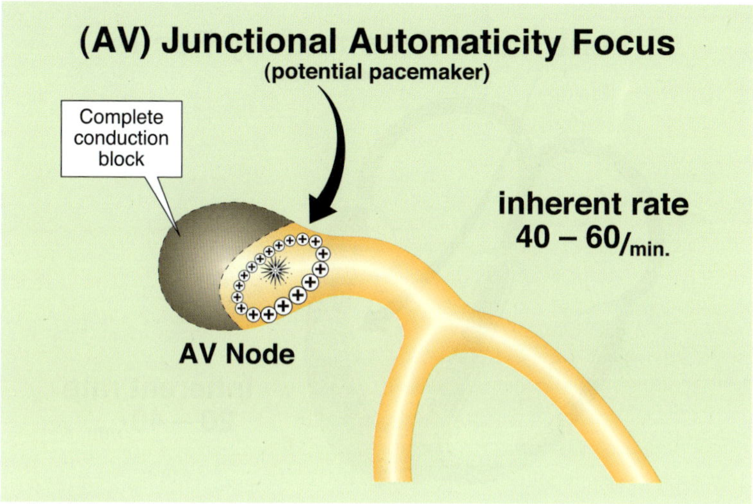

방실 접합부 상부에서 방실결절의 완전 전도 차단이 발생하면 상부의 탈분극 자극은 더 이상 방실 접합부로 전달되지 못한다.

참조

방실 결절은 심방과 심실 사이의 유일한 전도 매개체임을 기억하라.

방실 접합부 상부에서 방실결절의 완전 전도 차단이 발생하면 방실 접합부의 자동능 ________ 은 더 이상 상부의 박동 자극을 받지 않는다. (중심, foci)

따라서 더 이상 초과박동성 억제를 받지 않게 되고 심실에 대한 주된 심박조율기의 기능을 하게 된다. 그래서 고유 심박수인 분당 ________ 정도의 박동수를 가지면서 다른(느린) 심실의 자동능 중심들을 억제하면서 박동을 유발한다. (40~60회)

참조

방실 접합부도 방실 차단에 포함될 수 있다.
이 경우에는 푸르키니에섬유에 존재하는 자동능 중심만이 심실박동을 유지할 수 있는 유일한 심박조율기로 남게 된다.

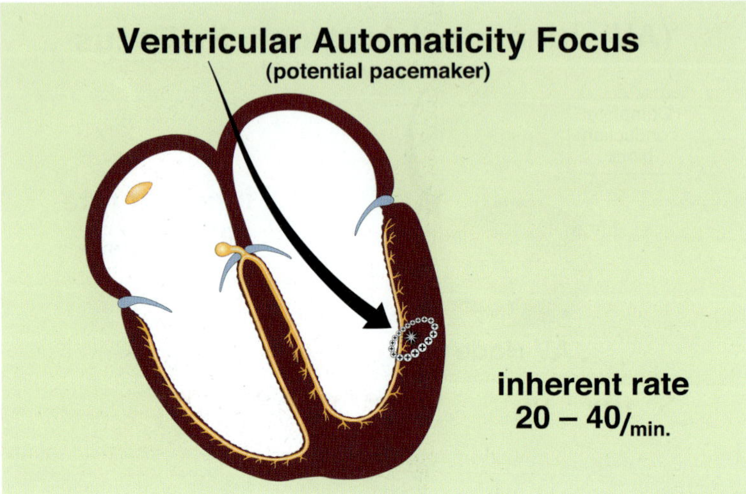

심실은 일반적인 상부의 초과박동성 억제가 없어지면 분당 20 내지 40회의 박동수를 가지고 박동을 유발하는 자동능 중심을 가지고 있다.

참조

심실의 자동능 중심은 특수한 푸르키니에섬유로 구성되어 있다. 이들 심박 조절기는 푸르키니에섬유로 구성된 히스속, 좌 – 우각지 및 그 하부 가지에 분포하게 된다.

상부에서의 초과박동성 억제가 없어지면 심실의 자동능 중심은 분당 ________ 에서 40회의 고유 박동성을 가지고 박동을 유발한다.
이를 심실 고유 율동(idio–ventricular rhythm)이라고 한다. (20)

참조

심실의 자동능 중심은 상부에서의 규칙적인 박동 자극에 의한 초과박동성 억제가 없어진 경우에만 기능을 시작한다. 예를 들면:

- 심실 상부의 모든 심박 조율기들이 기능을 하지 못할 때.
- 완전 방실 차단이 심방 접합부 하부에서 발생하여 상부의 박동 자극(동방결절, 심방, 방실 접합부에서 발생한)이 심실에 전달되지 못할 때.

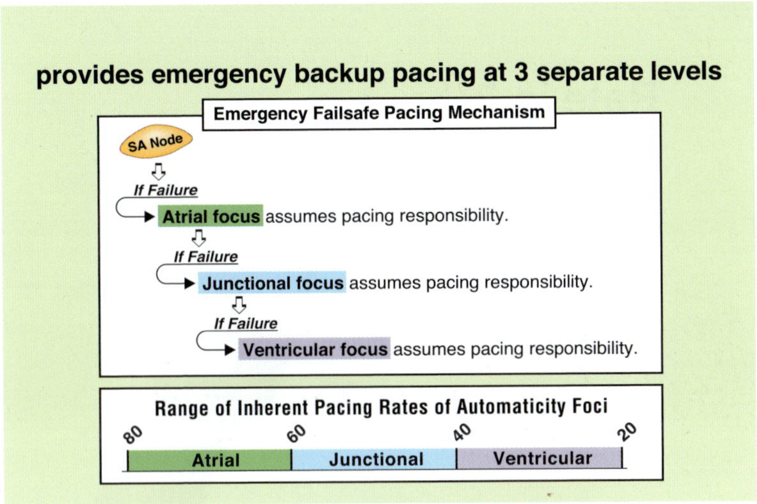

정상적으로 동방 결절이 기능을 하지 못하면 심방의 흥분 심박 조율기나 방실 결절 또는 심실(기술된 순서대로)에서 고유의 심박수를 내게 할 수 있다. 이렇게 동방 결절이 기능에 문제가 있을 때 3단계에서 보완할 수 있게 된다.

만일 동방 결절이 작용을 못하게 되면 분당 60~80회 사이의 고유의 심방 이소성 심박 조율기가 작동하게 된다. 심방으로의 자극이 없어지면 방실 결절이 조금 더 느린 분당 40~60회의 능동적 ________ 책임을 갖게 된다. (심박 조율)

조율 자극에 의해 정상적으로 탈분극이 일어나지 않으면 심실에서 심실 심박 조율기를 통해 분당 20~40회의 ________ 심박수를 내게 된다. 심실로 정상적인 자극 전달의 결여는 상위 자동능 중추의 정상적인 자극이 없거나 완전 방실 차단으로 심실로의 자극 전달의 차단으로 인한다. 이러한 여러 단계에서의 보완이 있는 것은 자연의 경이로 볼 수 있다. (고유의)

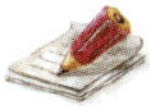

참조

병리적이거나 생리적인 응급 상황에서는 과흥분된 자동능을 가진 부위에서 갑자기 분당 150~250회의 빠른 심박수를 낼 수 있는데 기술한 모든 단계에서 이러한 일이 가능하다.

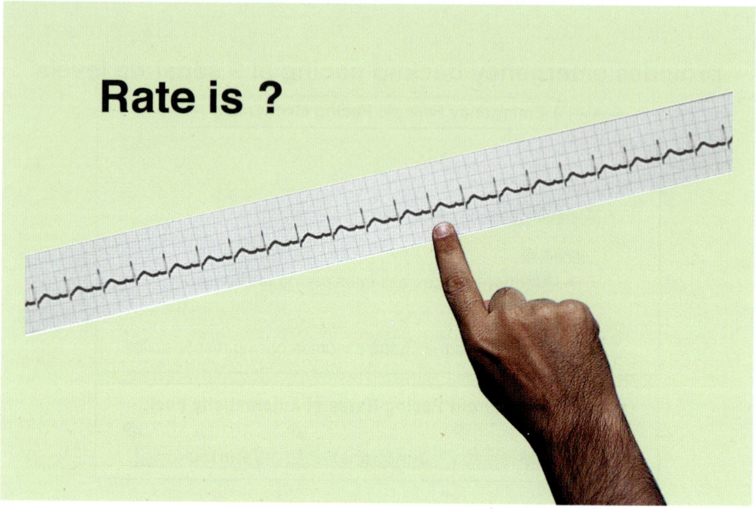

여기서의 주요 목적은 특별한 도구 없이 신속하게 심박수를 알아내는 것이다.

이 과정을 마치게 되면 당신은 ________ 를 빠르게 알아낼 수 있을 것이다.
(심박수)

심박수를 ________ 하는데는 특별한 도구, 계산기나 공학용 컴퓨터가 필요없다.
(계산)

참조

응급 상황이 되면 당신은 계산기를 찾거나 이용하는 것에 대해 생각할 여유조차 없으며, 공학용 계산기를 지니고 있다는 것조차 잊어버릴지도 모른다.

관찰하는 것만으로도 _______를 알 수가 있다. (심박수)

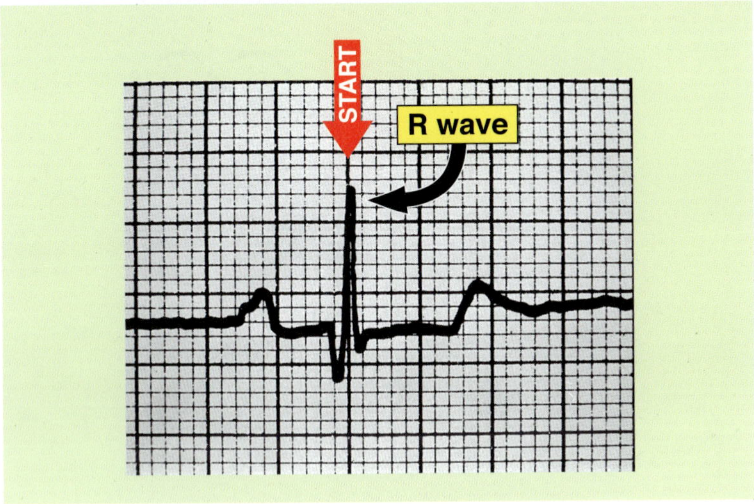

첫 단계: 두꺼운 실선 위에 겹치는 R파를 찾아낸다(시작선과 겹치는 R파).

심박수를 계산하기 위해서는 우선 ________ 파를 찾아낸다.

(R)

이제 두꺼운 실선 위에 겹치는 R파를 찾아내고 이를 ________ 으로 한다.

(시작선)

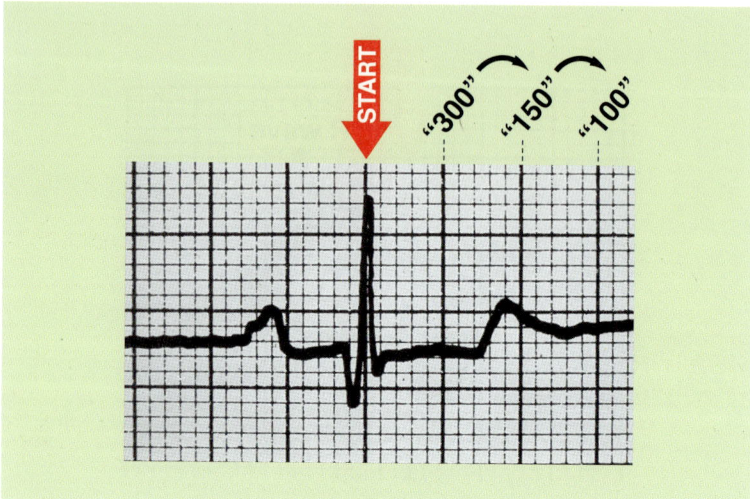

두 번째 단계: R파와 겹치는 두꺼운 실선을 시작선으로 해서 다음 두꺼운 실선 3개에 300, 150, 100이라고 숫자를 붙인다. 이 숫자는 암기해 둬야 한다.

R파와 겹치는 두꺼운 실선 다음에 오는 두꺼운 실선을 ________, 이어 나오는 두꺼운 실선들을 ________ 과 ________ 이라고 부른다. (300, 150, 100)

참조

R파와 겹치는 두꺼운 실선을 시작선으로 하고 그 다음 실선부터 숫자를 붙인다.

R파와 겹치는 두꺼운 실선을 시작점으로 해서 다음의 두꺼운 실선 3개에 순서대로 ________, ________, ________ 이라는 숫자를 붙인다.

(300, 150, 100)

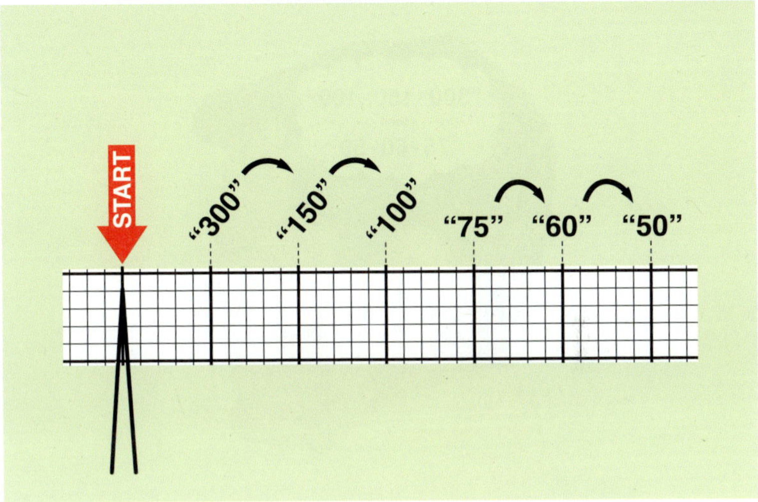

세 번째 단계: 300, 150, 100 후에 나오는 3개에 대해서는 75, 60, 50이라는 숫자를 붙인다.

300, 150, 100 후에 나오는 3개의 실선에는 ________, 60, 50이 붙는다.
(75)

다음 3개의 실선을 ________, ________, ________ 으로 한꺼번에 암기하자.
(75, 60, 50)

다시 한번 크게 말해 보자.

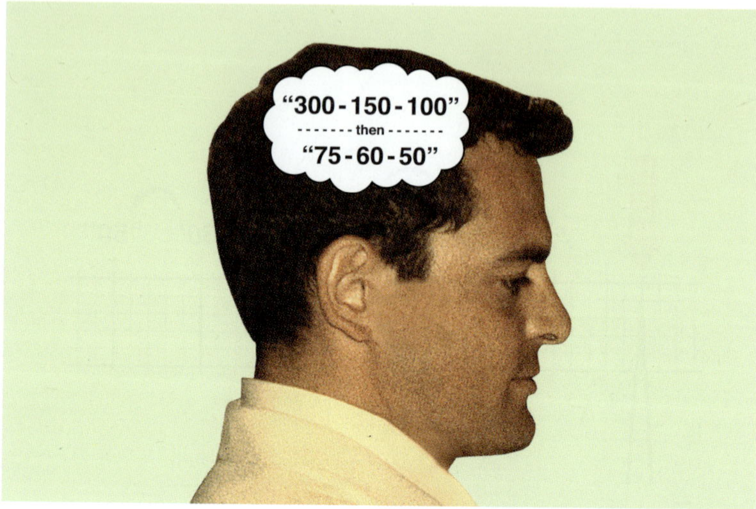

네 번째 단계: 이렇게 3개씩 2개의 조로 기억을 한다.

이렇게 3개씩 300, 150, 100 그리고 75, 60, 50으로 2개의 조로 ________ 해라.
(암기)

________ 파가 겹치는 두꺼운 실선을 시작선으로 하여 다음부터 숫자를 붙일 수 있어야 하고, 또 그것을 3개씩 외우고 있는 것이 용이하다. (R)

첫 시작하는 두꺼운 실선을 헤아리지 말고 ________ 씩 이름을 붙여 나간다.
(3개)

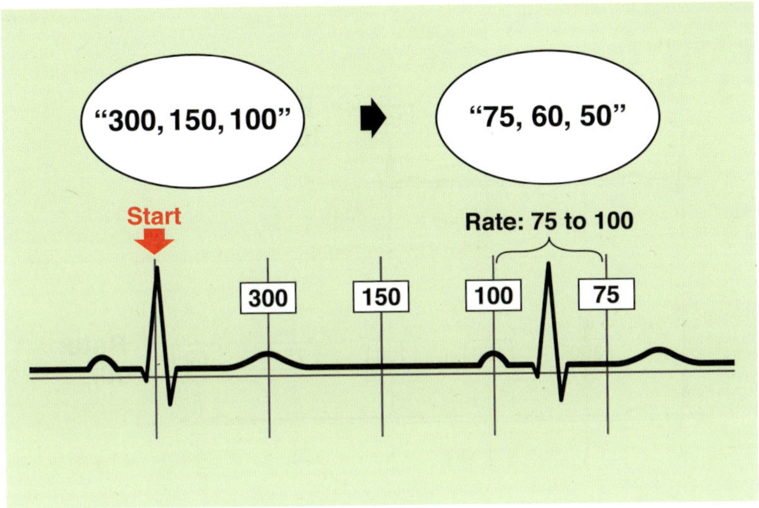

다섯 번째 단계: 다음 R파가 나오는 곳을 보면 심박수를 알 수 있다. 이렇듯 아주 간단하게 심박수를 알 수 있다.

두꺼운 실선에 겹쳐 나오는 R파를 찾았으면 다음에 오는 ________ 파를 찾아 본다. (R)

다음에 R파가 나타나는 곳을 보면 ________ 를 알 수 있다. 아무런 수학적인 계산이 필요하지 않다. (심박수)

R파가 75선 위에 있으면 심박수는 분당 ________ 이다. (75)

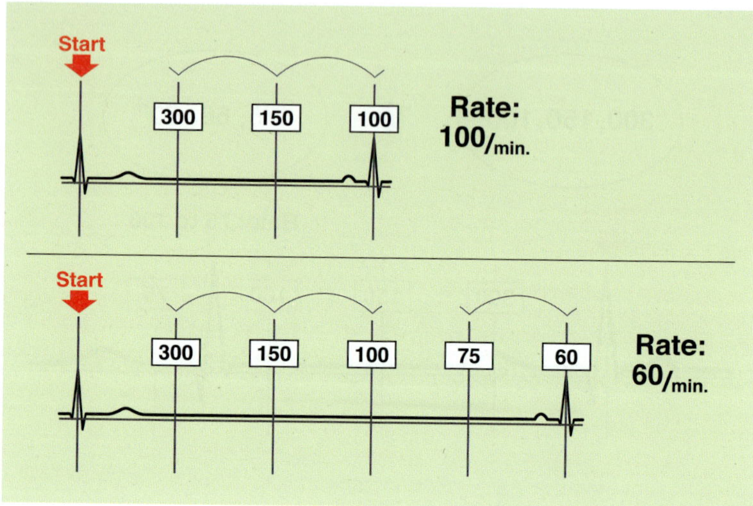

3 개씩 된 묶음 300, 150, 100 그리고 75, 60, 50을 알기만 하면 심전도를 보는 것만으로도 대강의 심박수를 알 수 있다.

3개의 묶음: 첫번째 ________, ________, ________

(300, 150, 100)

두번째 ________, ________, ________

(75, 60, 50)

시작선 다음부터 숫자만 붙이기만 해도 ________ 을 이용해서 바로 심박수를 알 수 있다.

(3개로 된 묶음)

Practice Tracing

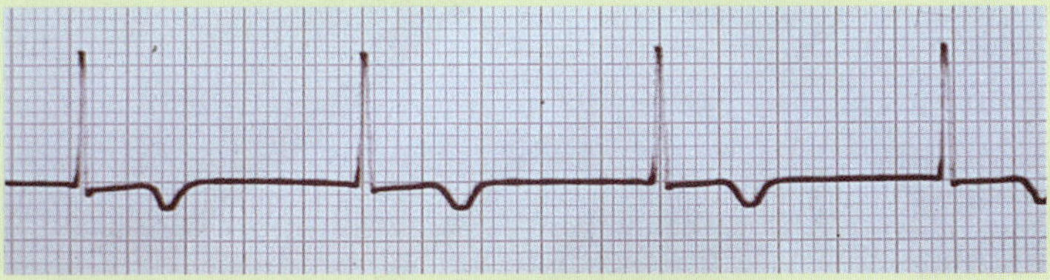

평안한 상태의 환자의 심전도이다. 이 심전도는 보통의 심박수보다 느린 소견을 보이는 심전도이다.

이 심전도의 맥박수는 ________ / 분이다. (60회)

만일 이 심박수가 이소성 심박조율기로부터 나온 것이라면 당신은 아마 ________ 을 생각할 것이다. (방실 결절)

참조

이 심전도는 실제로 방실 결절에서 생긴 리듬이며 따라서 P파를 볼 수가 없다.
이 심전도의 고령의 여자 환자는 심각한 심장 질환을 가지고 있다.
그녀의 동방 결절 및 이소성 심방 심박조율기가 모두 기능을 하지 못하지만 다행히도 방실 결절에서 보완이 이루어졌다. 이처럼 심방 조율에 있어 보완 기능은 놀라울 정도로 효과적이다.

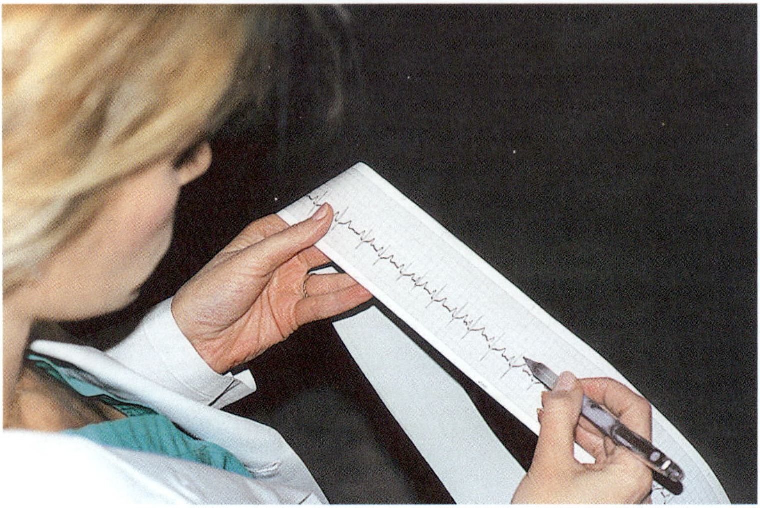

당신은 더 이상 심박수를 계산하기 위해 계산기를 필요로 하지 않게 되었다. 단지 보는 것만으로도 심박수를 알 수 있다.

당신은 언제든지 심전도를 ________ 만 함으로써 심박수를 알 수 있다. (보기)

이제는 ________ 를 알기 위해 더 이상 계산이나 계산기가 필요하지 않다.

(심박수)

참조

당신은 언제나 생각만 하면 된다. 단지 시작선 다음으로 300, 150, 100과 75, 60, 50의 3개씩 2묶음을 기억하고 되뇌어라. 이것만으로도 충분히 당신은 심전도를 보는 것으로 심박수를 알 수 있게 된다.

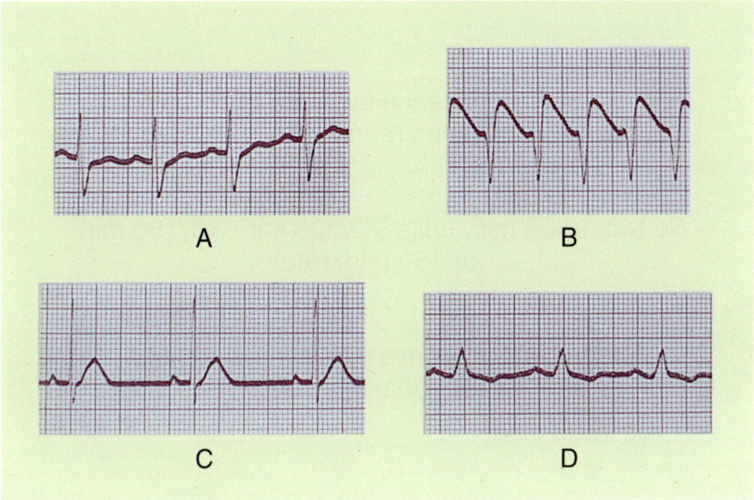

위의 심전도에 대강의 심박수를 써라.

A. ______________________________ (100)

B. ______________________________ (150 정도)

C. ______________________________ (60)

D. ______________________________ (75)

참조

심박수를 결정할 때 꼭 R파가 아니더라도 확실하게 보이는 파(예문 B의 S 파)가 있으며 심박수를 결정할 때 기존의 같은 방법으로 이용할 수 있다.

The distance between the
heavy black lines represents 1/300 min.

So two 1/300 min. units = 2/300 min. = 1/150 min.
(or 150/min. rate)

and three 1/300 units = 3/300 = 1/100 min.
(or 100/min. rate)

두꺼운 실선에 3개씩 심박수를 붙인 것이 겉으로는 이상할지 모르지만 논리적으로 설명할 수 있다.

참조

2개의 두꺼운 실선 사이의 시간은 0.2초이며 이는 1분의 300분의 1에 해당한다.

다섯개의 두꺼운 실선 사이에는 ________ 개의 시간 단위가 있다. (4)

그러므로 이것은 4/300분을 나타내며 심박수로는 ________ / 분이 된다. (75)

따라서 심장이 1분에 75회 수축한다면 5개의 두꺼운 실선내에 1 개의 ________ 가 나오는 것을 기대할 수 있다. (QRS)

참조

언제나 합리적인 선생님은 학생들에게 이 페이지를 완전히 습득하도록 강요하지 않는다.
저자로서도 지루한 이 페이지를 외우는 것을 권하지 않는다.
단지 단순하게 실제적으로 이용하라.

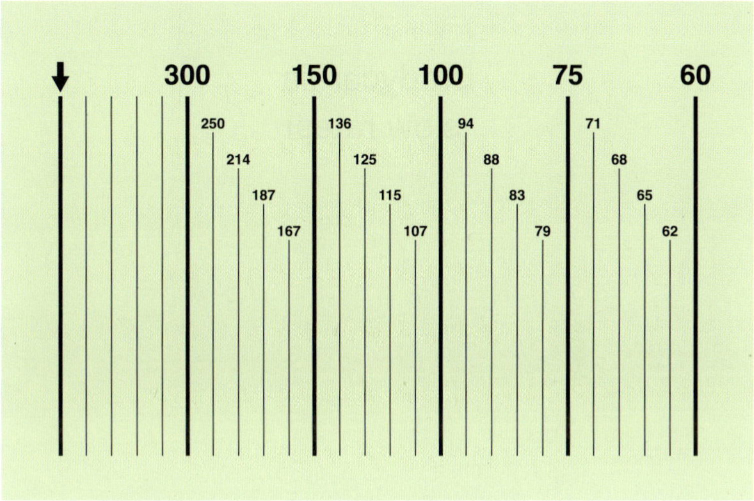

굵은 선 사이를 5개의 가는 실선으로 나누면 더욱 정확하게 심박수를 알 수 있지만 이를 암기한다는 것은 실용적이지 않다. 따라서 이는 참조 페이지의 도표를 이용하는 것이 현명한 방법이다.

참조

1. 이러한 도표를 외우는 것은 굉장히 힘든 일이다. 따라서 필요할 때마다 참조 페이지의 도표를 이용하는 편이 유용한 방법이다. 3개씩 숫자를 이용하는 것만으로도 대부분의 예에서 충분히 심박수를 알 수 있다.

2. 분당 60회 이하인 경우에는 서맥으로 다음 페이지에서 보다 간단히 심박수를 알 수 있는 방법을 제시하고 있다.

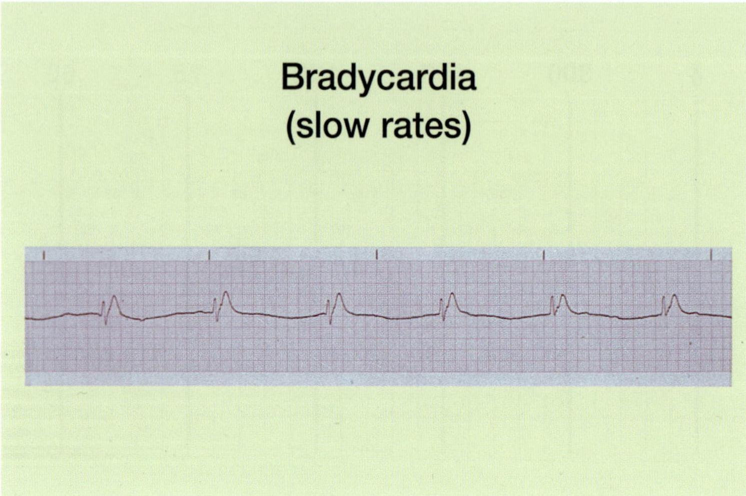

매우 느린 심박수에 대해서는 간단한 방법이 있다.

느린 심박수를 ________ 이라 한다. (서맥)

참조

3개씩 된 묶음은 매우 넓은 범위의 심박수를 알려 준다.
300, 150, 100과 75, 60, 50은 300~50 사이의 심박수를 알 수 있게 해 준다.
서맥은 60/분 이하를 의미한다.

서맥에 대해서는 다르게 쉽게 ________ 를 계산하는 방법이 있다.
다음 페이지에 소개하겠다. (심박수)

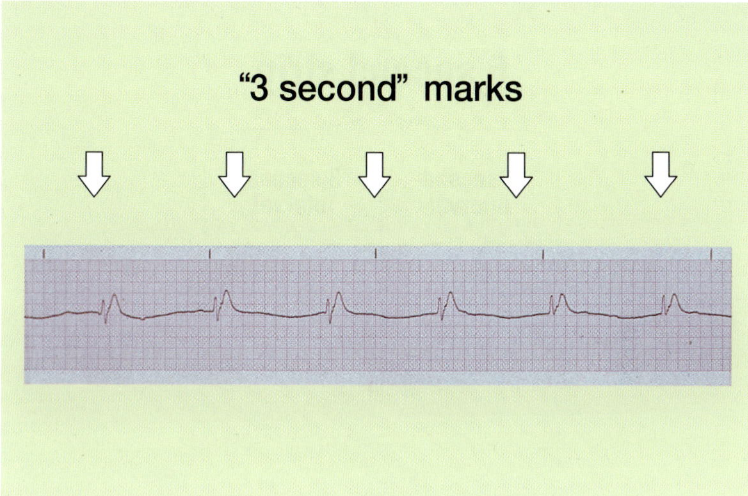

심전도 용지의 위를 보면 작은 수직으로 된 표시가 있는데 그 간격이 3초인 것을 알려준다.

심전도 용지의 위를 보면 작은 ________ 된 표시가 있다.
심전도 용지를 꺼내어 한 번 살펴보라. (수직으로)

이 표시는 ________ 이 3초인 것을 알려 준다. (간격)

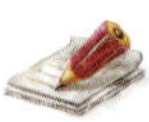

참조

어떤 심전도 용지는 점, 원, 삼각형 모양으로 점을 찍어서 3초 간격을 표시해 놓은 것도 있다.

심전도 기계가 작동 시 이 표시간의 종이의 길이는 ________ 인 것을 알려 준다.
(3초)

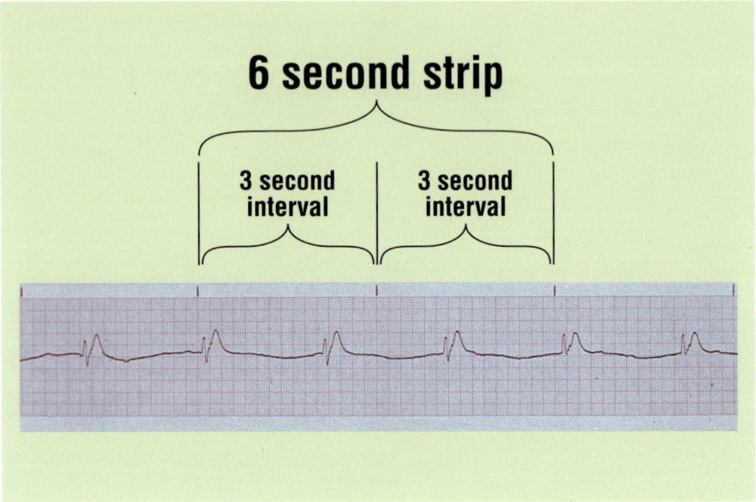

3초 간격을 2개 취하면 6초라는 기간을 구할 수 있다.

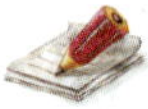

참조

3초 간격이란 수직으로 표시된 선의 2개 사이에 있는 거리를 의미한다.

이 3초 간격을 2개 취하면 ________ 초라는 시간을 구할 수 있다. (6)

이 6초는 6초 동안 쓰인 종이의 양을 표시한다(1분의 ________ 의 1). (10분)

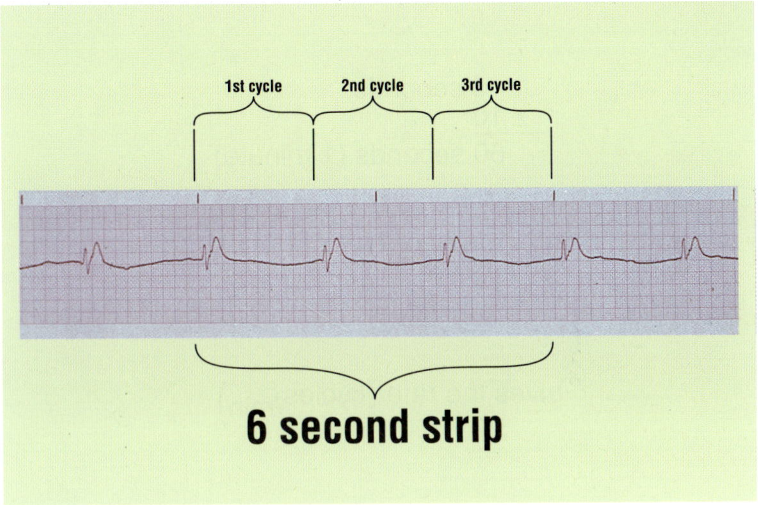

이 6초 동안 쓰인 종이 사이에 있는 완전한 주기(R파에서 R파까지가 1주기이다)의 수를 센다.
심박수가 느려질수록 주기의 수는 줄어들게 된다.

완전한 심장 ________ 란 어떤 파에서 다시 그 파가 반복될 때까지이다. (주기)

그러므로 R파에서 ________ 파까지 한 주기이다. (R)

6초 ________ 사이에 있는 주기의 수를 센다. (종이)

$$\begin{array}{r} 6 \text{ seconds} \\ \times 10 \\ \hline 60 \text{ seconds (1 minute)} \end{array}$$

So:

cycles/6 sec. strip x 10…

gives the rate (cycles/min)

6초 종이에 있는 주기의 숫자에 10을 곱하면 심박수가 나온다.

6초 표시된 주기가 10개는 심전도 상 ________ 이다. (1분)

1분 간에 있는 주기의 수가 바로 ________ 이다. (심박수)

그리므로 6초 종이에 있는 주기의 숫자에 ________ 을 곱하면 심박수가 나온다. (10)

So, if there are 4 cycles per six sec. strip...

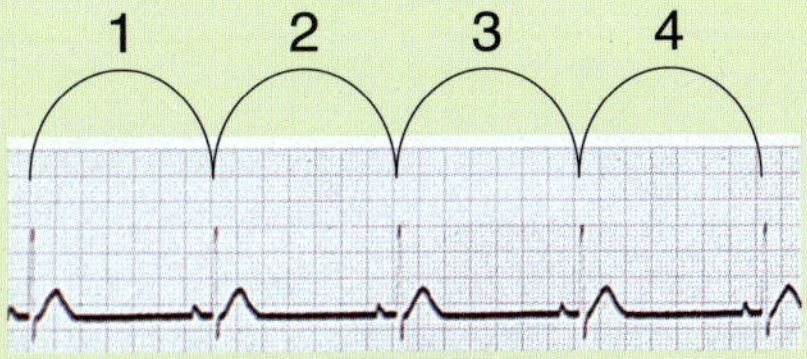

the rate is 40

6초 종이에 있는 주기의 숫자 오른쪽에 0을 넣으면 심박수가 된다.

매우 느린 심박수, 즉 ________ 일 경우에는 먼저 6초 종이를 찾는다. (서맥)

이 종이에 있는 ________ 의 수를 센다. (주기)

그리고 거기에 ________ 을 곱한다. (10)

참조

10을 곱한다는 것은 6초 종이에 있는 주기의 숫자 오른쪽에 0을 넣는 것과 마찬가지이다.
예를 들면 6초 종이에 5개의 주기가 있었으면 심박수는 50이 된다.

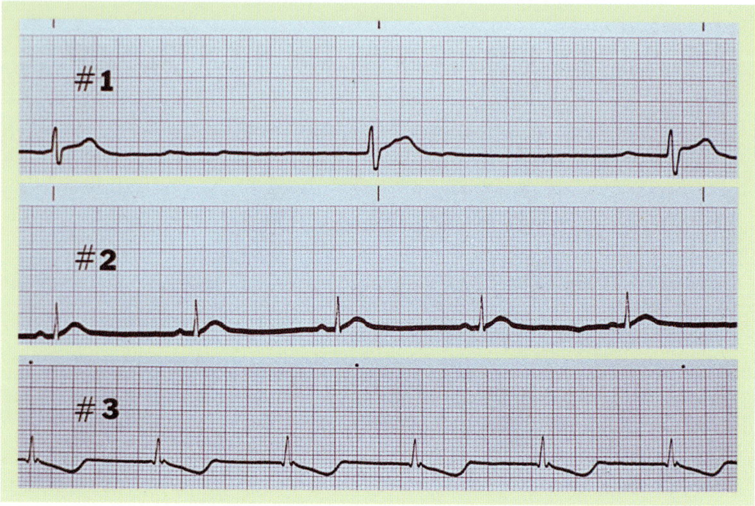

위의 심전도의 심박수를 표시하라.

No. 1 ______________ / 분 (20)

No. 2 ______________ / 분 (45 정도)

No. 3 ______________ / 분 (50)

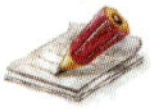

참조

1. 일반적으로 불규칙한 리듬에서도 평균 심박수를 이러한 방법으로 계산할 수 있다.
2. 몇 개의 심전도를 보고 심박수를 계산해 보면 이렇게 쉽게 알아내는 당신 자신에게 놀랄 것이다.
3. 이 책 뒤의 부록에 있는 심전도를 가지고 심박수에 대해 복습해 보라.

05

조율 Rhythm, Part I

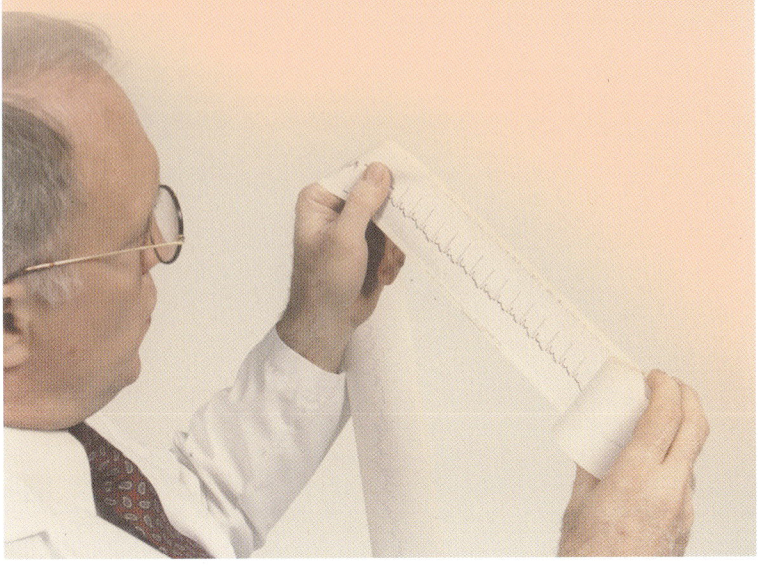

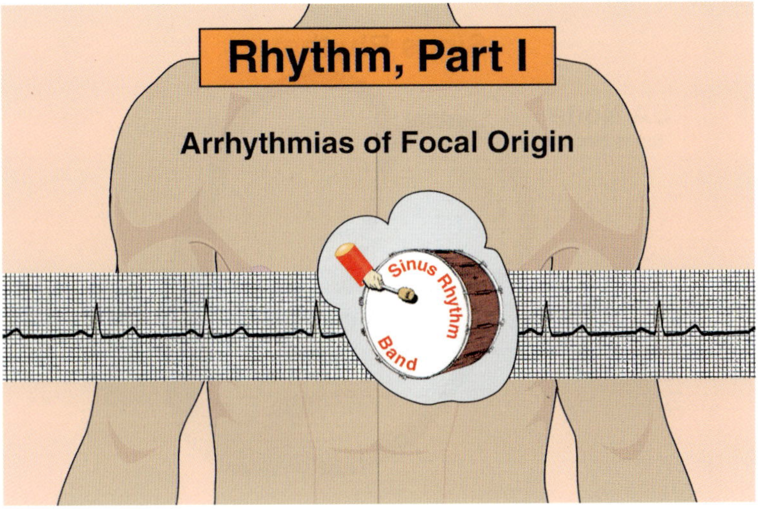

심전도는 심장의 전기 생리학을 알 때 쉽게 진단이 가능한 심장 부정맥(비정상적인 리듬)을 확인하는 가장 정확한 방법이다.

부정맥은 문자 그대로 보면 ________ 이 없다는 것을 뜻하지만 우리는 이것을 비정상적인 리듬, 즉 정상 리듬의 규칙성이 깨진 것으로 의학 서적에서 사용하고 있다. (리듬)

심전도는 신체 검진상 보지도, 만지지도, 들을 수도 없는 심장의 전기적인 현상의 모든 것을 기록하고 또는 ________ 의 변화가 생기면 그것을 매우 정확하게 알아낸다. (리듬)

참조

부정맥을 이해하기 위해서는 먼저 심장의 정상적인 전도계를 포함한 전기 생리학을 잘 알고 있어야 한다.

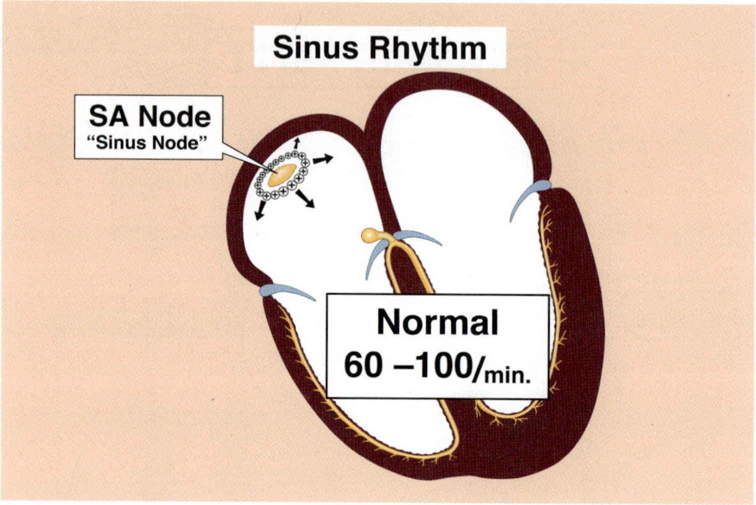

동방 결절에서는 심장을 동성 리듬으로 규칙적으로 조율한다. 동방 결절에서 생긴 심박조율기의 흥분은 탈분극의 파로서 양쪽 심방으로 퍼진다.

규칙적인 심박동 ________ 을 위한 탈분극 파를 규칙적으로 만들어 내는 것은 동방 결절의 자동능이다. (생성)

정상적으로 동방 결절에서는 ________ 을 탈분극시키기 위한 60에서 100회 정도의 규칙적으로 조율할 수 있는 자극을 내보낸다. (심방)

참조

SA Node(동방 결절)라는 표현은 Sinus Node와 같은 의미로 sinus 혹은 sino는 SA Node에서 기원한 것을 의미한다.

* Regular(규칙적인)의 의미는 일정한 리듬의 빠르기를 의미한다.

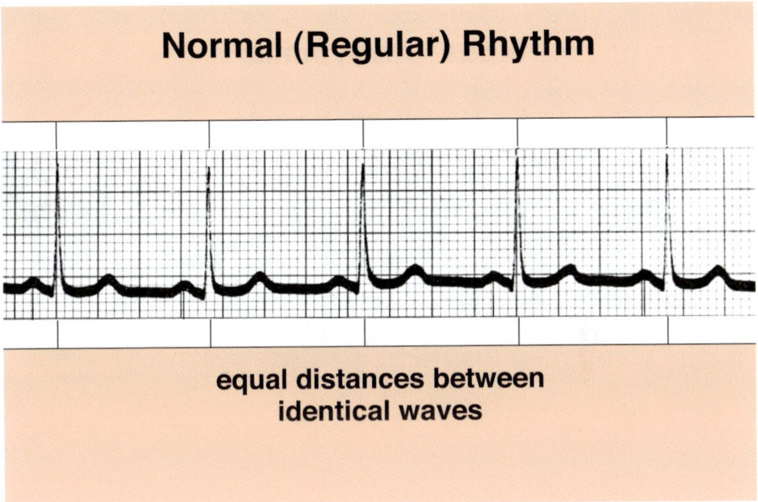

동방 결절의 자동능에 의해 정상 심장의 조율(rhythm)은 유사한 파(wave)들 간의 일정한 간격을 유지하고 있는 것이다.

참조

모든 자동능을 가진 부위에서는 특징적으로 규칙적인 리듬으로 조율이 가능하다.

동방 결절에서는 일정한 간격으로 규칙적인 속도로 조율을 하는데 이를 ________ 이라 한다. 이러한 소견은 동방 결절 조율의 특징적인 소견이다.

(정맥, regular rhythm)

탈분극은 매 주기에 반복적으로 일어나기 때문에 일정한 간격으로 조율이 일어나며 예측이 가능하다. 따라서 불규칙한 ________ 을 찾는 것은 어려운 일이 아니다.

(리듬)

참조

보통 심전도를 보다 보면 일정한 간격의 반복적인 조율이 관찰되는데, 이러한 일정한 규칙성이 깨어지는 경우, 예를 들면 휴지(pause), 조기 박동(premature beats), 급속한 조율 속도의 변화 등을 잘 관찰하면 리듬의 장애를 찾아낼 수 있게 된다.

Sinus "Arrhythmia"

SA Node's pacing rate normally varies with respiration

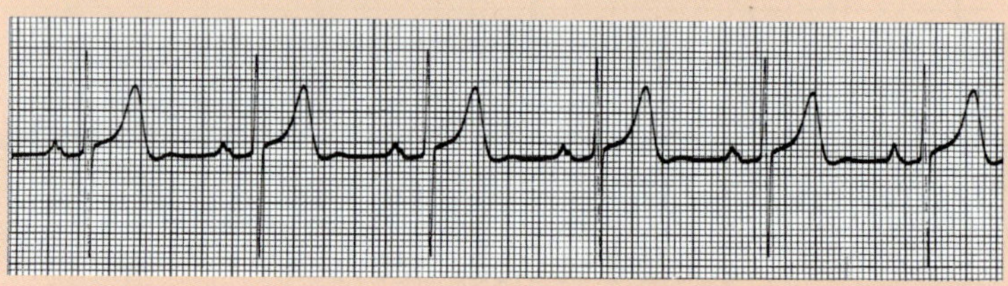

정상적인 생리학적 기전으로 동성 부정맥은 단어의 의미만 보면 병적인 소견으로 들릴지 모르지만 이는 호흡의 시기에 따른 변화로 진정한 부정맥은 아니다.

참조

동성 부정맥은 정상적인 소견으로 미미하지만 호흡의 시기에 따라 흡기 때 심박수는 증가하고 호기 때 감소하게 된다.

동성 부정맥은 ________ 시기에 따른 동방 결절 조율의 정상적인 변화 소견이다.

(호흡)

참조

흡기때 심박수의 상승은 흡기에 의해 유도되는 교감 신경계의 항진과 호기 때는 부교감 신경의 항진과 관련이 있다.

참조

정상 심박 조율에서 심박수의 변화는 정상적인 소견이다. 오히려 심박수 변화의 소실이 병적인 소견이며, 특히 심근 경색에 있어 이러한 소견은 사망률 증가와 연관이 있다고 알려져 있다. 또한, 심박수 변화 정도는 여러 종류의 심질환에서 예후 결정의 인자로 인식되고 있다.

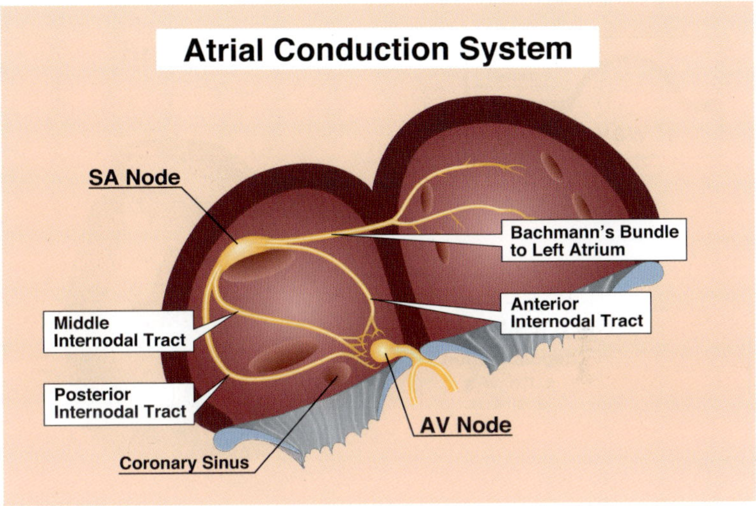

심방의 전도계는 우심방의 3개의 특수한 전도계(Anterior, Middle, Posterior internodal tract)와 좌심방의 1개의 전도계(Bachmann's Bundle)로 구성되어 있다.

동방 결절로부터 방실 결절로의 우심방 전도계는 전, 중 그리고 ________ 결절간 통로(internodal tract)로 알려져 있다. (후)

Bachmann's Bundle은 동방 결절에서 유래하여 ________ 을 탈분극시키는 통로이다. (좌심방)

이러한 심방내 전도계를 통한 탈분극은 심전도 상에 나타나지 않으며 보통 심방의 탈분극만이 ________ 파로 나타나게 된다. (P)

참조

심실의 자동능이 푸르키니에섬유 안에 있는 것처럼 심방에서의 자동능은 특수한 심방내 전도계 안에 있다. 특히 가장 유력한 부분은 여러 심방 전도계가 합쳐지는 방실 결절 부근의 관상 정맥동(Coronary sinus) 근처이다.

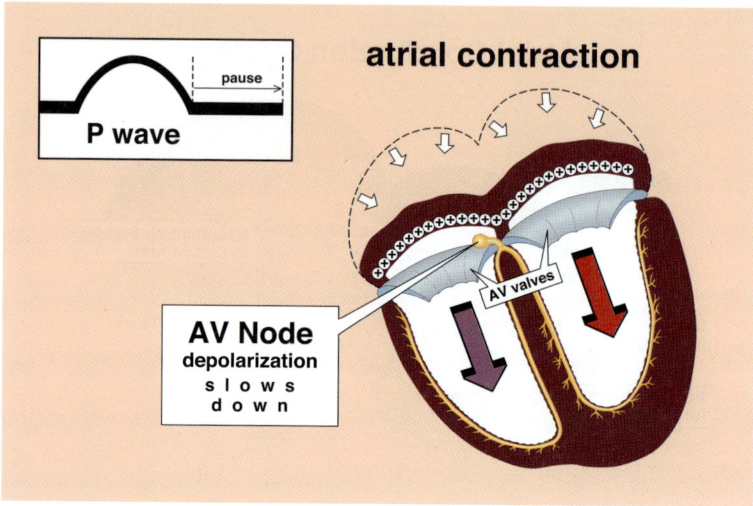

이 전기적인 흥분이 방실 결절에 도달하게 되면 심전도 상에 휴지기가 나타나는 자극의 속도 감소 소견이 있다.

심장의 탈분극의 흥분이 방실 결절에 도달하면 ________ 가 있다. (휴지기)

이런 휴지기에는 심장의 전기적인 활동도는 없고 단지 P파와 ________ 군과의 사이에 편평한 기선으로 나타난다. (QRS)

참조

방실 결절은 심방과 심실과의 사이에 있기 때문에 그런 이름이 붙여졌다. 방실 결절의 근위부는 자동능이 없고 방실 접합부에서 자동능이 있다. 이러한 부위는 동방 결절, 심방의 심방 조율 기능의 소실 또는 방실 결절 근위 부위에서 전도 차단이 일어날 경우에 대체 심박 조율기로서의 역할을 하게 된다.

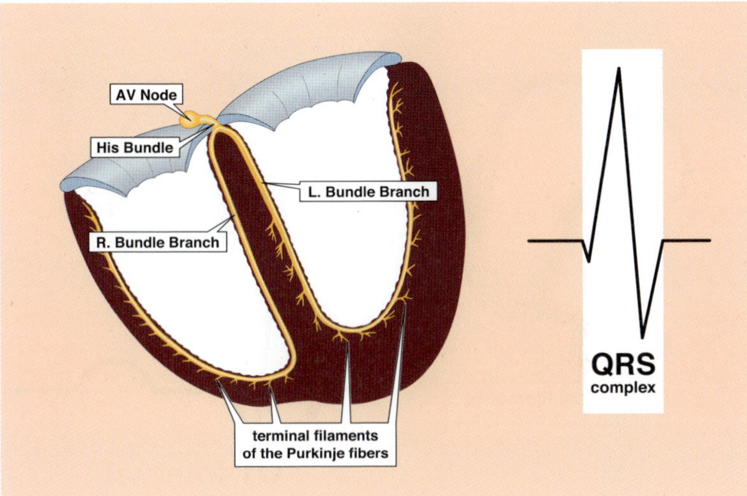

일단 방실 결절을 지난 전기적인 탈분극은 빠른 속도로 히스속(His bundle)과 좌우의 각(Right & Left bundle branch)을 지나 푸르키니에섬유를 동해 심실로 전달되게 되고 심전도 상에서 QRS군이 나타나게 된다.

참조

히스속과 좌우의 각은 푸르키니에섬유의 묶음으로 이를 통한 심실의 탈분극은 심전도 상에 나타나지는 않는다. 따라서 이러한 소견도 일종의 심전도 상에 나타나지 않는(concealed) 전도이다.

일단 방실 결절이 흥분되면 방실 결절의 전기적 흥분을 ________ 으로 전달한다.

(히스속, His bundle)

이러한 전기적 흥분은 좌우의 각을 지나 푸르키니에섬유를 통해 ________ 의 심내막을 탈분극시키게 된다.

(심실)

심실의 탈분극이 일어나게 되면 심전도상의 ________ 군이 나타나게 된다.

(QRS)

참조

심실 전도계에서의 푸르키니에섬유는 자동능을 가지는 부위이다.

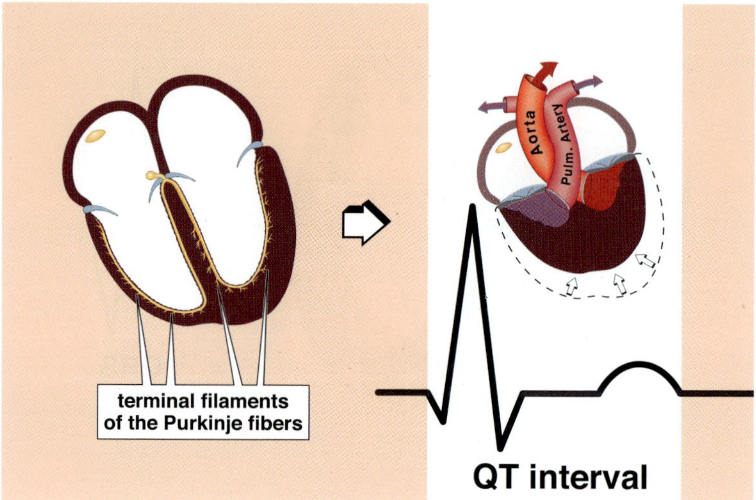

심실 전도계에 있어 푸르키니에섬유는 방실 결절로부터 빠른 속도로 심실의 심내막으로 탈분극을 전달하는 역할을 하고 심실이 탈분극이 일어나면 심전도 상 QRS군이 나타난다.

참조

심실의 탈분극은 좌각의 작은 분지로 전달되어 심실 중격의 중간 부위에서 시작하게 된다. 우각의 경우는 심실 중격에 분지가 존재하지 않는다. 따라서 심실 중격에서 좌측에서 우측으로의 탈분극은 나머지 심실의 탈분극이 일어나기 전에 발생하게 된다.

심실의 탈분극은 심실의 수축을 야기하고 ________ 파가 끝날 때까지 유지가 된다. (T)

심실 수축의 시작과 끝은 ________ 간격 중에 일어나게 된다. (QT)

참조

푸르키니에섬유의 재분극은 심실의 재분극보다 시간이 더 소요된다. 보통 T파의 끝을 심실의 재분극이 끝나는 시기로 보는데 푸르키니에섬유의 경우는 이보다 늦게 재분극이 나타나며 때로는 U파로 심전도 상에 나타나기도 한다.

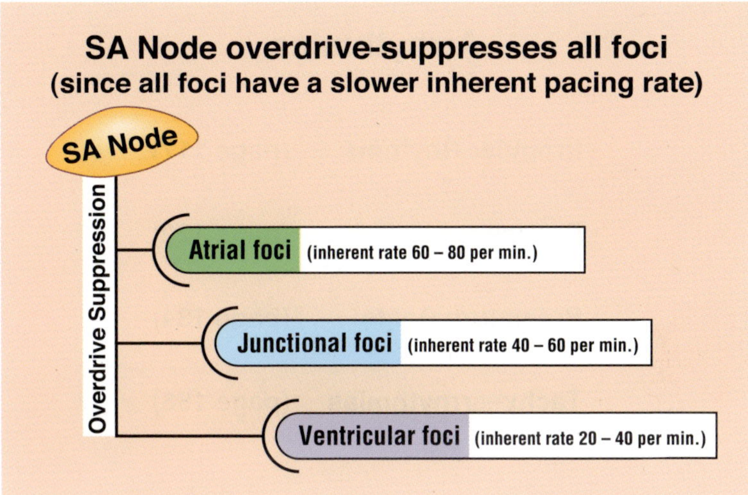

동방 결절이 기능을 하지 못하는 경우에 크게 3군데 보충적으로 심박 조율 기능을 가진 부위가 존재하는데 이러한 각각의 부위는 고유한 심박 조율수를 가진다.

각각의 단계에서의 심박 조율기는 ________ 횟수 범위의 심박 조율 기능을 가진다. (고유한)

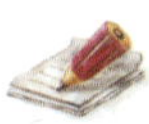 **참조**

동방 결절을 포함한 모든 자동능을 가진 부위에서는 심박동을 유발시킬 수 있는 자극을 발생시킬 수 있다.

가장 빠른 심박수를 낼 수 있는 자동능을 보유한 심박 조율기가 초과 박동성 억제(Overdrive suppression)를 통해 하위 단계의 낮은 심박수를 가진 부위의 심박 조율 기능을 억제하여 ________ 심박 조율기로 기능을 할 수 있게 해준다. (우세한, dorminant)

가장 상위 단계의 심박 조율기가 기능을 하지 못하는 경우, 다음 단계의 심박 조율기가 고유한 심박수로 작동하게 되는데, 이 때 작동하는 심박 조율기는 ________ 의 심박 조율기의 초과 박동성 억제를 통해 억제하게 된다. (하위 단계)

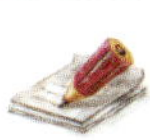 **참조**

매우 불안정한 자동능을 가진 부위는 갑자기 빠른 심박수를 유도할 수 있다.

Arrhythmias

부정맥은 기전에 따라 몇가지 종류로 분류될 수 있다. 따라서 각각 부정맥의 큰 종류별로 정리하는 것이 도움이 된다.

참조

부정맥을 문자 그대로 보면 리듬이 없는 것을 의미하지만, 실제로는 정상동률동에서 벗어난 어떤 리듬의 장애도 모두 해당된다. 따라서 어떤 저자들은 arryhthmia보다는 dysrhythmia라는 표현을 선호한다.

참조

도표는 부정맥을 쉽게 이해할 수 있도록 기전별로 간단히 분류한 것이다.

참조

기전을 이해하는 것은 부정맥에 대한 지식을 쉽게 받아들이고 지속시킬 수 있게 해 준다. 무조건 암기하는 것은 좋은 방법이 아니며 부정맥을 이해하는 것은 서로 연관성이 존재하기에 마지막 부분의 지식은 이해를 통해서 저절로 얻어지는 것이다.

Irregular Rhythms

- Wandering Pacemaker
- Multifocal Atrial Tachycardia
- Atrial Fibrillation

이번 장에서의 불규칙한 리듬은 여러 군데의 활동적인 자동능이 있는 부위에서 기인하는 것이다.

조율되는 간격이 일정하지 않는 리듬을 ________ 하다고 부른다. (불규칙)

참조

불규칙적 불규칙성(irregularly irregular)이라는 용어는 패턴을 예측하기 어려운 불규칙적이고 혼란스러운 리듬을 의미하는 오래된 용어이다.

참조

구조적 병적 이상이나 산소 결핍이 있는 심장의 경우는 이상 기능을 하는 자동능 중추가 입구 차단(entrance block, 비정상적으로 상위 단계에서의 탈분극이 차단되는 것)을 가지게 되는데 이러한 소견은 비정상적인 것이다. 따라서 상위 자동능 중추에서 탈분극이 되어도 초과 박동성 억제(Overdrive suppression)가 일어나지 않아 병적인 자동능 중추를 통한 탈분극이 주위 조직으로 전달되게 되는데 이를 부수축(parasystole)이라 부른다.

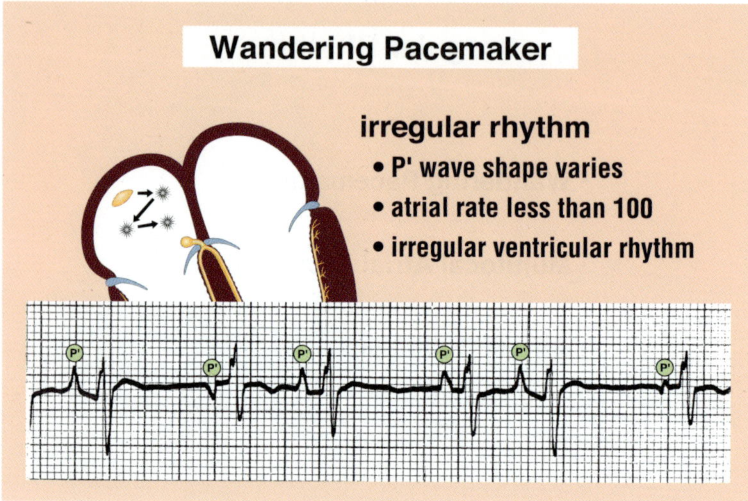

참조

P'(P prime)파는 동방 결절 외에 다른 자동능 부위에서 심방 탈분극으로 나타난다.

참조

각각의 자동능 부위는 고유의 조율 속도를 가지고 심방에서 위치에 따라 P'파의 형태가 달라지게 된다.

방황성 페이스 메이커는 조율이 불규칙한데 이는 조율 부위가 동방 결절로부터 다른 ________ 의 조율 부위로 변하기 때문이다. (심방)

따라서 방황성 페이스 메이커에 있어서 ____ 파는 페이스 메이커의 위치에 따라 다양하게 변화한다. (P')

참조

방황성 페이스 메이커에서의 조율 속도가 분당 100회 이상이 될 때, 다중 이소성 심방 빈맥이라고 부른다.

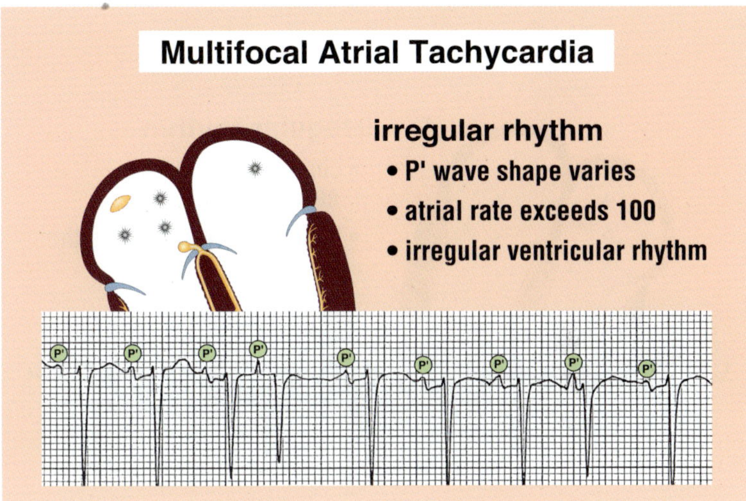

다중 이소성 심방 빈맥은 만성 폐쇄성 폐질환 환자에서 주로 발생되며 3개 이상 이소성 조율 부위로 다양한 P' 형태를 가지게 되고 분당 100회 이상인 경우를 말한다.

다중 이소성 심방 빈맥에서 각각 ________ 의 부위에 따라서 P'의 모양이 달라진다. (흥분)

참조

다중 이소성 심방 빈맥은 만성 폐쇄성 폐질환 환자에서 부정맥이다. 이런 경우는 심방의 자동능을 가진 여러 부위에서 입구 차단이 일어나고 부수축이 발생하며 상위의 페이스 메이커의 초과 박동성 억제가 일어나지 않는다.

ㅌ다중 이소성 심방 빈맥은 여러 군데에 기원이 있어 고유의 ________ 를 가지기 때문에 전체적으로 보면 빠르고 불규칙적인 심박 리듬의 형태를 가진다. (심박수)

일정한 유도에서 각각의 심방 조율 부위에 따라 특징적인 모양의 _______ 파를 갖는다. (P')

* 다중 이소성 심방 빈맥은 때로는 심장병이 있는 환자에서 digitalis 독성과 관련이 있다.

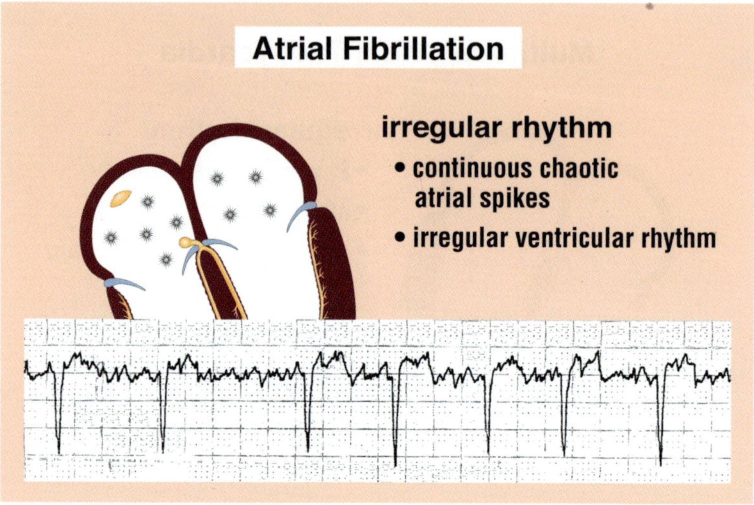

심방 세동(atrial fibrillation)은 심방의 여러 흥분 중추(multiple foci)에서의 흥분으로 인하여 유발된다. 한 번의 흥분이 전 심방을 완전히 탈분극시킬 수는 없으며, 단지 몇몇의 흥분이 방실 결절을 통과할 수 있다.

참조

심방 세동은 젊고 건강한 성인에서의 부정맥이 아니다. 그것은 여러 흥분 심방 수축로부터 유발되고, 이 모든 중추는 부수축(parasystole)을 하게 되는 것이다.

심방 세동 중에는 단일한 자극이 완전히 좌우 ________ 을 모두 탈분극 시키지는 못한다. 따라서 P파가 나타나지 않고 여러 개의 작은 파형이 나타나게 된다.

(심방)

단지 임의의 몇 개의 흥분만이 방실 결절(AV node)에 도달하여 ________ 파를 유발하므로 심방 세동은 항상 불규칙적 조율이다. 이 불규칙한 심실의 반응은 빠르거나 혹은 느린 조율을 유발한다.

(QRS)

심방 세동에서의 일반적인 심박수의 계산은 6초간 QRS의 수에 10을 곱하면 일반적인 심박수가 계산된다.

Practice Tracing

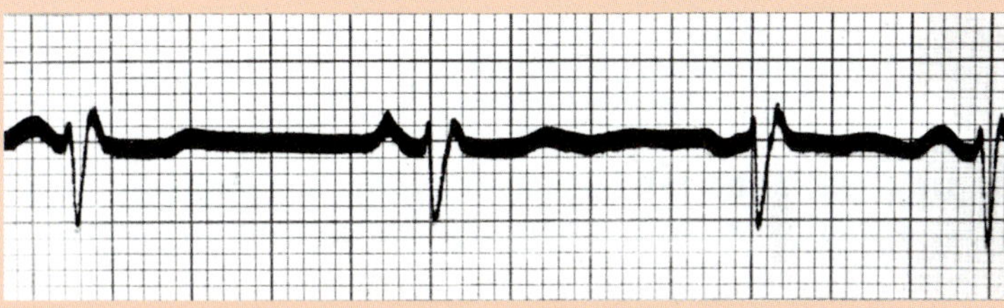

이 도면(tracing)은 매우 불규칙적 맥박(irregular pulse)을 가진 환자로부터 얻은 심전도이다.

이 연습문제에서 보면 분간할 수 있는 ________ 파를 가진 불규칙 조율임을 알 수 있으므로 우리는 심방세동을 제외할 수 있다. (P)

P파는 동일하지 않으므로 우리는 이 도면의 심전도는 아마 ________ 부정맥은 아닐 것이라고 생각할 수 있다. (동성, sinus)

또한 분당 심박수는 100회 미만으로 진단은 ________ 이다.
(방황성 페이스메이커, wandering pacemaker)

Escape

Escape Rhythm - an automaticity focus escapes overdrive suppression to pace at its inherent rate:

- **Atrial Escape Rhythm**
- **Junctional Escape Rhythm**
- **Ventricular Escape Rhythm**

Escape Beat - an automaticity focus transiently escapes overdrive suppression to emit one beat:

- **Atrial Escape Beat**
- **Junctional Escape Beat**
- **Ventricular Escape Beat**

보충 수축(escape beat)은 정상 페이스 메이커가 정상적으로 흥분을 방사하지 못하는 경우, 이소성 흥분 중심(ectopic foci)의 흥분을 발생하게 된다.

동방 결절의 규칙적인 흥분 유발은 다른 흥분 중추를 억제하는데 동방결절이 제대로 흥분을 방사하지 못하는 경우 다음 ________ 가 초과 발동성 억제를 피해 기능을 하게 된다. (이소성 흥분 중추)

동방 결절이 완전히 기능을 하지 못하는 경우, 자동능 중추에 따라 고유한 ________ 를 가지고 보충 수축이 일어난다. 따라서 심박수를 보면 보충 수축의 부위를 예측할 수 있게 된다. (심박수)

정상 페이스 메이커가 하나의 주기 정도만에서 흥분을 방사하지 못하는 경우 하나의 ________ 이 나타나고 다시 정상 동률동이 나타난다. (보충 수축)

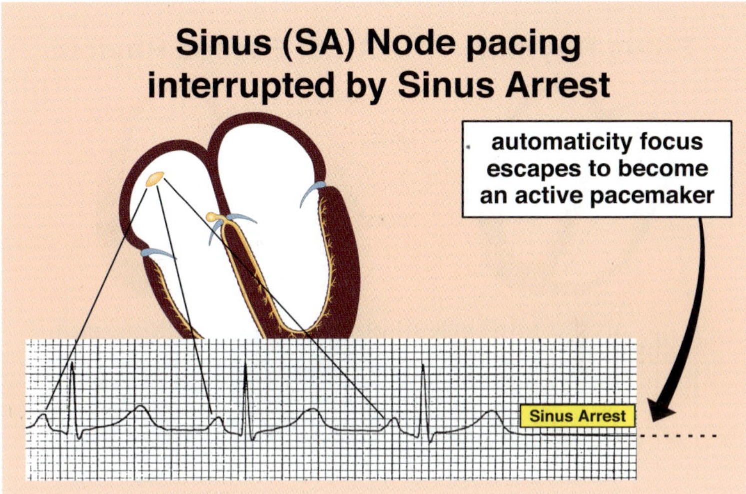

동정지(sinus arrest)는 동방 결절이 갑자기 정지되어 페이스 메이커로서의 자극을 보내지 못할 때 발생한다. 동정지로 인한 휴식 후 3단계의 페이스메이커가 그 역할을 인계받게 된다.

참조

동정지에선 동방 결절에서 흥분의 방사가 정지되며 또한 초과 발동성 억제 기능도 사라져 다음 가장 빠르게 보충 수축이 나타나는 부위가 우세한 흥분 중추로 역할을 하게 된다.

참조

대부분의 흥분 중추는 더 빠른 흥분 중추에 의해 초과 발동성 억제를 통해 억제되어 있지만 이러한 통제가 없어지면 다른 이소성 흥분 중추에서 보충 수축 기능을 가지게 된다.

참조

각각의 이소성 부위는 고유의 심박수의 범위를 가진다.

참조

따라서 동정지에서는 완전히 초과 박동성 억제의 소실로 인해 보충 수축이 발생하지만 동방 결절의 박동성 차단(sinus block)은 한 주기만 통제가 없어지는 것으로 한 주기가 지나면 다시 초과 박동성 억제로 보충 수축은 나타나지 않게 된다.

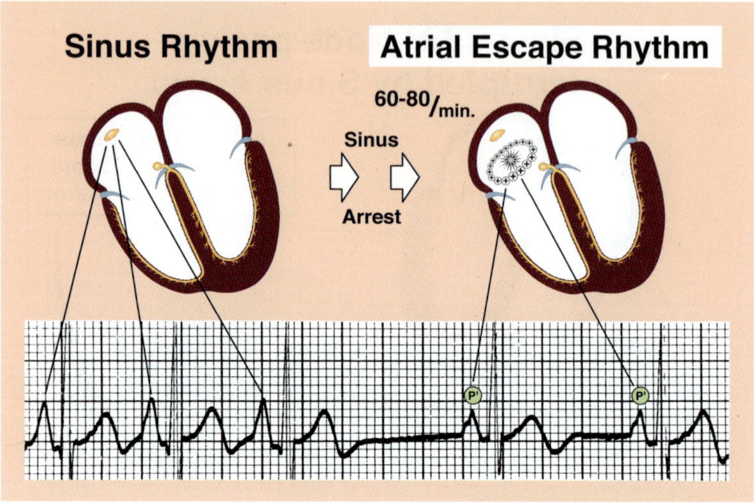

동정지시 심방의 흥분 중추는 초과 박동성 억제 (Overdrive suppression)에서 벗어나 가장 빨리 우세한 흥분 중추로 고유한 심박수를 조율하게 되는데 이를 심방 보충 수축이라 한다.

동정지시 ________ 이 다음 단계의 흥분 중추로 분당 60-80회 정도로 흥분을 방사한다.

(심방)

이러한 심방에서 자극에 의한 P' 파는 ________ P파와 모양이 심전도 상에 다르게 나타난다.

(동방 결절)

동방 결절이 작용을 제대로 하지 못하는 경우 심방이 주요한 흥분 중추로 작용하는데, 이때 나타나는 리듬을 ________ 이라 한다.

(심방 보충 수축)

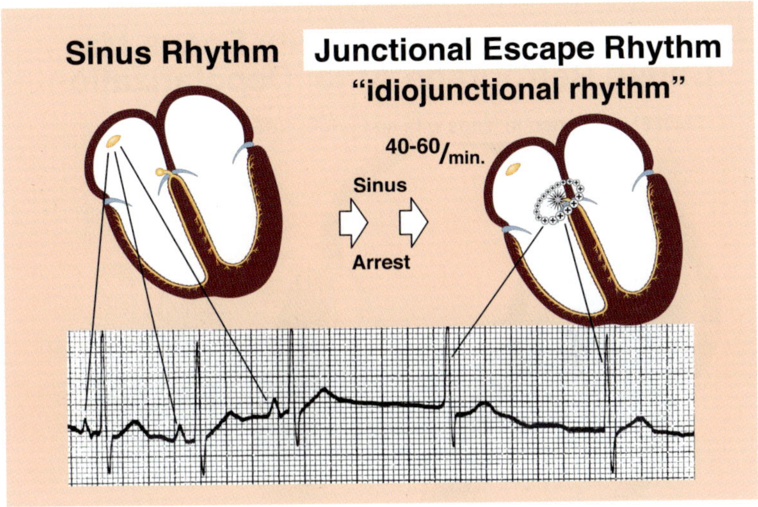

동방 결절 및 심방의 흥분 중추가 기능을 하지 못하는 경우 방실 접합부가 초과 박동성 억제에서 벗어나 가장 빨리 우세한 흥분 중추로 분당 40-60회 심박수로 조율하게 되는데, 이를 방실 접합부 보충 수축이라 한다.

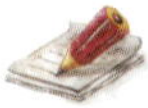

참조

방실 접합부의 이소성 흥분 중추가 우세한 흥분 중추로 기능을 하기 위해서는 상위 즉, 동방 결절이나 방실 접합부 전의 이소성 중추의 기능의 소실로 인한 초과 박동성 억제(Overdrive suppression)가 없어져야 한다.

이러한 경우 방실 접합부에서 우세한 흥분 중추로 작용하는 데 보통 ________ 에서 60회 정도의 조율을 하게 된다. (40)

방실 접합부 보충 수축은 선행되는 심방의 탈분극이 없기에 특징적으로 P파가 없이 ________ 파만 나타나게 된다. (QRS)

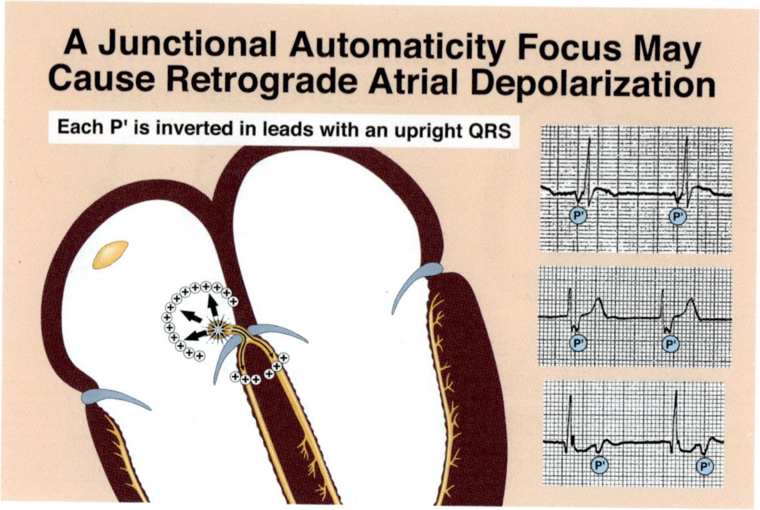

방실 접합부 흥분 중추는 방실 결절 내에 존재하는데, 여기서 발생한 전기적 자극은 심실 뿐 아니라 심방으로 역으로 전도가 일어나는데, 이로 인해 뒤집어진 형태의 P'(inverted P')파가 나타난다.

참조

상기 그림에서 보면 방실 접합부로부터의 심방의 탈분극은 심실의 탈분극의 반대 방향으로 나타나며, 따라서 QRS와 P파의 방향은 반대로 나타나게 된다.

이러한 방실 접합부 보충 수축에서 모든 자극은 심실로 전달이 되며 반대 방향으로 심방으로도 전달이 되어 QRS의 벡터와 반대인 ________ P'파를 형성하게 된다.

(뒤집어진, inverted)

참조

방실 접합부 보충 수축이 일어나는 위치나 탈분극의 지연에 따라 다음과 같은 형태의 뒤집어진 P'형태가 나타날 수 있다.

- QRS파 직전에 뒤집어진 P'이 나타나는 경우
- QRS파 후에 따라서 나타나는 경우
- QRS파와 동시에 나타나 보이지 않는 경우

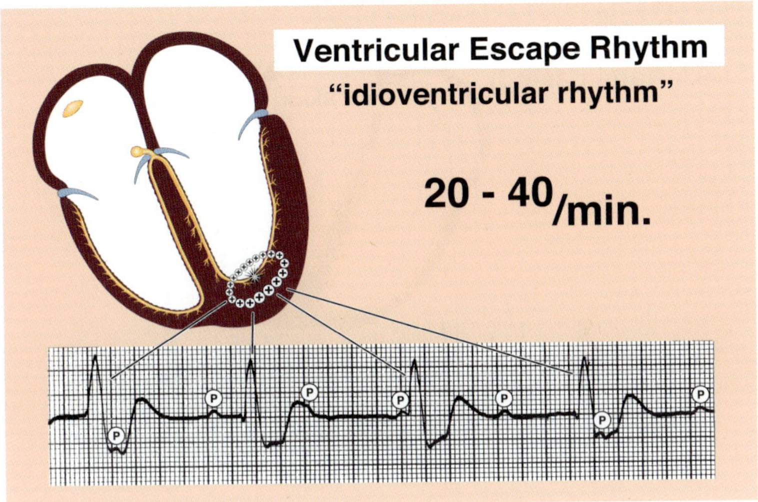

심실 보충 수축은 기존의 상위 이소성 흥분 중추가 모두 기능을 하지 못할 때 나타나며, 분당 20-40회 정도의 고유한 심박수를 가진다.

이러한 심실 보충 수축이 나타나는 기전은 크게 2가지로 다음과 같다.

- 방실 결절 하방의 방실 차단으로 심방의 흥분이 심실로 전달이 안되는 경우로 심전도 상 P파가 관찰이 되고 심실 보충 수축이 나타난다.
- 심실 상위 모든 흥분 중추의 기능 마비로 인한 경우로, 이를 downward displacement of the pacemaker라 부르며, 심실은 생명 유지에 유일한 흥분 중추로서 작용을 하게 된다.

참조

심실 보충 수축은 심박수가 느리기에 종종 충분한 뇌로의 혈류 공급이 일어나지 않게 되어 실신을 유발할 수 있는데, 이를 Stokes-Adams Syndrome이라 부른다.

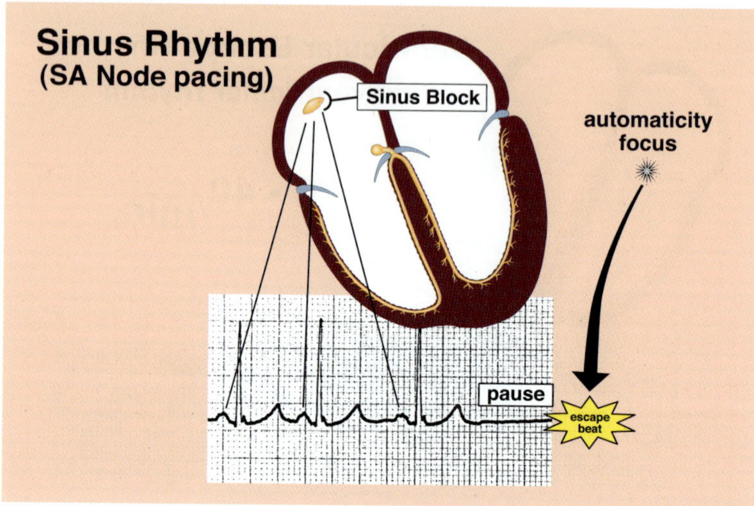

동율동인 경우 일시적으로 나타나는 동방 결절의 박동성 차단 (sinus block)은 보통 한 싸이클에서 심박 조율이 나타나지 않는 경우로 이런 경우에도 심방 보충 수축이 나타난다.

일시적 동방 결절의 박동성 차단은 건강하지 않는 동방 결절에서 나타날 수 있는 현상으로 보통 흥분이 전달되지 않는 경우 ________ 를 유발한다.

(휴지기, pause)

이러한 휴지기가 길어지는 경우는 ______________의 소실이 나타나며 보충 수축이 나타난다. (초과 박동성 억제, Overdrive suppression)

참조

휴지기가 충분히 이소성 흥분 중추의 고유한 박동수의 간격 이상으로 길어진 경우 초과 박동성 억제(overdrive suppression)가 사라지면서 이소성 흥분 중추에서의 보충 수축이 일어난다.

동방 결절에서 한 싸이클에서 흥분을 방사하지 못하고 다음 싸이클에 회복이 된 경우, 동방 결절의 초과 박동성 억제(overdrive suppression) 기능도 다음 싸이클부터 작동하게 되어 ________에서 흥분의 전달을 억제하게 된다.

(이소성 흥분 중추)

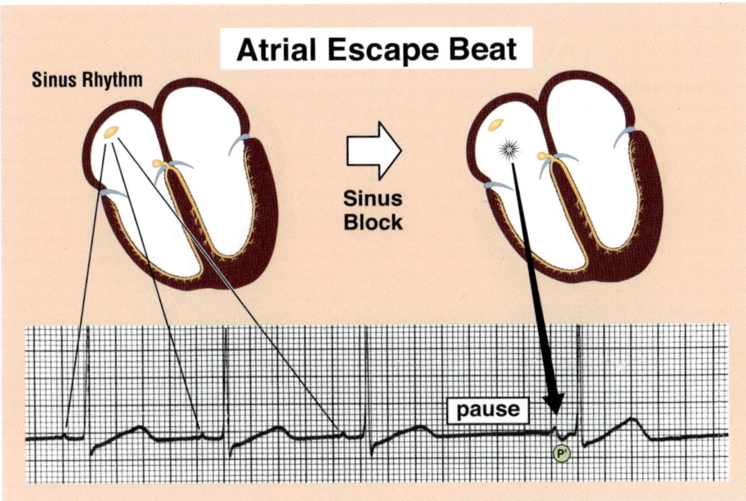

일시적인 동방 결절의 동성 차단(sinus block)은 보통 한 싸이클에서 심박 조율이 나타나지 않는 경우로 초과 박동성 억제가 사라질 만큼 충분한 휴지기가 있으면 심방 보충 수축이 나타난다.

일시적인 동방 결절의 박동성 차단은 ________ 에서 심박 조율을 하는 자극의 방사를 억제하는 것으로 심전도 상 한 주기의 휴지기를 유도한다.

(동방 결절)

이러한 휴지기가 심방의 보충 수축을 유발할 수 있도록 초과 박동성 억제를 극복할 만큼 충분히 길어질 때 ________ 에서 보충 수축이 일어난다.

(심방 이소성 부위)

심방 보충 수축이 일어난 후 다시 동방 결절이 심박 조율을 하게 되면 심방 이소성 부위에 대한 ________ 가 다시 나타나게 된다.

(초과 박동성 억제, Overdrive suppression)

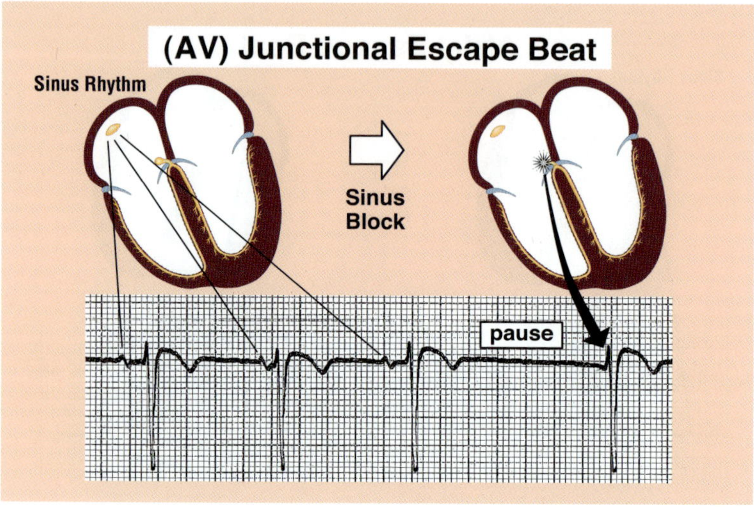

일시적인 동방 결절의 동성 차단(sinus block)은 초과 박동성 억제가 사라질 만큼 충분한 휴지기가 있으면 방실 접합부 보충 수축도 나타날 수 있다.

일시적인 동방 결절의 박동성 차단은 한 주기를 조율하지 못하고 충분한 ________ 와 심방보충 수축의 결여가 나타나면 방실 접합부 흥분 중추에 대한 ________ 가 사라져 방실 접합부 보충 수축이 나타나게 된다.

(휴지기), (초과 박동성 억제)

이러한 방실 접합부 보충 수축은 ________ 를 따라 전도가 이루어지기 때문에 정상적인 QRS군의 형태를 가지고 그 후에는 다시 동방 결절이 심박 조율을 하게 되면 방실 접합부 이소성 부위에 대한 초과 박동성 억제는 다시 나타나게 된다.

(심실 전도계)

참조

방실 접합부 보충 수축이 일어나는 위치나 탈분극의 지연에 따라 QRS 파 직전에 뒤집어진 P'이 나타나는 경우나 QRS군 후에 따라서 뒤집어진 형태 P'로 나타날 수 있다.

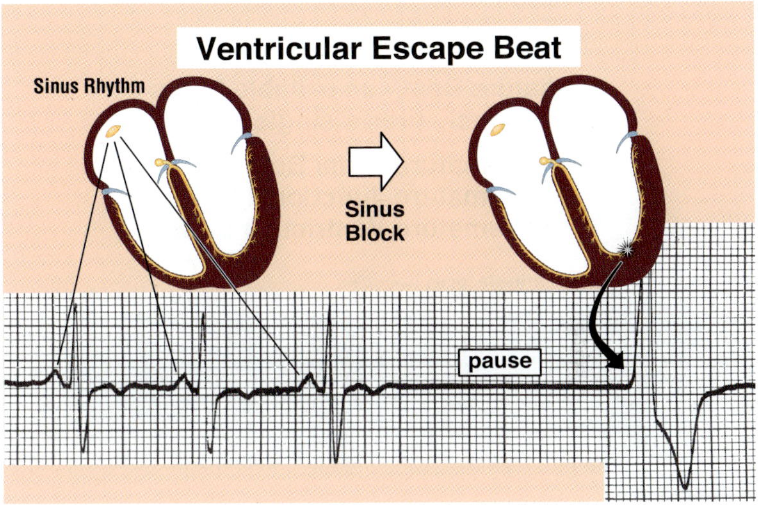

심실 보충 수축은 상위 흥분 중추의 1 주기 이상의 흥분 자극이 없어질 때 초과 박동성 억제의 소실이 발생하면서 심실의 ________ 흥분 중추에서 유발된다.

(이소성)

사실 상위의 흥분 중추, 동방 결절, 심방, ________ 의 흥분 중추가 모두 기능을 하지 못하게 되는 경우는 드물다. 하지만 심실 보충 수축은 그리 드문 소견은 아닌데 그 이유는 다음과 같다.

(방실 접합부)

참조

생리학적으로 보면 동방 결절, 심방, 방실 접합부는 부교감 신경의 지배를 받고 있지만 심실은 그렇지 않다. 따라서 일시적인 부교감 신경의 자극이 오면 위의 3단계의 흥분 중추는 억제가 일어나지만 심실에서는 초과 박동성 억제가 없어진 상태로 자유롭게 흥분을 방사하게 되어 이러한 현상이 나타나는 것이다. 하지만 대부분 부교감 신경의 자극은 일시적이기 때문에 동방 결절의 기능은 바로 회복이 되어 다시 정상 동률동이 나타나는 것이다.

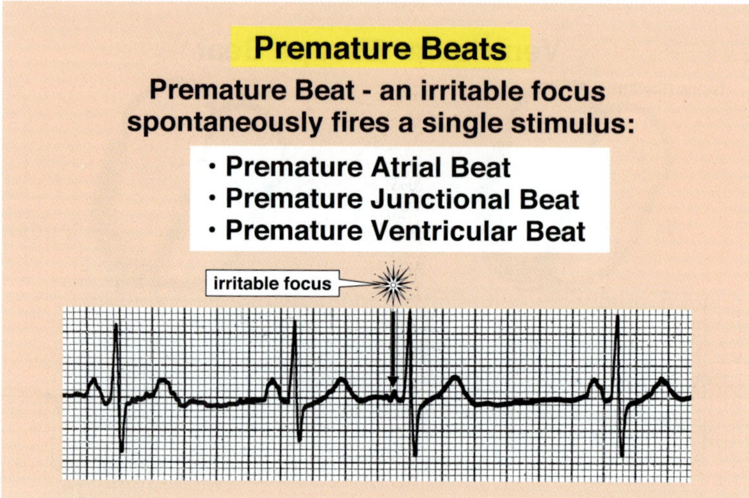

조기 수축(premature beat)은 정상 주기보다 빨리 나타나는 파를 유발할 수 있는 여러 이소성 흥분 중추의 조기 흥분에 의해 유발된다.

조기 수축은 마치 조산아와 마찬가지로 예상보다 ________ 나타난다.

(빨리, early)

이런 조기 수축은 일반적으로 ________ 흥분 중추에서 유발되는 되는 부위를 심전도에서 잘 보면 알아낼 수 있다.

(이소성)

참조

심실 이소성 흥분 중추는 가장 산소에 민감한 부위로 저산소증에 반응하여 불안정해지고 심실 조기 수축을 유발할 수 있다.

참조

조기 수축은 때로는 심각한 경우에 나타나지만 때로는 그리 문제가 되지 않는 경우가 있다. 따라서 이에 대한 판단이 중요하며 이를 정확하게 하기 위해서는 조기 수축에 대한 기초적인 이해가 필요하다.

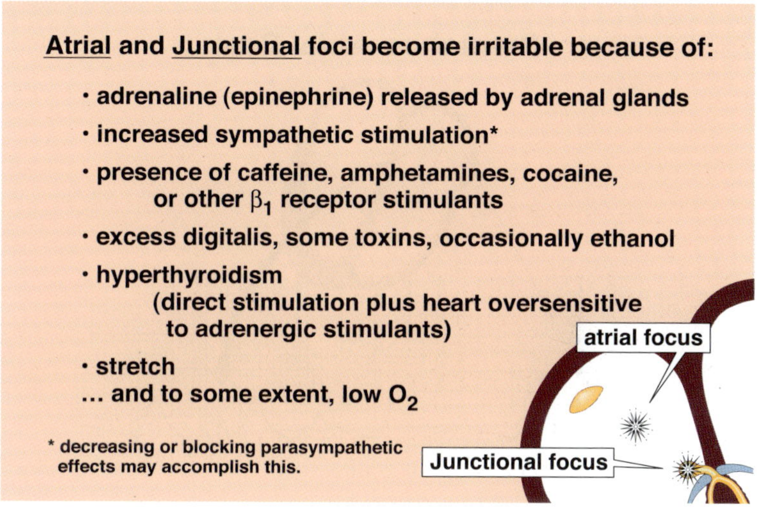

심방 및 방실 접합부의 흥분 중추는 불안정하게 자연적으로 자극을 발생시키며 때로는 매우 빠르게 심박 조율을 하기도 한다. 이러한 원인은 대체적으로 교감 신경의 자극에 의해 나타나게 된다.

심방 및 방실 접합부의 흥분 중추가 불안정해지면 주위로 탈분극을 유발할 수 있는 자연적인 자극이 발생하는데 이렇게 발생하는 조기 수축을 ________ 상에서 볼 수 있게 된다. (심전도)

매우 ________ 한 심방 또는 방실 접합부의 이소성 부위는 우세(dorminant) 페이스 메이커로 매우 빠른 심박수를 내며 다른 흥분 중추를 초과 박동성 억제의 기전으로 억제하게 한다. (불안정, irritable)

참조

이러한 현상은 에피네프린 또는 노르에피네프린의 과다 분비, 비슷한 효과를 가지는 교감 신경 물질의 분비 및 에피네프린 또는 노르에피네프린의 분비를 촉진시킬 수 있는 물질의 분비로 인해 나타나게 된다.

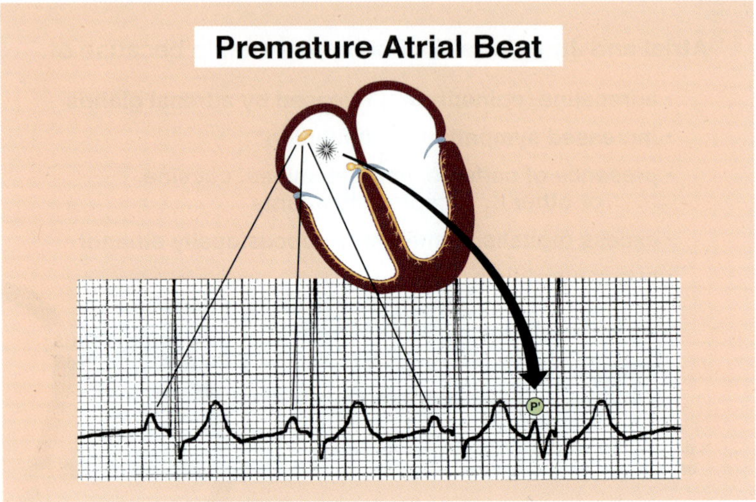

심방의 흥분 중추(atrial automaticity focus)에 의한 조기 심방 자극은 예상 보다 빠른 P'(abnormal P wave)를 심전도 상에 만든다.

조기 심방 수축(premature atrial beat)은 심방의 흥분 중추에서 유래되어 정상 ________ 파보다 빨리 나타난다. (P)

이 흥분의 P'파는 동방 결절에서 유래된 것이 아니기 때문에 같은 유도에서 보이는 정상적인 ________ 와 다른 형태를 갖는다. (P파)

참조

심전도 상에서 조기 심방 자극(PAB)은 P'으로 나타난다. 하지만 때로는 T파와 겹쳐서 나타나기 때문에 찾아내기 어려운 경우가 있는데 이럴 경우 T파 높이가 비정상적으로 증가되어 있지 않은지 관찰하는 것이 P'을 찾아내는데 도움이 된다.

참조

P'파의 모양도 동방 결절 근처에 있으면 정상 P파와 모양이 비슷하지만 하방에 있으면 뒤집어진 형태의 P로 나타날 수 있어 심방 흥분 위치에 따라 모양이 달라질 수 있다.

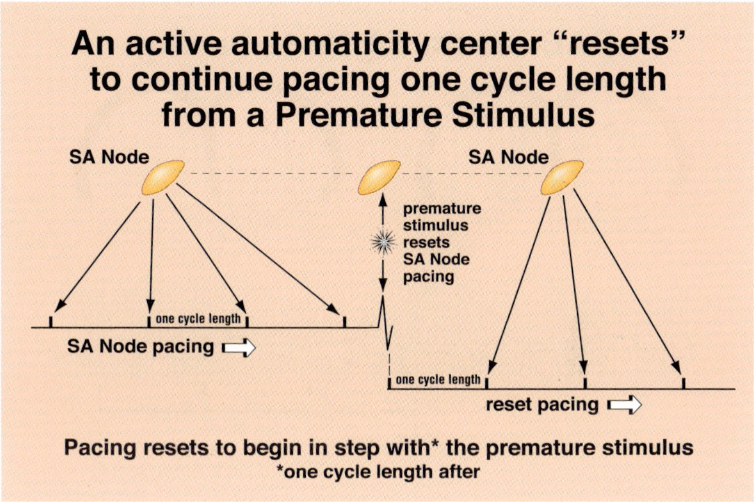

모든 자율성을 가진 흥분 조직은 재가동(reset)이 일어난다. 이는 조기 수축이 일어난 경우에도 같이 적용되는데 이를 이해하기 위해서는 위의 그림이 도움이 된다.

재가동(reset)은 ________ 수축이 동방 결절을 탈분극시킬 때 일어나게 된다. (조기, prematue)

따라서 조기 흥분 자극과 함께 재가동이 일어나며 다음 주기의 간격은 조기 ________ 이 일어난 후 정상적인 동율동의 간격이 된다. (수축, beat)

만약 동방 결절이 조기 수축에 의해 탈분극이 일어나면 동방 결절의 재가동이 발생하며 그 후 동방 결절은 ________ 수축에서부터 정상적인 동율동의 간격으로 심박 조율을 하게 된다. (조기, premature)

참조

우세한 흥분 중추(보통 동방 결절)가 재가동을 위해서는 반드시 조기 수축에 의해 탈분극이 일어나야 하며 그러하지 못한 경우는 재가동이 일어나지 않는다는 것을 알아야 한다.

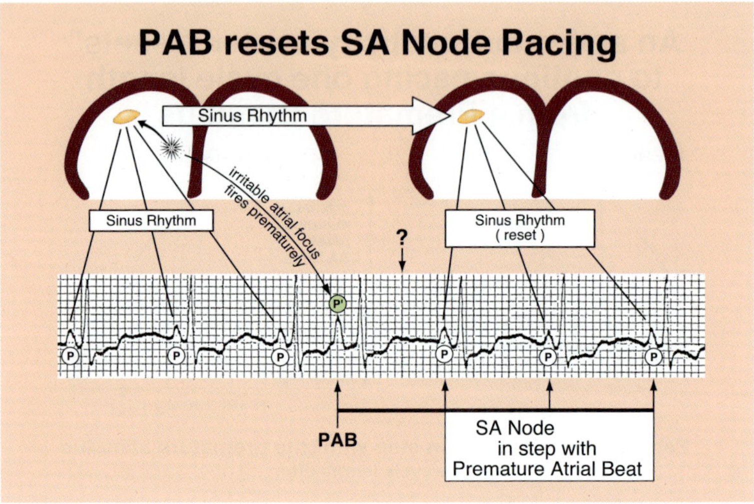

심방 흥분 중추로부터의 조기 심방 수축은 정상 주기보다 빠른 동방 결절을 포함한 심방의 탈분극을 유도하고 동방 결절의 재가동(reset)을 시킨다.

참조

심방 흥분 중추로부터 발생하는 이상한 P'파는 정상 동방 결절에서 나타나는 P파와 형태는 다르지만 같은 형태의 후속하는 QRS군을 가진다.

________ 에 의한 심박 조율은 심방 조기 수축에 의해 차단되며, 동방 결절 역시 심방 안의 구조이기에 탈분극이 되면서 재가동이 일어나게 되고 그 후 속하는 주기에서는 심방 흥분 중추에서 발생한 P'이 가장 선행하게 된다. 그 후 그림의 ? 부위에서 P파가 발생해야 하는데 동방 결절 재가동이 일어나 일정한 간격 후에 정상적인 P파가 나타나게 된다. (동방 결절)

참조

동방 결절의 재가동 후 회복된 리듬은 심방 조기 수축 전과 같은 간격으로 나타나며 따라서 심방 조기 수축 전후의 심박수는 차이가 없다.

참조

실제로 심박 조기 수축 후 첫번째 간격은 동방 결절에 대한 일시적인 부교감 신경의 효과로 인해 다소 증가하게 된다. 하지만 이러한 내용은 그리 중요한 내용은 아니다.

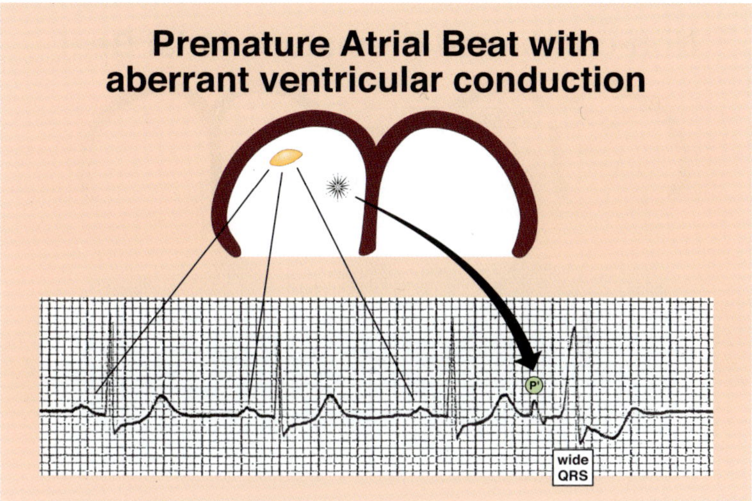

심실 전도계는 심방 조기 수축에 의해 탈분극이 일어나는데 양쪽의 전도계 중 한 각(bundle branch)만 탈분극이 일어나고 다른 각은 불응기에 포함되는 경우가 발생한다. 이러한 경우 aberrant 방실 전도로 심실로 전달되는 조기 수축은 다소 QRS군의 확장이 일어나게 된다.

참조

조기 심방 수축이 심실로 전도가 일어날 때 심실은 보통보다 빨리 탈분극이 일어난다.

종종 심박 조기 수축은 aberrant 전도를 유발하는데 이는 하나의 각이 완전히 ________ 이 되지 않아 심실 전도계가 완전히 탈분극이 일어나지 않는 상태이다. (재분극, Repolarization)

따라서 한 심실은 완전히 탈분극이 일어나지만 다른 심실은 탈분극이 ________ 되는 현상이 나타난다. (지연, Delay)

이러한 현상으로 QRS군의 ________ 이 일어나게 된다. (확장, widened)

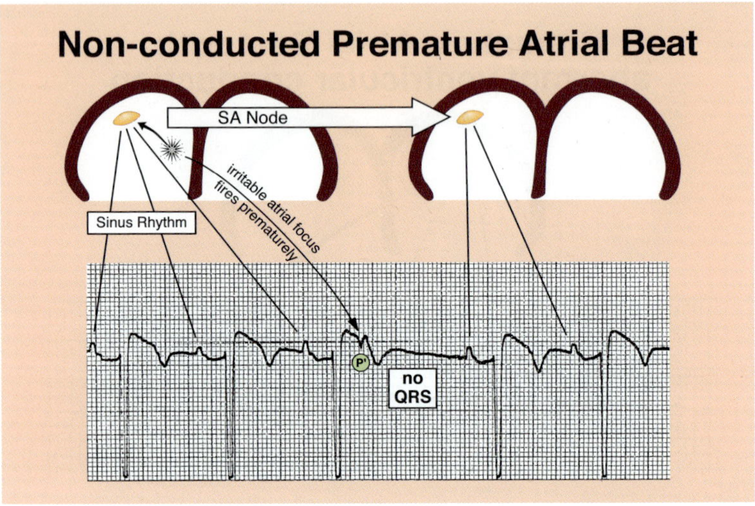

심방 조기 수축의 전도가 시기적으로 빨라서 방실 결절의 불응기에 일어나게 되며 심실로의 전달이 차단되어 QRS군이 나타나지 않게 되는데 이런 경우를 전도되지 않는(non-conducted) 심방 조기 수축이라 부른다.

방실 결절이 완전히 재분극이 일어나지 않아 ________ 에 있을 때는 심방 조기 수축은 심실로의 전도가 이루어지지 않는다. (불응기)

심전도 상에서는 ________ 파가 전의 QRS군 후 나오는 간격이 매우 짧아 심실로의 전달이 이루어지지 않으므로 QRS군이 나오지 않게 된다. (P')

참조

전도되지 않는 심방 조기 수축은 심실을 탈분극시키지는 못하지만 동방결절의 재분극을 유도하여 페이스메이커의 재가동(reset)을 유발한다. 이러한 페이스 메이커의 재가동 및 QRS군의 소실은 얼핏 보기에는 위험해 보일 수도 있지만 환자에게 그리 나쁜 영향을 미치지 않는 것이 대부분이다. 하지만 이런 사항을 알게 되면 다른 사람들의 잘못된 진단을 교정할 수 있는 능력을 가지게 될 것이다.

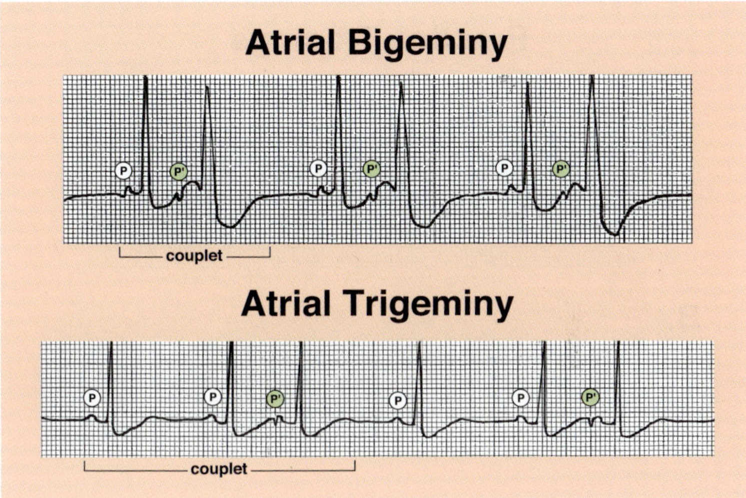

때로는 심방 조기 수축과 정상맥을 교대로 한 번씩 나오는 경우가 있는데 이를 심방 이단맥(Atrial bigeminy)이라 한다.

참조

이렇게 심실 조기 수축과 정상맥이 같이 포함된 주기를 한 쌍(couplet)이라 부른다.

심실 조기 수축과 정상맥을 교대로 한 번씩 반복될 때를 ________ 이단맥이 지속된다고 말한다. (심방)

종종 두 개의 정상맥 후에 심방 조기 수축이 연계되어 ________ 적으로 나타나는 경우를 심방 삼단맥(Atrial trigeminy)이 지속된다고 말한다. (반복)

참조

심방 이단맥, 삼단맥에서 보면 각각의 심방 조기 수축은 동방 결절을 탈분극시키기에 항상 정상맥과 심방 조기 수축 사이의 간격은 같게 된다. 이러한 경우 그룹 맥(group beat)으로 부를 수 있다.

위의 그림에서도 보면 P' 후의 QRS군의 다소 간격이 늘어난 것을 볼 수 있는데 이는 앞에서도 설명하였듯이 aberrant 전도때문에 나타나는 현상이다.

Practice Tracings

A.

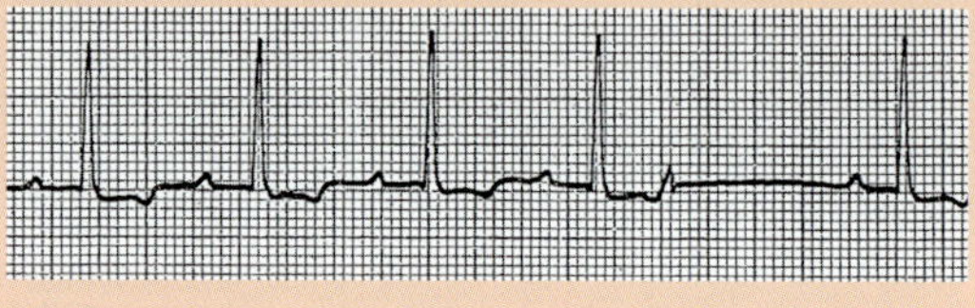

B.

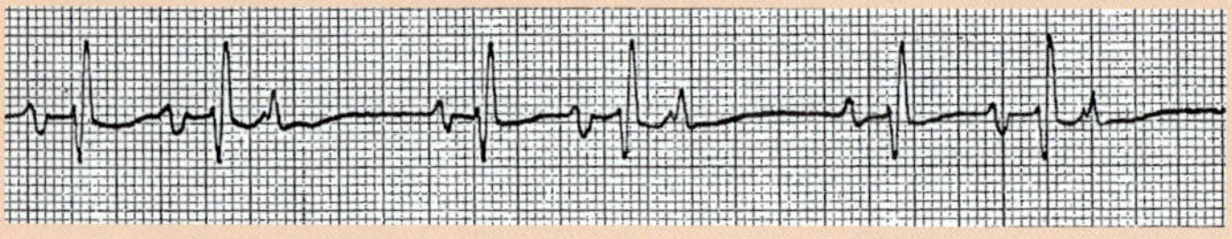

위의 심전도에서 나타난 소견이 무엇인지 기술하시오.

심전도 A :

이 심전도는 밤 늦게까지 공부하기 위해 2-3잔의 커피를 마신 한 의대생의 심전도이다. 그녀는 맥이 불규칙하다고 하여 응급실로 내원하였다. 당직 인턴이 이 심전도 검사 후 간헐적 완전 방실 전도 차단이라고 생각하고 새벽 4시에 인공 심박동기 삽입을 위해 당직 의사에게 연락을 하였다. 이런 일로 당직 의사를 깨운다면 정말 irritable이란 단어를 실감할 지도 모른다. 당신이 현재까지의 지식으로 인턴에게 심전도를 설명해라.

심전도 B :

이 심전도는 과량의 암페타민을 복용한 약물 중독자의 병원 후송전의 심전도이다.
앰뷸런스 안에서 한 사람이 Winky Bok Block이라고 주장하였다. 이 심전도를 현재까지의 지식으로 다시 분석하고 다른 사람들에게 조언을 해주시요.

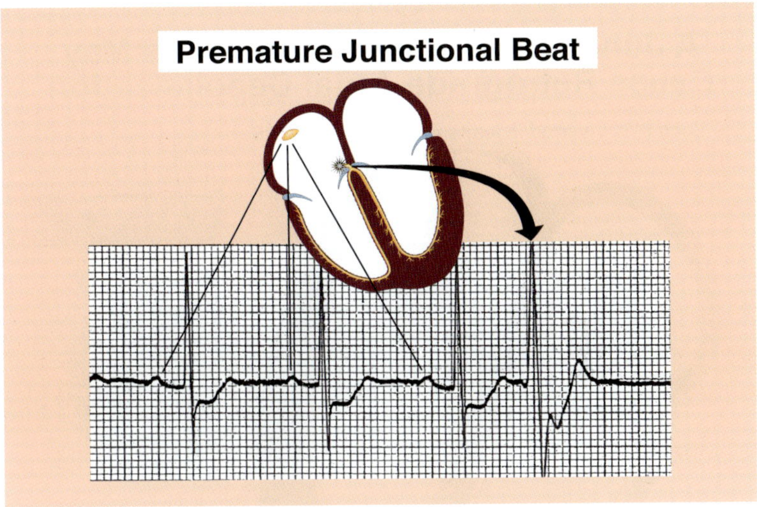

조기 방실접합부 수축은 방실 결절의 이소성 흥분 부위에서 유발되므로 정상 흥분처럼 심실 전도계를 통해서 전도가 이루어지면 가끔은 심방으로도 역전도가 일어난다.

방실 결절의 이소성 흥분 부위에서 전기 자극이 유도되면 심전도상에서는 ________ 맥이 나타난다.
(방실접합부)

참조

앞에서도 설명하였듯이 조기 심방 수축때와 마찬가지로 방실 접합부 수축때도 마찬가지로 심실 전도계로의 전달에 있어 전도계의 일부가 부분적으로 불응기에 걸리면 aberrant 심실 전도가 발생하게 된다.

심전도 상에서 조기 수축된 맥에서 QRS군의 확장이 관찰되는 경우 ________ 심실 전도를 동반한 조기 방실접합부 또는 심방 수축을 고려해야 한다.
(Aberrant)

전 page의 정답: A. Non-conducted PAB, B: Atrial trigeminy with non-conducted PAB

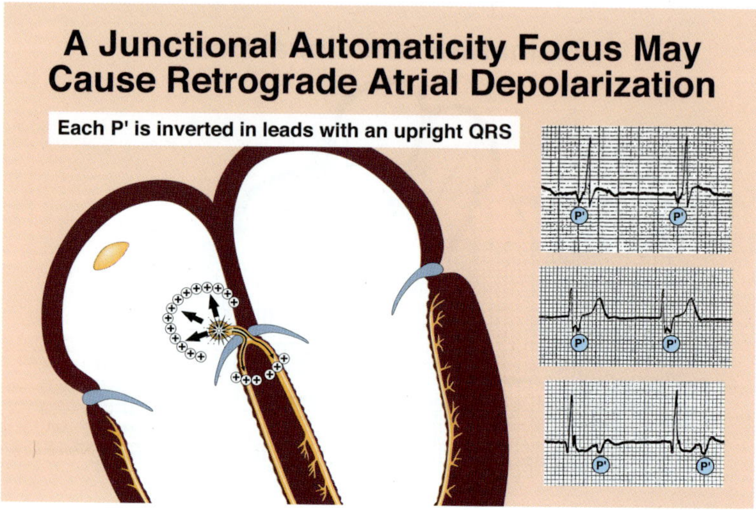

방실 접합부 조기 수축은 방실 결절내의 이소성 흥분 중추에서 기인하며 우리는 심방 조기 수축과 마찬가지로 심실로의 전도 뿐 아니라 심방으로의 역전도도 있을 수 있으며 이런 경우에 뒤집어진 P'파(inverted P')가 나타난다.

방실 접합부 조기 수축에서 심실과 심방의 전도 방향은 반대이기 때문에 조기 P'파의 모양은 ________지게 된다. (뒤집어, inverted)

이러한 뒤집어진 ________ 파는 ________ 군의 전에 위치하거나 따라 나오게 된다. (P'), (QRS)

하지만 종종은 QRS군과 동시에 나와 심전도 상에 보이지 않는 경우도 있다.

참조

방실 접합부 조기 수축의 역전도에 의한 심방의 탈분극은 동방 결절 또한 탈분극을 유도하여 동방 결절의 재가동(reset)을 유발한다.

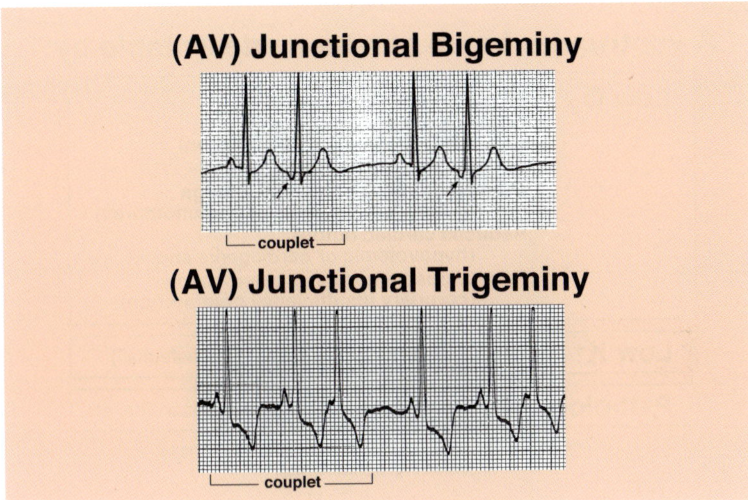

방실 접합부 조기 수축과 정상맥을 교대로 한번씩 나오는 경우를 방실 접합부 이단맥(Junctional bigeminy), 두개 연속적인 정상맥과 한번씩 나오는 경우를 방실 접합부 삼단맥(Junctional trigeminy)이라 한다.

방실 접합부 조기 수축과 정상맥이 교대로 한번씩 반복될 때를 방실 접합부 ________ 이라 한다. (이단맥)

종종 두 개의 정상맥 후에 방실 접합부 조기 수축이 연계되어 나타나는 경우를 ________ 삼단맥(Junctional trigeminy)이라 한다. (방실 접합부)

참조

방실 접합부 이단맥, 삼단맥에서 뒤집어진 P'파를 찾는 것을 잊지 마라.
이는 동방 결절이 재가동(reset)이 되는 시점을 알 수 있는 중요한 기준이 된다.

A <u>ventricular</u> focus can be made irritable by:

Low O_2	**Airway obstruction** **Absence of air (near-drowning or suffocation)** **Air with poor O2 content** **Minimal blood oxygenation in lungs (pulmonary embolus or pneumothorax)** **Reduced cardiac output (hypovolemic or cardiogenic shock)** **Poor to absent coronary blood supply (coronary insufficiency or infarction)**
Low K^+	**Reduced serum potassium ("hypokalemia")**
Pathology	**Mitral Valve Prolapse, stretch, myocarditis, etc.**

... and to a lesser degree, epinephrine-like substances (β_1 adrenergic stimulants).

심실 이소성 흥분 중추는 여러 환경이나 상태에서 저산소증에 매우 민감하게 반응한다. 뿐만 아니라 저칼륨혈증, QT 연장시킬 수 있는 약물, 승모판 탈출증, 심장 자체의 병리 등도 같은 역할을 할 수 있다.

저산소증은 심실의 이소성 ________ 를 자극하여 조기 심실 수축을 유발하게 한다.

(흥분 중추)

매우 불안정한 이소성 흥분 중추에서는 저산소증이나 심근 산소 결핍인 상태에서 ________ 동율동을 초과 박동성 억제시킬 수 있는 매우 빠른 자극을 만들어 낼 수 있다. 이렇게 되면 가장 우세한 페이스 메이커로서 작동하게 된다. (정상)

참조

이소성 심실 흥분 중추에 민감한 산소 공급이 줄어드는 기전에는 여러 가지가 있지만 그 중에서 흔히 심실 빈맥을 유발하는 원인은 관상동맥 질환에 의한 것이다.

참조

코카인은 심방 및 방실 접합부의 흥분 중추를 자극할 뿐 아니라 더욱 더 위험한 것은 관상 동맥 수축(coronary spasm)을 유발하여 이소성 심실 흥분 중추를 자극하여 생명의 위협을 주는 심실 빈맥을 유도할 수 있다는 점이다.

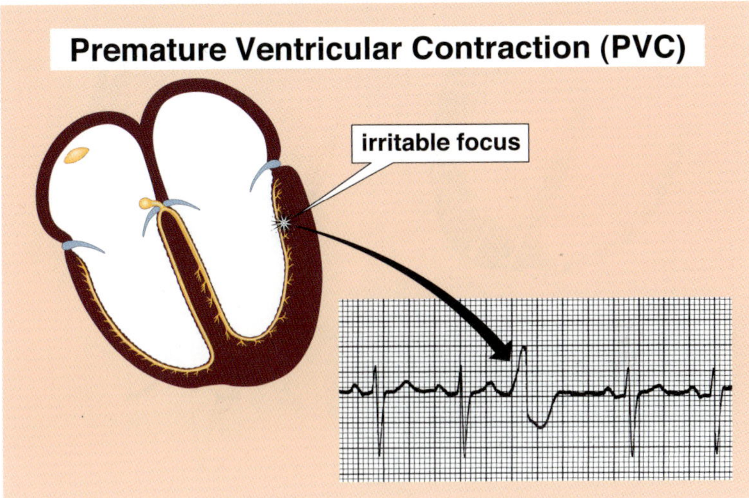

조기 심실 수축(premature ventricular contraction, PVC)은 심실의 이소성 중추에서 기인하며, 심전도 상 기이한 QRS군으로 나타난다.

이소성 심실 중추는 갑자기 자극을 만들어 내어 심전도 상 ________ 심실 수축의 형태로 나타나게 한다. (조기, premature)

참조

조기 심실 수축은 보통 주기보다 전에 나타나며 모양이 보통의 QRS군과 달리 간격이나 높이가 증가된 양상을 보이며 또한 벡터의 방향도 반대로 나타난다.

심실 이소성 중추를 자극하는 가장 중요한 인자는 ________ 이다. (저산소증)

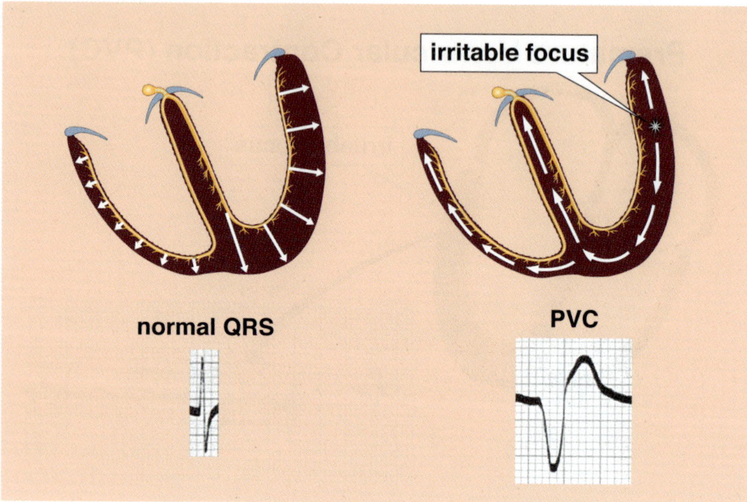

조기 심실 수축의 흥분은 정상 심실 전도계를 따르지 않기 때문에 전도 속도가 매우 느리다.

참조

정상적으로는 동방 결절에서 방실 결절로 전달이 일어나고, 그 후 심실 전도계를 통한 전도가 양쪽 심실로 빠르게 나타남으로써 간격이 짧은 QRS군을 가지게 된다.

참조

하지만 심실 이소성 부위에서 자극이 시작되면 심실 전도계를 따르지 않고 심근을 통한 전도가 이루어지므로 전체 심실로의 전도 속도가 느려져 QRS군의 간격이 넓어지게 된다.

참조

정상적으로 심실의 전기 전도는 우심실 및 좌심실이 동시에 탈분극하게 된다.
그 결과 왼쪽(좌심실)으로 향하는 탈분극은 오른쪽(우심실)으로 향하는 탈분극에 대해 다소 반대 방향으로 탈분극이 되고 따라서 작은 QRS군이 형성된다.그러나 조기 심실 수축에서의 전도는 한 쪽 심실로부터 다른 심실로 심실을 통해 전도가 이루어져 QRS군 매우 크고(tall) 매우 깊은(deep) 형태를 갖는다. 또한 정상 QRS군보다 훨씬 큰 편향(deflection)을 갖게 된다.

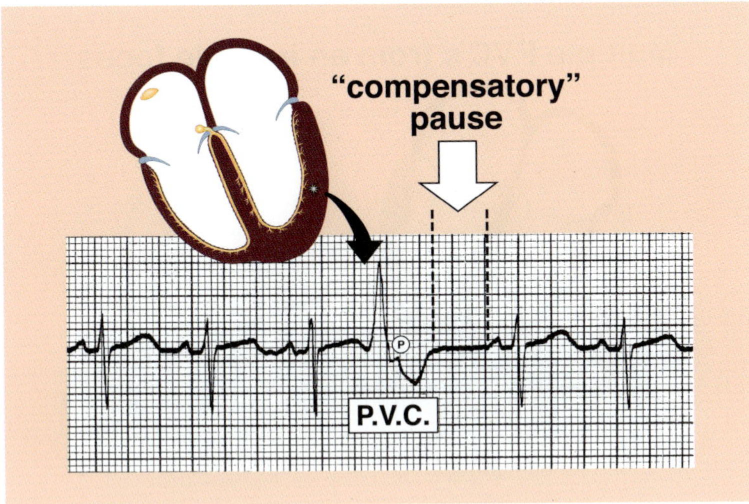

조기 심실 수축은 정상 QRS군에 비해 간격이 넓고 높이가 증가된 형태로 나타난다. 이러한 조기 심실 수축 후에는 휴지(pause)가 있는데 이는 동방 결절의 재가동(reset)으로 인한 것은 아니다.

조기 심실 수축은 심전도 상에서 거대한 QRS군으로 심전도에 나타나며 당신에게 ________ 으로 인한 이소성 심실 흥분 중추에 자극이 되고 있다는 것을 알려 주는 소견이다. (저산소증)

조기 심실 수축은 오직 ________ 만 탈분극을 유도하고 동방 결절에는 영향을 미치지 않는다. 그래서 동방 결절에서 나오는 자극으로 인한 P파는 조기 심실 수축과는 무관하게 나타나게 된다. (심실)

하지만 P파의 전도가 심실의 불응기나 완전히 ________ 상태에서 회복되지 못한 경우 P파는 심실을 탈분극시키지 못한다. (재분극)

그래서 다음 동방 결절로부터의 자극을 받아 들일 수 있도록 재분극이 완료될 때까지 ________ 가 존재하는 것이다. (휴지기)

참조

Interpolated 조기 심실 수축은 드물기는 하지만 정상 동율동 사이에 나타나며 휴지기나 리듬의 변화를 주지 않는다.

*휴지기는 때로는 보상성(compensatory) 휴지기로 부르지만 실제로는 어떤 것도 보상하는 것은 아니다.

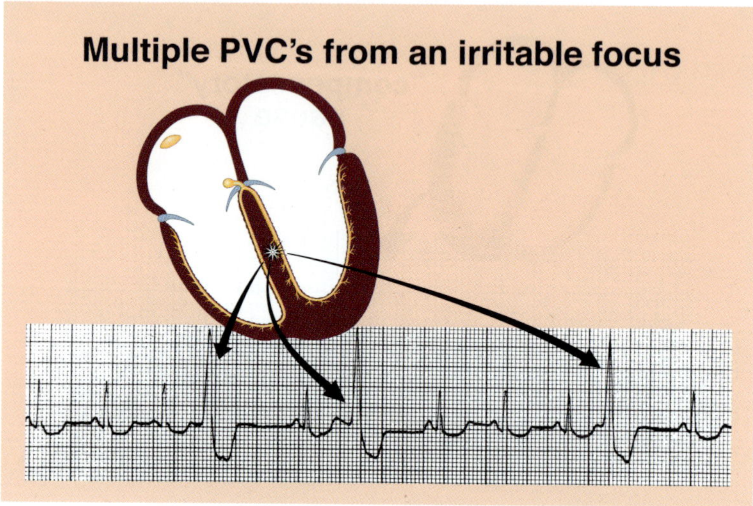

산소 공급이 매우 저하된 상태에서는 수많은 조기 심실 수축이 같은 이소성 흥분 중추에서 발생할 수 있으며, 이런 경우는 이소성 흥분 중추가 매우 불안정하다는 것을 암시하는 것이다. 조기 심실 수축이 1분에 6개 이상 나타날 때 병적인 상태로 볼 수 있다.

같은 유도에서 관찰 시 동일한 종류의 조기 심실 수축을 볼 수 있는데 이러한 같은 형태의 조기 심실 수축은 동일한 ________ 부위에서 나타난다는 것을 알 수 있다.
(심실)

빈번한 동일한 형태의 조기 심실 수축은 심실의 일정한 부위의 산소 공급 결여를 나타내 주는 소견으로 분 당 ________ 이상의 조기 심실 수축은 병적인 소견이라는 것을 명심해라.
(6)

참조

관상 동맥 혈류 상태가 양호하다 하더라도 산소화가 덜 된 혈액이 공급되는 경우(익수, 기흉, 폐 색전증, 기도 협착 등)의 소견이 있으면 같은 현상이 발생할 수 있다. 따라서 빈번한 조기 심실 수축이 발생하는 경우는 이에 대한 원인 및 치료를 적극적으로 고려해야 한다. 그 외에도 저 칼륨 혈증, 약물 및 교감 신경 자극 물질 등도 이러한 소견을 보이게 하는 인자들이다.

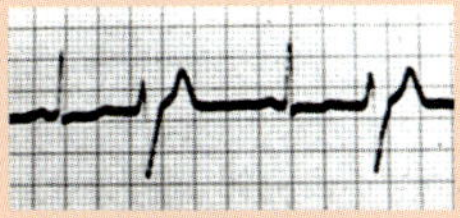

Ventricular Bigeminy

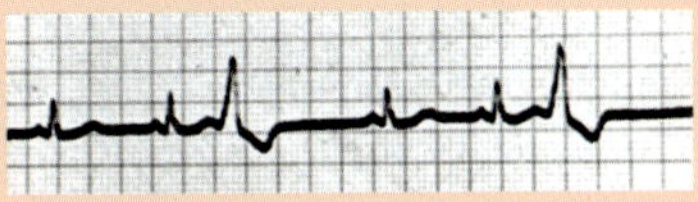

Ventricular Trigeminy

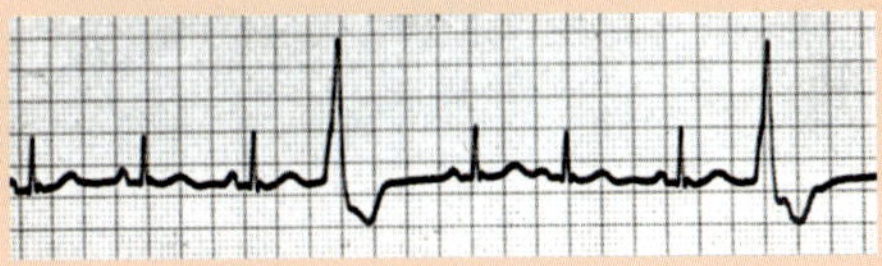

Ventricular Quadrigeminy

조기 심실 수축은 하나 혹은 그 이상의 정상 수축(normal beat)과 짝을 이루어(coupled) 이단맥(bigeminy), 삼단맥(trigeminy) 등을 형성한다.

참조

정의상 분당 6개의 조기 심실 수축은 병적인 상태로 고려된다. 그 외에도 여러가지짝을 이룬 조기 심실 수축의 형태는 쉽게 이 정의 이상으로 발생할 수 있으며, 이러한 경우 주의를 기울여야 한다.

조기 심실 수축이 한 개의 정상 수축과 짝을 이루어 교대로 나타날 때, 이를 정상 수축과 조기 심실 수축과 교대로 나타나므로 ________ 이라 한다.

(이단맥, bigeminy)

조기 심실 수축이 2개의 정상 수축과 짝을 이루어 교대로 나타날 때, 그리고 이 형태가 여러 번 반복된다면 이것을 ________ 이라 한다. (삼단맥, trigeminy)

참조

심실 이소성 흥분 중추는 초기에 심장 허혈 상태를 알려주는 경보 시스템이다. 따라서 이에 언제나 즉각적으로 반응하는 것이 중요하다.

Ventricular Parasystole

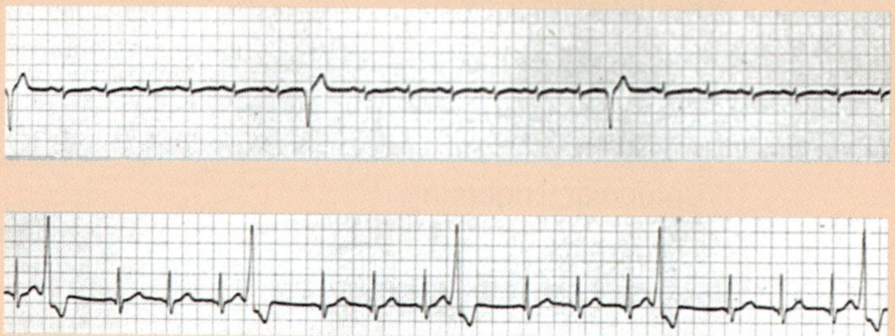

부수축(parasystole)이란 입구 차단(entrance block)을 가지는 심실 흥분 중추에서 발생되는 것이다. 이러한 부수축은 초과 박동성 억제에 영향을 받지 않아 자신의 고유의 심박수로 조율하게 된다.

참조

고립적인 입구 차단을 가지는 심실 흥분 부위에서 발생되어 나타나는 조율을 부수축(parasystole)이라 하고, 이는 초과 박동성 억제에 영향을 받지 않으며 고유의 심박수를 가지게 된다.위의 결과로 동방 결절 및 심실에서 이원적 조율이 일어나게 된다.

조기 심실 수축이 긴 정상 동정맥과 같이 짝을 이루면서 나타날 때, 우리는 심실 ______을 의심해야 한다. (부수축, parasystole)

참조

위에서 말한 두 가지 조율이 독립적으로 나타나는데 각각의 간격은 항상 일정하지는 않다. 종종 심실에서 유발된 조율이 나타나지 않을 수 있는데, 이는 심방의 동방 결절에서 유래된 전도로 인한 심실의 불응기에 해당될 때 이러한 현상이 발생한다.

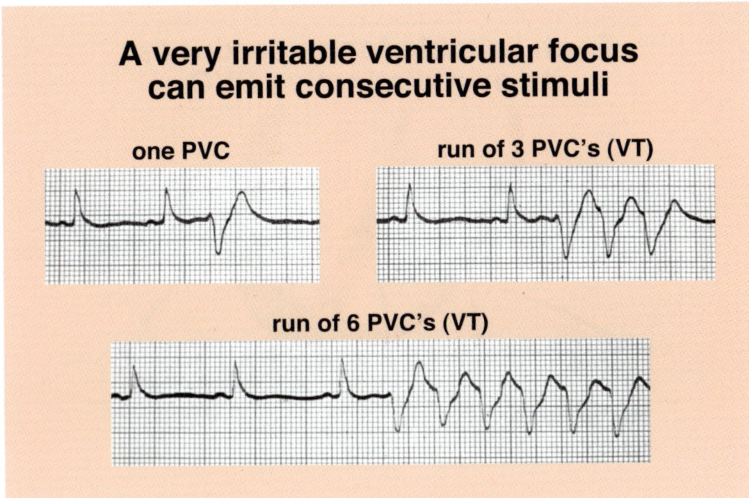

하나의 심실의 흥분 중추는 한번에 흥분할 수 있고, 또는 연속적 흥분을 일으켜 일련의 빠른 조기 심실 수축을 유발할 수 있다.

단 하나의 심실 흥분 중추는 연속적으로 ________ 속도로 일련의 흥분을 유도할 수 있다. (빠른)

일련의 연속된 조기 심실 수축은 때로 하나의 ________ 에서 발생하는 하나의 심실 조기 수축보다 더 심각할 수 있고, 특히 급성 심근 경색환자에서 더욱 더 큰 문제가 될 수 있다. (흥분 중추, focus)

참조

3개 이상의 일련의 조기 심실 수축이 빠른 속도로 지속될 때 심실 빈맥이라고 부르며 30초 이상 지속될 경우, 지속적(sustained) 심실 빈맥으로 정의하고 있다.

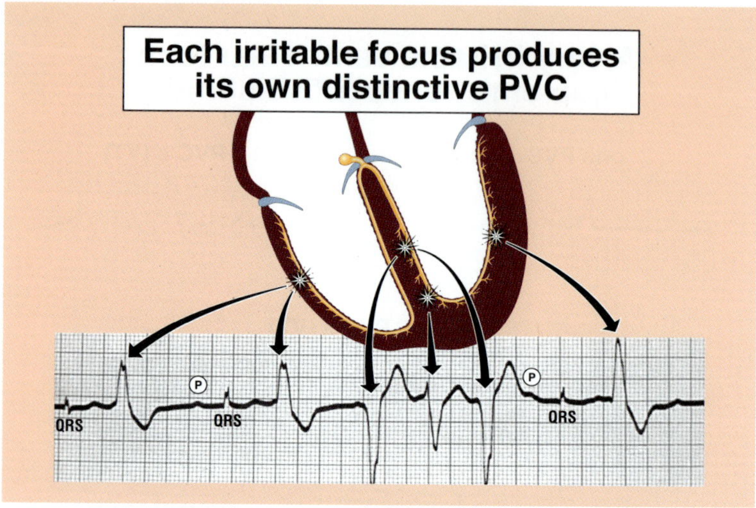

심각한 산소 결핍은 다소성(multifocal) 조기 심실 수축을 유발할 수 있는데 이는 심실 여러 곳의 흥분 중추에 의해 나타난다. 각 흥분 중추는 각각 흥분할 때마다 고유한 모양의 조기 심실 수축을 유발한다.

주어진 유도에서 ________ 흥분 중추에서 유발되는 조기 심실 수축은 같은 모양을 유발한다.

(같은, same)

참조

심각한 심근 허혈은 다소성의 조기 심실 수축을 유발할 수 있으며 이러한 다소적 조기 심실 수축은 정말 위험하고 신속한 치료를 요한다. 하나의 심실 흥분 중추가 위험한 심실성 빈맥 등의 부정맥을 유발할 수 있다는 것을 이해한다면 여러 곳의 다소성 조기 심실 수축의 출현은 더 큰 문제를 야기할 수 있으며 심지어는 죽음을 초래할 수 있는 심실 세동 등의 부정맥까지도 진행할 수 있다는 것을 알아야 한다.

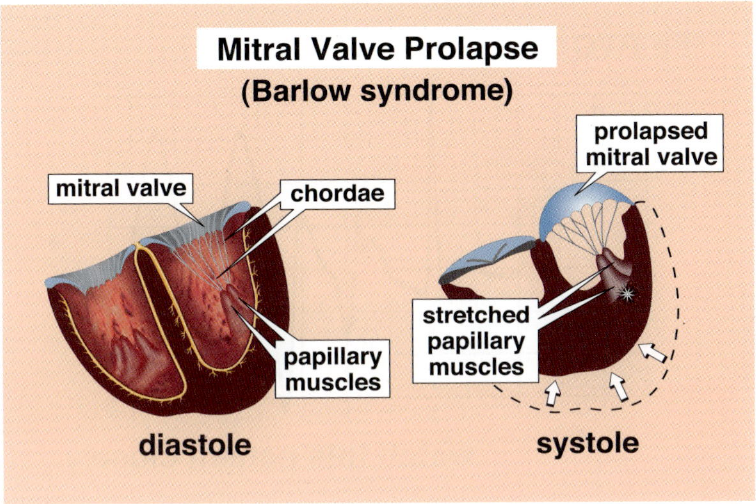

승모판 탈출증(mitral valve prolapse)은 심실성 빈맥 및 다소성 조기 심실 수축을 포함한 양성 질환이기는 하지만 조기 심실 수축도 야기한다. 승모판 탈출증을 가진 승모판은 floppy하며 좌심실 수축 시 좌심방안으로 내려가는 소견을 보인다.

참조

승모판 탈출증은 1968년 Barlow라는 의사가 처음 기술한 이래로(따라서 Barlow 증후군으로도 불림) 여자에서는 6-17%, 남자에서는 1.5% 정도의 유병율을 가지는 흔한 질환이다. 승모판 탈출증을 가지는 여성은 전형적으로 흉곽의 기형을 동반한 날씬한 몸매를 가지며 종종 어지럼증을 경험하며 화를 잘 내는 경향이 있는 특징을 가진다. 대부분은 20대 이후에 처음으로 증상이 나타난다.

심실 수축 시에 좌심방으로 내려가는 승모판은 codae를 당기게 되고 심실 유두근을 팽팽하게 만든다. 따라서 저자의 생각으로는 심실 유두근의 당김으로 인한 심실의 부분적 신전이 허혈을 발생시키고 이로 인한 주위 심실 ________ 에서 조기 수축을 유발할 가능성이 있다. (흥분 중추)

참조

승모판 탈출증에서는 일반적으로 청진 시 처음에 소리가 컸다가 감소하는(decrescendo) 이완기 심잡음을 동반한 수축기 중기 클릭(mid-systolic click)이 들리는 것이 특징적인 소견이다.

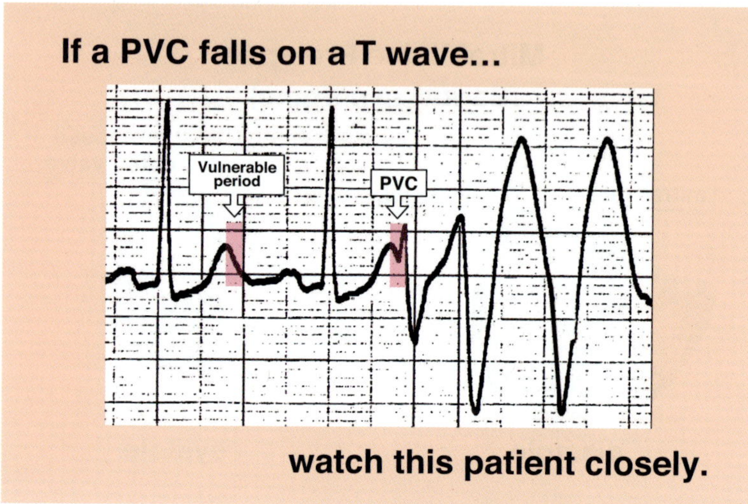

만약 특히 저산소증 상태나 저칼륨 상태에서 조기 심실 수축이 T파와 겹쳐서 나온다면 (R on T phenomenon) 이것은 굉장히 불안정한 순간이며 위험한 부정맥이 유발될 수 있다.
그림에서 두번째 T파에 심실 조기 수축이 겹친 후 어떠한 일이 발생하였는지 보라.

대개 조기 심실 수축은 정상 주기의 ________ 파 다음에 생기는 것이 보통이다.
(T)

조기 심실 수축이 T파 위나 T파의 하강이 일어나는 근위부에 겹치는 경우 특히 ________ 상태나 저 칼륨 상태인 경우는 심실이 매우 불안정한 상태에 있음을 알아야 한다. (저산소증)

참조

푸르키니에섬유의 재분극(이 시기가 심실이 불안정한 시기)은 T 파 이후까지 지속된다. 그래서 조기 심실 수축이 T파 후에 나타나도 불안정한 시기에 포함될 가능성이 있다. 이는 심근 허혈이 푸르키니에 재분극을 연장시킬 수 있기 때문이다.

참조

R on T는 일종의 경고로 위험한 죽음을 일으킬 수 있는 부정맥을 경험한 환자의 심전도에서 종종 발견된다. 따라서 심전도를 판독할 때는 이러한 점을 주의깊게 관찰해야 하며 즉각 반응할 수 있어야 한다.

Practice Tracing

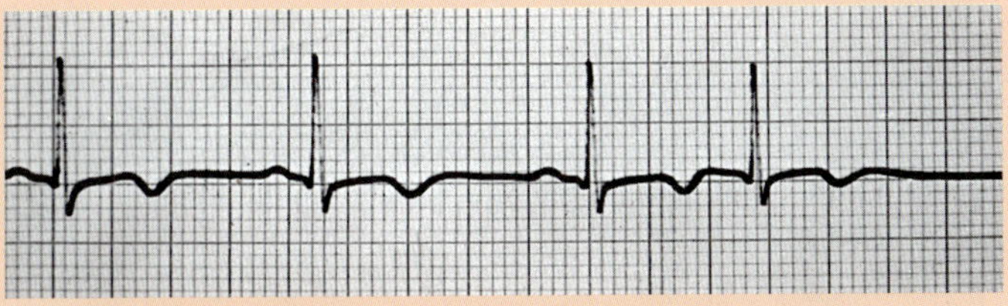

관상 동맥(coronary artery) 질환 환자를 돌보던 간호사가 환자의 심전도에서 정상보다 조기에 수축이 나타난 소견을 관찰하였다.

심전도 상 마지막 QRS군을 보면 ________ 파가 선행되지 않았다는 것을 알 수 있다. (P)

마지막 QRS군은 다른 QRS군과 모양이 같으며 따라서 비록 조기 수축이기는 하지만 정상적인 심실 전도계를 따라서 전도가 이루어졌음을 알 수 있다. 그러므로 이는 ________ 흥분 중추에서 기인하지 않았음을 알 수 있다. (심실)

마지막 심실의 탈분극은 선행하는 P'이 없는 것으로 보아 ________ 에서 유래된 조기 수축임을 알 수 있다. (방실 접합부)

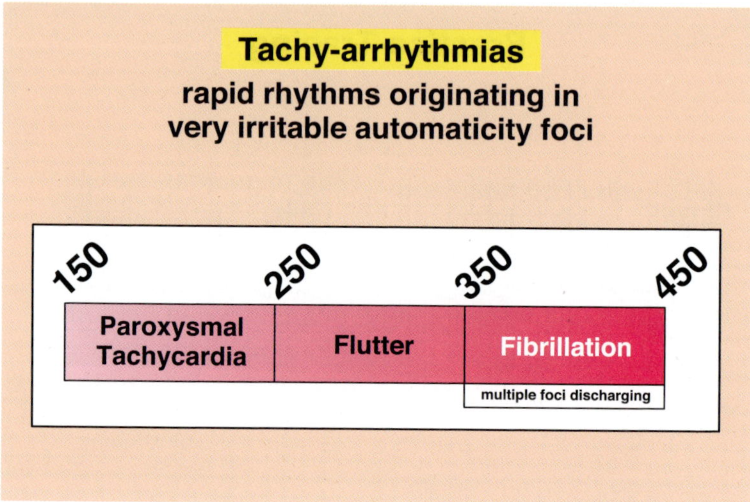

빈맥성 부정맥(tachy-arrythmia)은 매우 빠른 조율을 일으키는 흥분 중추에서 기인한다. 때로는 한 개 이상의 흥분 중추에서 동시에 심박 조율을 일으키는 일도 발생한다.

빈맥성 부정맥은 종류에 따라 다음과 같은 심박수의 범위를 갖는다.

발작성 심방 빈맥	________ 분당 ________ — ________	(150–250)
심방 조동	________ 분당 ________ — ________	(250–350)
심방 세동	________ 분당 ________ — ________	(350–450)

참조

빈맥성 부정맥은 심박수만으로도 알 수 있지만 각각의 진단을 위해서는 각 흥분 중추의 위치를 알아내는 것이 필요하다. 당신은 이미 정상적인 전도계에 대한 확고한 지식을 가지고 있기 때문에 심전도 상에 각각 어떻게 나타나는지 각각의 흥분 중추의 나타나는 양상을 알아보는 것만이 더 필요하다.

* 이해한다는 것은 일종의 희열이다 – Carl Sagan(from Broca's Brain).

Paroxysmal (sudden) Tachycardia

a very irritable automaticity focus suddenly paces rapidly:

- **Paroxysmal Atrial Tachycardia**
- **Paroxysmal Junctional Tachycardia**
- **Paroxysmal Ventricular Tachycardia**

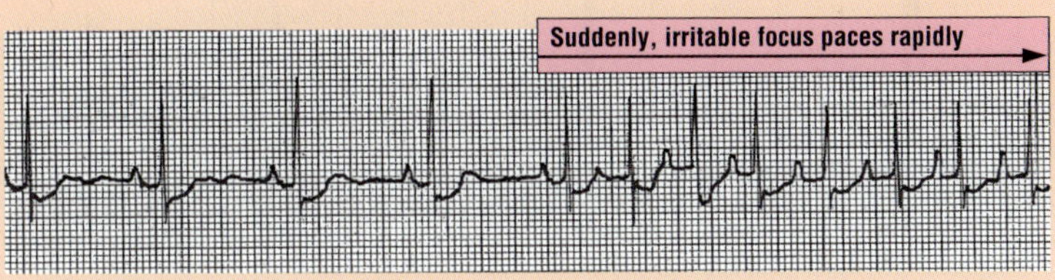

발작성 빈맥(paroxysmal tachycardia)이란 갑작스럽고 빠른 심박수(보통 분당 150-250 회)를 의미하며 이러한 빈맥에서는 그 기원을 알아보아야 한다.

__________은 빠른 심박수를 의미한다. (빈맥, tachycardia)

발작성이란 __________란 의미이다. (갑자기, sudden)

참조

발작성 빈맥은 매우 불안정한 흥분중추에서 갑자기 발생한다. 일반적으로 에피네프린 같은 물질은 상위 단계의 흥분 중추를, 저산소증이나 저칼륨 혈증의 상황에서는 주로 심실 흥분 중추를 불안정하게 만든다. 물론 중복되는 영역도 있다. 이외에도 한 부위 흥분 자극이 다른 부위를 자극하여 발작성 빈맥을 야기하기도 한다.

반대로 동성 빈맥의 경우는 동방 결절의 운동이나 흥분에 의해 단계적인 반응을 보인다. 때로는 동성 빈맥에서 갑자기 증가되는 경우도 있으나 갑자기 중단되거나 이소성 부위에서 기인하는 것이 아니기 때문에 정의상 __________ 빈맥이라고 부르지 않는다. (발작성)

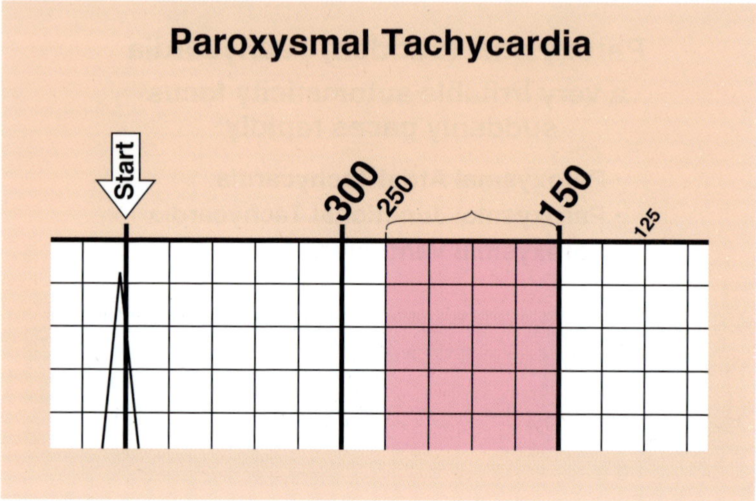

발작성 빈맥(paroxysmal tachycardia)의 심박수의 범위는 분당 150-250회이다. 당신은 관찰만으로도 이것을 알아낼 수 있어야 한다.

심박수를 계산할 때, 굵고 검은 선 상에 있는 R파의 정점을 찾는다. 그 다음 3개의 굵고 검은 선은 300, 150, ________ 이 된다. (100)

300선 바로 다음의 얇은 선이 250을 나타내는 선이다. 따라서 R 파가 첫번째 굵고 검은 선상(위의 그림 처럼)에 있고, 다음 R파가 표시된 영역 내에 있을 때는 발작성 ________ 이다. (빈맥, tachycardia)

이제 당신은 분당 ________ - 250 회의 심박수의 범위를 가지는 발작성 빈맥을 쉽게, 빨리 알아낼 수 있을 것이다. (150)

몇몇의 저자들은 발작성 빈맥의 최소 심박수를 분당 125회 정도로 보기도 한다.

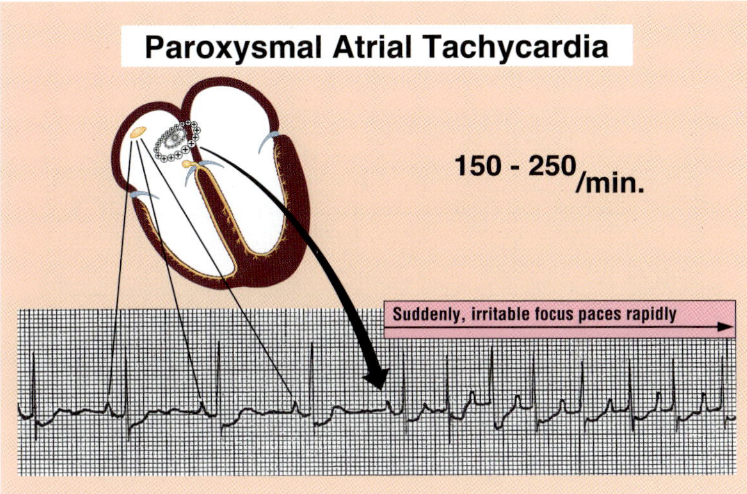

발작성 심방 빈맥(paroxysmal atrial tachycardia)은 심방의 흥분 중추에서 갑작스럽고 빠른 자극에 의해 발생한다.

발작성 심방 빈맥은 하나의 ________ 의 흥분 중추에 의해 발생하는 갑작스럽고 빠른 심박이다. 이 심박수의 범위는 대체로 분당 150-250회 정도이다.

(심방)

흥분이 동방 결절이 아닌 심방 자체이기에 발작성 심방 빈맥(PAT)은 같은 유도에서 빈맥이전과 형태가 다른 ________ 파를 가진다. (P')

각각의 빠르고 불안정한 ________ 으로부터의 탈분극 자극은 심방을 탈분극시키고 심실 전도를 통해 전도가 일어나며 심전도 상 P'-QRS-T 주기를 나타나게 한다.

(심방)

참조

다른 부위에서의 조기 수축이 기존의 발작성 심방 빈맥을 중지시킬 수도 있다.

PAT with (AV) Block

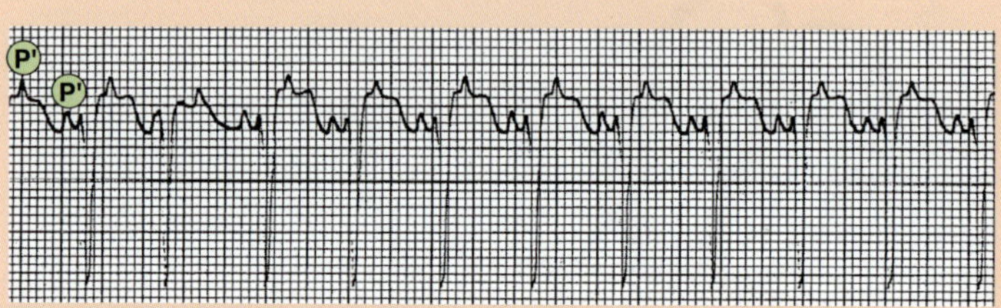

- **rapid rate, spiked P' waves**
- **2:1 ratio of P':QRS**

Suspect digitalis excess or toxicity.

차단이 동반된 발작성 심방성 빈맥(paroxysmal atrial tachycardia with AV block)에서는 각 QRS에 대해 하나 이상의 P'파가 존재한다. Digitalis 중독시 잘 나타나는 소견이다.

과도한 digitalis는 갑자기 심박수를 증가시킬 수 있는 심방 흥분 중추를 자극하며 동시에 방실 결절의 차단 효과가 나타난다. 따라서 위의 심전도 상에서 보면 두번째 P'만 전도가 되는 것을 알 수 있다.

차단이 있는 발작성 심방 빈맥은 2개의 P'파에 1개에 QRS군이 나타남을 알 수 있는데 이는 ________ 으로 인해 매 2개의 P' 중 하나만이 전도되기 때문이다.

(방실 차단, AV block)

차단이 있는 발작성 심방 빈맥은 보통 ________ 과다나 중독의 증후이다. 특히 저칼륨혈증이 있는 환자에서는 특히 주의를 요하며 정맥내 칼륨의 투여가 도움이 된다. 또한 digitalis 항체의 투여도 중독을 줄이는 데 적용될 수 있는 방법이다.

(Digitalis)

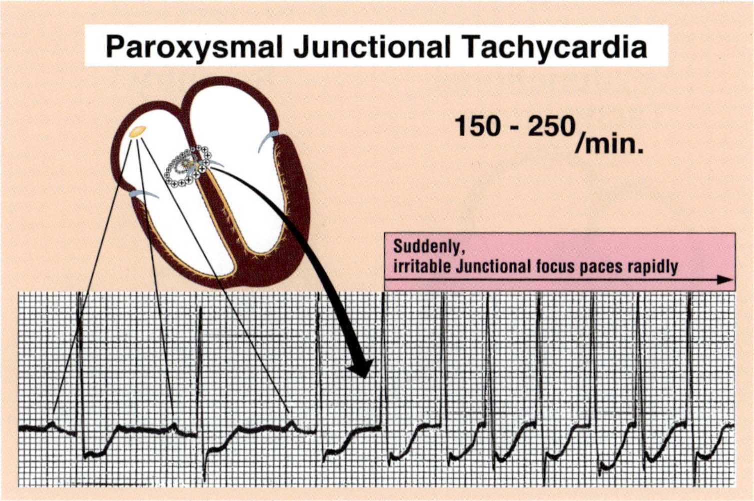

발작성 방실 접합부 빈맥(paroxysmal junctional tachycardia)은 방실접합부의 흥분 중추에 의해 갑자기 발생하는 빈맥이다.

발작성 방실접합부 빈맥은 방실 접합부의 흥분 중추에서 발생하며 보통의 심박수는 분당 ________ - 250회 정도이다. (150)

방실 접합부 빈맥은 일어나는 위치나 탈분극의 지연에 따라 다음과 같은 형태의 뒤집어진 P' 형태가 나타날 수 있다.

- QRS 파 직전에 뒤집어진 P'이 나타나는 경우
- QRS 파 후에 따라서 나타나는 경우
- QRS 파와 동시에 나타나 보이지 않는 경우(찾아 내기는 어렵다)

방실 접합부 빈맥에서도 심방이나 방실접합부 조기 수축시 앞에서도 언급했던 대로 심실의 전도시 전도계의 불완전한 재분극으로 인해 간격이 넓은 QRS군을 가지는 aberrant 전도 현상이 나타날 수 있다.

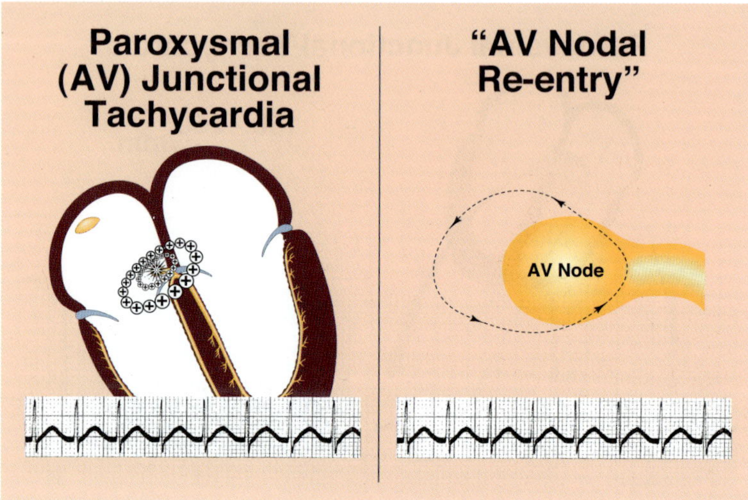

다른 종류의 방실 접합부 빈맥은 방실 결절 회귀 빈맥이다. 이론적으로는 방실 결절 내 일련의 회로가 형성되고 이를 통한 반복적이고 빠른 심방 및 심실의 조율이 이루어지는 것으로 설명하고 있다.

참조

이론적으로 회귀성 회로는 방실 접합부에 연속된 원을 형성하며 심방과 심실을 반복적으로 탈분극시킨다. 이런 회귀성 회로를 가지는 경우는 보통 발작성 방실 접합부 빈맥으로 의심받는 형태의 빈맥이다.

참조

방실 결절 회귀 빈맥은 첫번째 흥분 자극은 주로 관상 정맥 동(coronary sinus) 근처에서 나타난다고 알려져 있다. 비록 회귀성 회로가 방실 결절 전체에 널리 퍼져 있기는 하지만 위치를 잘 선정하여 카테터 치료(catheter ablation)만으로도 이 부정맥을 완전히 치료할 수 있다.
현재까지도 이런 회귀 이론에는 이견이 없는 상태이다.

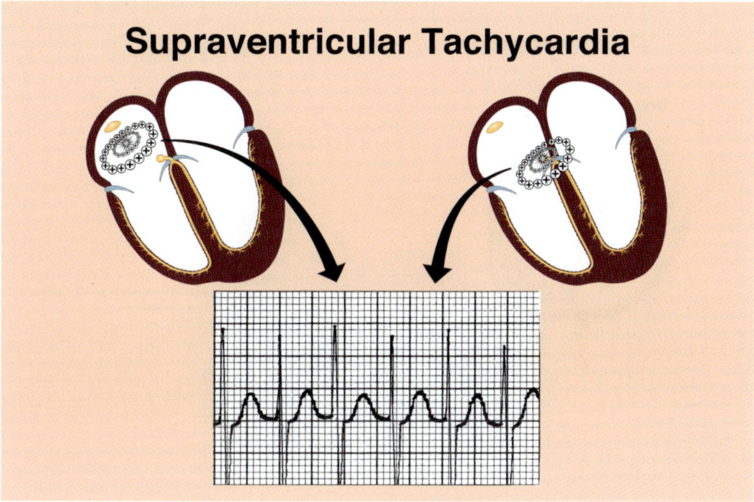

발작성 심방 빈맥(PAT)과 발작성 방실접합부 빈맥(PJT)을 일으키는 매우 불안정한 자발적 중추(automaticity focus)는 심실(Ventricle)의 상부에서 위치하므로 이러한 부정맥들은 발작성 상심실성 빈맥(Supraventricular tachycardia)이라고 불린다.

상심실성 빈맥은 일반적인 용어로서, 발작성 심방 빈맥과 ________ 을 포함한다.
(발작성 방실접합부 빈맥, PJT)

상심실성이란 용어는 모든 심방의 중추와 방실접합부 중추가 ________ 의 상부에 있다는 것을 의미한다. (심실, ventricle)

참조

발작성 심방 빈맥은 매우 빠른 속도로 심방이 흥분하며 P파가 선행하는 T파와 겹쳐 마치 하나의 T로 보일 수도 있다. 이것 때문에 두 빈맥을 감별하는데 매우 힘들며, 또한, 발작성 심방 빈맥이나 발작성 방실접합부 빈맥이나 치료 방법이 같으므로 이 둘을 구태여 감별할 필요도 없다. 따라서, 그 둘을 구별하여 부르지 않고, 상실성 빈맥(supraventricular tachycardia)이라 한다. 때로는 상심실성 빈맥에서도 QRS의 기간이 길어져서 마치 심실빈맥(ventricular tachycardia)처럼 보이기도 한다.

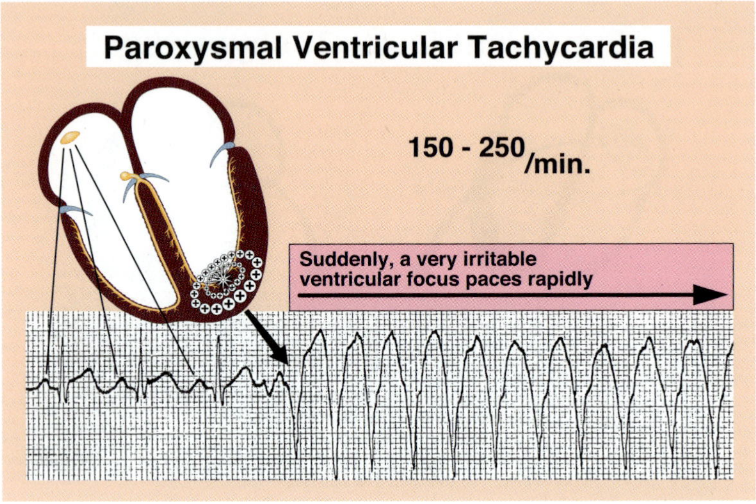

발작성 심실빈맥(Paroxysmal ventricular tachycardia)은 심실에 있는 매우 불안정한 자발적 중추에서 발생되며 분당 150~250회의 속도로 유발된다. 이것은 연속적으로 PVC 같은 모양을 보인다.

발작성 심실 빈맥은 매우 ________ 한 심실의 자발적 중추에서 유발되며, 분당 150~250회로 뛰게 된다. (불안정한, irritable)

갑작스러운 심실빈맥은 마치 빠른 일련의 ________ 처럼 보인다. (PVC)

참조

심실빈맥이 있을 동안에도 동방 결절은 여전히 심방을 조율하지만, 매우 커다랗고 드라마틱한 심실맥의 모양은 P파의 모양을 감출 수 있기 때문에 P파는 간간이 보일 뿐이다. 따라서 심방과 심실의 독립적인 조율, 즉 심방과 심실의 해리가 일어난다.

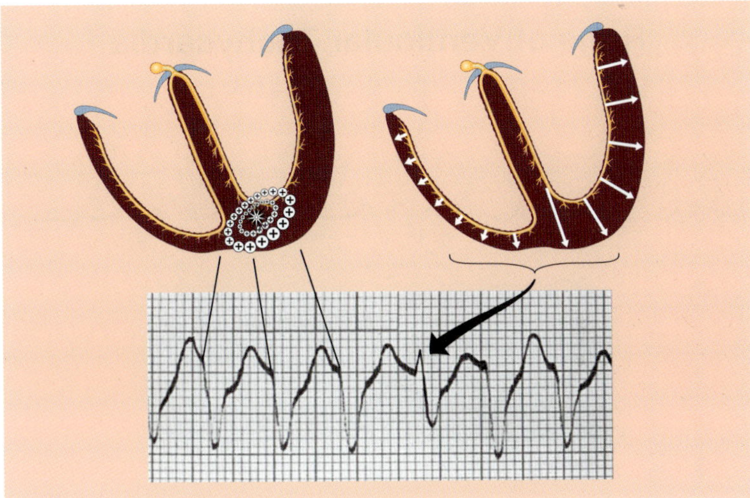

심실빈맥 동안, 동방 결절은 여전히 심방을 조율하기 때문에(심방과 심실의 해리), 때로 심방의 흥분이 위에서 헤치고 내려와 심실빈맥 중에도 방실 결절을 통과하여 심실의 전도 시스템을 통하여 심실을 탈분극시켜 정상모양의 QRS군이 나타나기도 한다.

심실빈맥 동안 때로는, 규칙적으로 수축하는 심방의 흥분 중 하나가 방실 ________ 을 자극한다. 그래서... (결절, node)

이런 자극은 방실결절을 통해서 내려와 심실의 ________ 시스템을 통하여 심실을 탈분극시킨다. (전도, conduction)

참조

심실빈맥중, 심방 탈분극에 의해 방실결절이 자극되면 그 흥분은 정상적으로 심실의 전도 시스템을 통하여 거의 정상의 QRS군이 나타나게 된다(capture beat, 포획수축). 더 흔하게는 이 정상모양의 QRS는 대개 조기심실수축형과 합쳐져서 융합수축(fusion beat)을 형성한다. 이러한 포획수축이나 융합수축은 상심실성 빈맥 때는 결코 볼 수 없기 때문에 심실빈맥의 진단을 확실하게 해준다.

Runs of Venticular Tachycardia

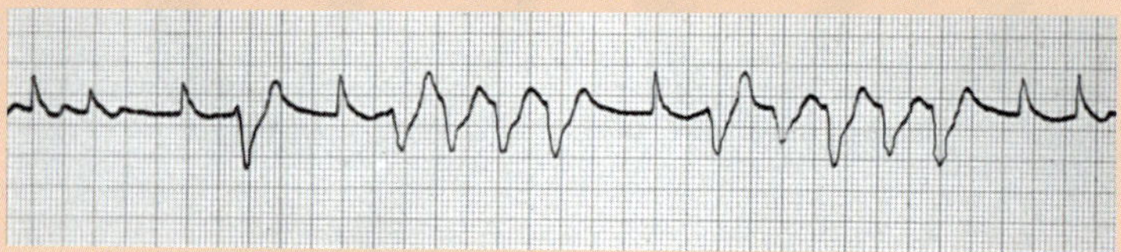

일련의 발작성 심실빈맥(runs of paroxysmal ventricular tachycardia)은 관상동맥 질환이나 심실의 자발적 중추(automaticity focus)를 매우 불안정하게 할 수 있는 심장의 허혈상태를 나타낼 수 있다.

발작성 심실빈맥은 마치 일련의 ________ 과 비슷한 모양을 보인다.

(조기심실수축, PVC)

발작성 심실빈맥은 때로 관상동맥 혈류의 ________ 을 나타내며, 이런 현상이 일어나면 심장 특히 심실의 중추(ventricular foci)에 산소를 충분히 공급할 수 없다.

(불충분, Insufficiency)

참조

이런 일련의 심실빈맥은 불안정한 심실의 허혈조직에서 갑자기 발생한다. 빈맥의 맥박수는 너무도 빨라서 심장이 효과적으로 기능을 할 수 없으며, 특히 관상동맥에 병이 있는 노인들에게서 심하게 일어날 수 있다. 그래서 급성심근경색 환자에게서 심실빈맥은 빠르게 치료되어야 한다.

Distinguishing Wide QRS complex SVT from Ventricular Tachycardia

Helpful Clues	Wide QRS Complex SVT	Ventricular Tachycardia
Patient with coronary disease or infarction	uncommon	very common
QRS width (duration)	less than .14 sec.	greater than .14 sec.
AV dissociation showing captures or fusions	rare	yes
Axis: Extreme Right Axis Deviation (R.A.D., see page 231)	rare	yes

몇가지 실마리들이 심실빈맥(ventricular tachycardia)과 넓은 QRS를 가진 상심실성빈맥(with aberrant ventricular conduction)을 감별 진단하는데 도움을 줄 수 있다. 환자의 과거력을 알아보고 심전도에 주목하자.

심실빈맥을 가진 환자들은 대부분 나이가 많고 관상동맥의 ________ 가 감소되어 있다. 따라서 심실에 충분한 산소를 공급하기가 어렵다. (혈류, flow)

심방과 심실의 해리(예: 융합수축이나 포획수축의 존재), 극단적인 우축편위(−90 to −180)는 ________ 의 특징이다. (심실빈맥, VT)

참조

만약 QRS complex가 정확히 측정될 수 있다면, 상심실성 빈맥에서 늘어난 QRS는 주로 0.14초 미만이다. 그러나 심실성 빈맥에서 QRS 기간은 대부분 0.14 이상이다. 심실성 빈맥과 넓은 QRS를 가진 상심실성 빈맥을 구별하는 많은 기준이 있고, 자세한 것은 다음 책에 나와있다.

* Brugada et al. The differential diagnosis of a regular tachycardia with a wide QRS complex on the 12 lead ECG. 1994;17:1515-1524

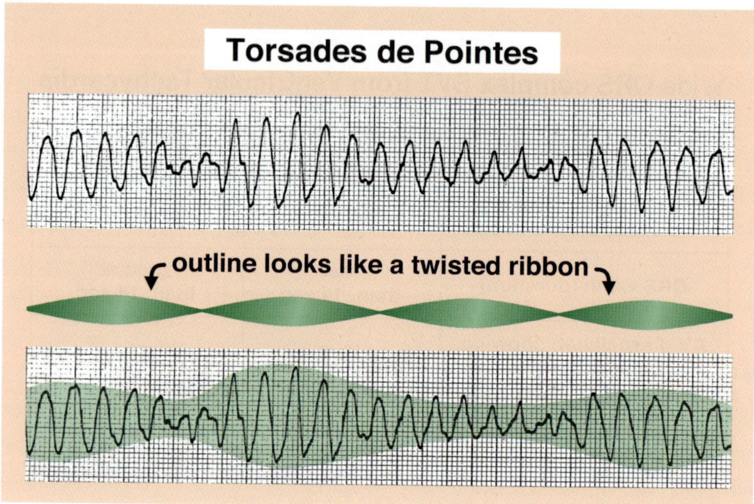

Torsades de Pointes는 매우 특이한 모양의 빠른 심실맥으로서 낮은 칼륨, 칼륨 채널을 막는 약물들, 혹은 long QT 증후군 같은 선천성 질환에 의해서 일어나며 이 모든 것들이 QT 구간을 길게 한다.
맥박수는 250~330회이며 주로 짧은 시간 동안 일어난다.

참조

Torsades de Pointes는 비틀리는 모양을 나타내는 용어로서, 심실맥이 위쪽으로, 아래쪽으로 계속하여 왔다갔다하는 모양을 나타낸 것이다.
1966년에 Dr.F.Dessertenne가 처음으로 이 부정맥을 과학적으로 기술하였다.
그는 두 개의 경쟁적이고, 불안정한 심실의 초점이 이 부정맥을 유발한다는 이론을 펼쳤고, 이 이론은 매우 그럴듯하다.

이 부정맥의 맥박수은 250 - ________ 회로, 이러한 맥박수로는 효과적으로 심실의 수축 기능이 일어날 수 없으나 다행히 짧게 지나가면서 자체적으로 없어지기도 한다. (350)

참조

심전도상 각 연속적인 complex의 진폭이 점차 증가하고 그런 후에는 점차 감소하므로 전체적으로 compex의 외곽선을 이어서 그어 보면 원추모양처럼 생겼다. 하지만 만약 이 부정맥이 해결되지 않으면 죽음으로 갈 수도 있다.

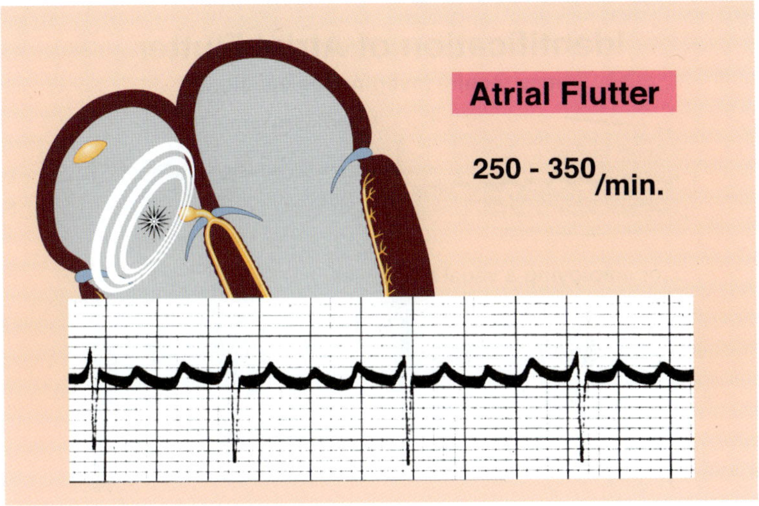

심방조동(atrial flutter)은 심방의 자발적 중추(automaticity focus)에서 유발된다. 빠르게 동일한 모양으로 연속되는 심방의 탈분극을 나타내는 조동파는 어떤 전문가에게는 심방의 회귀유발점을 암시해 줄 수 있다.

심방조동에서는 극도로 흥분된 심방의 자발적 중추가 분당 250 - 350회로 흥분을 발하여 빠르고 연속적인 ________ 의 탈분극을 유발하는 것이다.

(심방, atrial)

참조

심전도상, 심방조동은 연속적이고 똑같이 생긴 조동(flutter)파가 빠른 속도로 계속 나오는 것을 특징으로 한다. 마치 톱의 날같이 생겼다 하여 saw tooth라고 불린다. 파의 진행이 너무 빠르고 연속적이므로 그 파동사이에 평탄한 기선(flat baseline)이 없다는 것을 알아두는 것이 중요하고, 블록이 있는 발작성 심방조동과의 차이점을 알기 위해 발작성 심방조동으로 되돌아가서 확인하는 것이 좋겠다.

참조

방실결절은 긴 불응기를 가지고 있어서 연속적인 조동파 중 일부만이 심실로 전도된다. 따라서 매우 빠른 심방의 탈분극 정도가 심실을 같은 속도로 뛰게할 수는 없고, 대부분 2개 중 하나 혹은 3개 중 하나의 심방 탈분극이 심실로 전도된다.

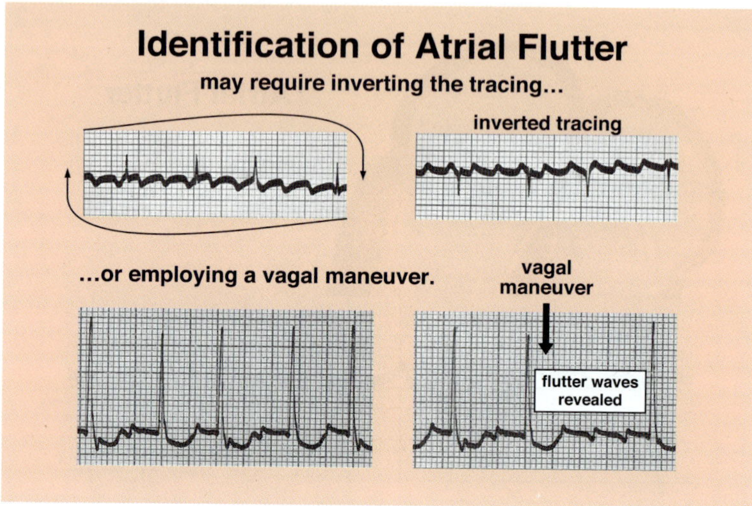

심방조동이 의심될 때는 심전도의 아래 위를 거꾸로 뒤집는 것이 도움이 된다. 또한 미주신경 흥분수기(vagal maneuver)도 심방조동의 진단에 도움이 된다.

심방조동이 의심될 때는 ________ 을 거꾸로 하여 보는 것이 도움이 된다.

(심전도, EKG)

참조

심방조동시에 flutter파 2개 중 한 개가 심실로 전달되는 빠른 QRS 반응이 있을 수 있다. 미주신경 흥분수기(vagal maneuver)는 방실결절의 불응기를 증가시켜 심실로 전달되는 심방조동파의 수를 줄인다. 이러한 특징으로 심방조동을 진단할 수 있다.

참조

Maze 수술법은 심방내에 존재하는, 동방결절부터 방실결절까지 미로처럼 이어져 있는 채널을 잘라내어 회귀로를 없애는 방법이다. 하지만 maze 수술을 받은 환자들 중 47%에서 수술 후 심방조동이나 세동이 재발하여 심방조동의 유발이 회귀에 의한 것이 아닐 수 있다는 의심을 가능케 한다.

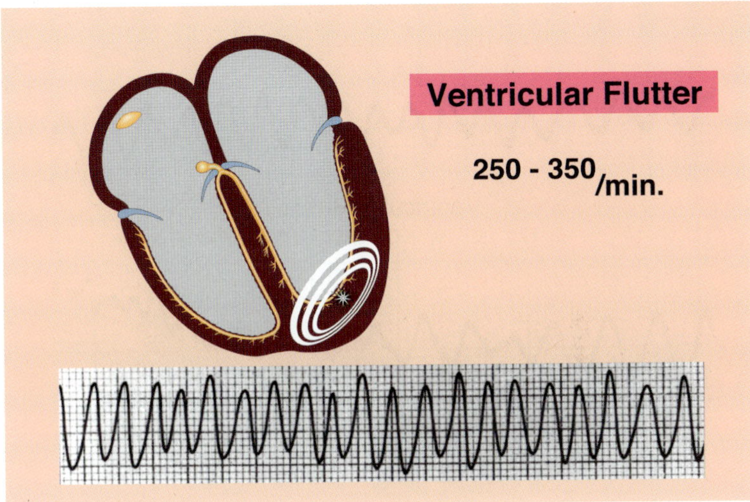

심실조동(Ventricular flutter)은 하나의 심실 자발성 중추(automaticity focus)에서 발생하여 분당 250 - 350회의 속도로 뛴다. 이때는 유연한(smooth) 정현곡선(sine wave) 모양이다.

심실조동은 매우 흥분한 심실의 중추로부터 발생하며 분당 ________ 회에서 ________ 회의 속도로 유발된다. (250), (350)

심실조동에서 심실의 맥박수는 너무 빨라서 ________ 이 피를 채울 충분한 시간이 없으므로 매우 위험하다. (심실, ventricles)

심실조동의 유연한 ________ 모양의 곡선은 매우 뚜렷한 특징이다. (정현, sine)

참조

심실조동은 매우 빠르고 유연하면서 동일한 진폭을 가진 정현곡선(sine-wave)의 형태를 갖는 반면 Torsades de Pointes은 점점 커졌다 작아졌다 하면서 외곽선이 원추형태를 갖게 되는 특징이 있다. 심실조동은 거의 자발적으로 멈추지 않으므로 거의 대부분 심장정지에까지 이른다.

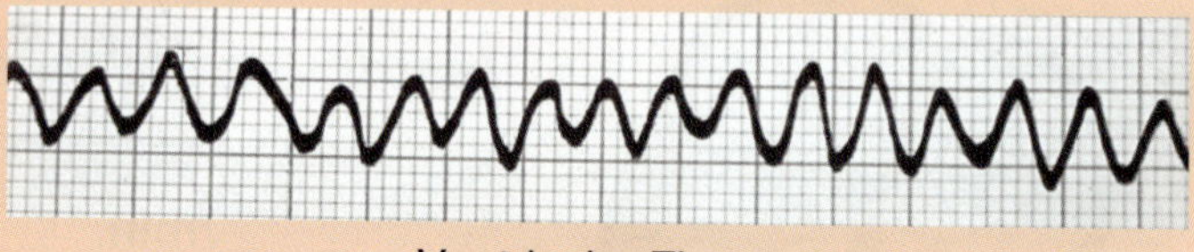

Ventricular Flutter

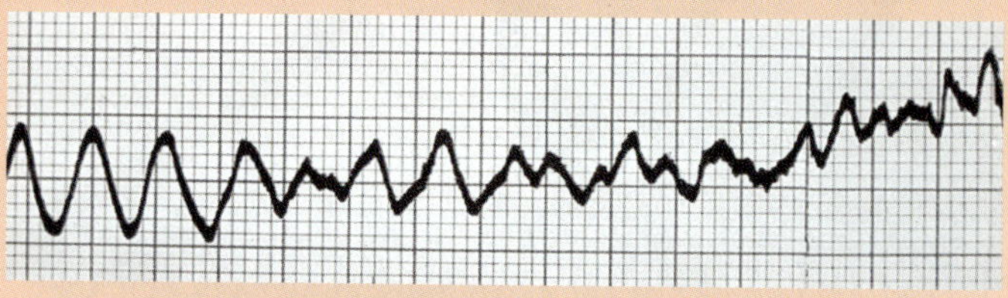

...into Ventricular Fibrillation

진정한 심실조동(ventricular flutter)은 필연적으로 심실세동(ventricular fibrillation)이 되고 따라서 심폐소생술과 제세동(defibrillation)이 필요하게 된다.

참조

심실조동 동안 심실은 믿기 어려울 만큼 빠른 속도로 수축을 한다. 위 심전도는 분당 300회, 즉 초당 5회 수축하는 심실조동이다. 혈액은 점성액체(viscous fluid)이며 심실은 초당 5회의 속도로 혈액이 채워질 수(filled) 없기 때문에 실제로 심실에 혈액이 찰 수 없게 된다. 이러한 이유때문에 효율적 심박출량이 없다.

관상동맥은 이런 수축속도 하에서는 혈액을 공급받지 못하게 되고 따라서 심장 그 자체에도 혈액공급이 되지 않는다. 심실 세동은 이를 보상하려는 많은 심실 자동성 중추에 의해 초래되지만 헛수고이다.

Practice Tracing

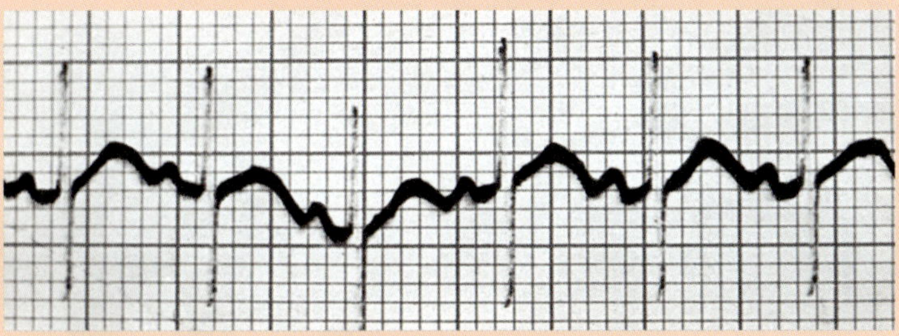

모니터되던 환자가 가슴에 갑자기 느껴진 충격때문에 매우 걱정하고 있다.

증상과 맥박수에 의해 당신은 이 리듬이 발작성 ________ 이라는 것을 알 수 있을 것이다. 이제 우리는 원인이 된 흥분된 자동성 중추를 결정할 것이다.
(빈맥, tachycardia)

이 발작성 빈맥은 가늘고 정상적으로 보이는 QRS를 보이기 때문에 ________ 에서 기원한 중추라는 것은 배제할 수 있다. 그러므로 이 빈맥은 상심실성 빈맥의 일부일 것으로 생각된다. (심실, ventricle)

P파가 존재하는 것으로 보아 자동성 중추가 ________ 에 있는 것을 알 수 있다. 당신은 벌써 방실접합부 중추를 배제했을 것이다. 왜냐면 방실접합부 빈맥에서는 거꾸로 심방을 탈분극시켜, 선행하는 QRS 뒤에 뒤집어진 p파로 나타나기 때문이다. (심방, atrium)

참조

이것은 발작성 심방빈맥이다. 각각의 p파가 각각의 QRS 반응을 일으키므로 차단이 있는 발작성 심방 빈맥이라고 볼 수는 없다.

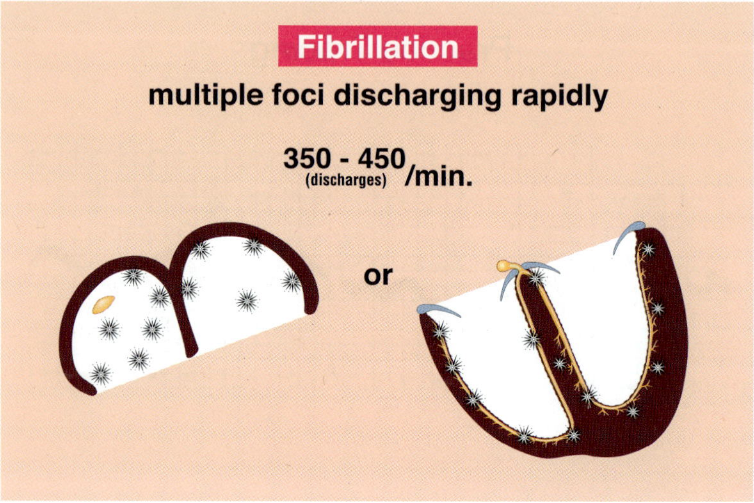

세동(fibrillation)은 심방이나 심실의 수많은 자동성 중추에서 계속적이고 빠른 속도로 흥분하여 발생되는 매우 불규칙적인 리듬이다.

참조

세동은 심방(심방세동, atrial fibrillation) 혹은 심실(심실세동, ventricular fibrillation)의 극도로 흥분된 수많은 자동성 중추에서 빠르게 흥분하여 발생한다.
두 타입은 모두 병적인 상태이다: 이러한 흥분된 중추는 입구차단(entrance block)이 되어 있어 부수축적(parasystolic)이다. 그들은 초과 박동성 억제(over-drive suppressed)가 이루어지지 않아 매우 빠르게 조율한다. 나오는 리듬은 매우 혼란스럽고 모두 다른 속도로 발생하므로 전체적인 파는 구별할 수 없고, 맥박수도 결정하기 힘들다. 관련된 심장은 단지 빠르게 비틀기만 할 뿐이다.

참조

분당 350~450의 맥박수는 진정한 맥박수가 아니다. 왜냐하면 많은 중추에서 동시에 흥분되기 때문이다. 맥박수의 범위(range)가 더욱 상대적이고 이론적이다.
왜냐하면 세동을 일으키고 있는 심장은 전혀 효과적으로 펌프질할 수 없기 때문이다.

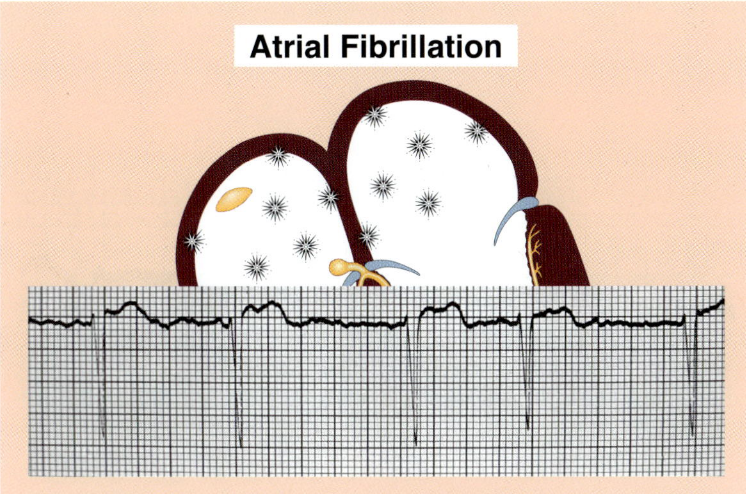

심방세동은 수많은 흥분된 부수축적인(parasystolic) 심방의 중추에서 빠른 속도로 나오므로, 극도로 빠른 흥분된 심방리듬으로 나온다. 심방의 맥박수(rate)는 분당 350~450회이며 심실의 반응도 불규칙적이다.

심방세동에서는 많은 흥분된 심방의 중추가 빠르게 점화(firing)되지만 부수축적(parasystolic)이므로 초과 박동성 억제(overdrive-suppressed)가 되지 않는다. 심전도상에서는 극도로 빠르고 작으며 흥분된 스파이크(spikes)로 나타나게 된다.

참조

너무 많은 심방 중추가 빠르게 점화(firing)되므로 어떠한 하나의 탈분극도 널리 퍼지지 않는다. 단지 심방의 작은 부분이 어느 한 중추의 흥분으로 탈분극된다.
심방결절 부위의 중추에서 나온 탈분극은 심실로 전도되어 불규칙한 심실리듬을 유발한다.

참조

정상조율에서는 동방결절이 하나의 흥분을 보내면 마치 연못에 돌을 던진 것처럼 심방에 원형으로 파(circular wave)가 퍼져 나간다. 그러나 심방세동에서 심방의 일정치 않은 탈분극은 마치 한 연못에 동시에 여러 개의 돌을 다른 장소에 던지는 것과 유사하다.

Atrial Fibrillation

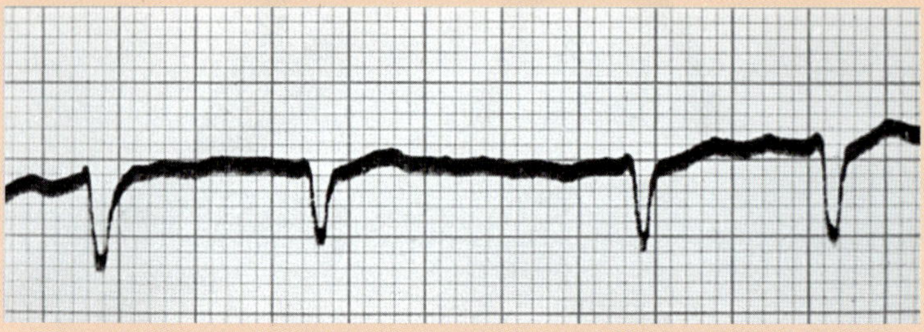

심방세동(atrial fibrillation)은 종종 p파가 없이 불규칙적 기선(irregular baseline)만 보일 때도 있다.
QRS의 출현도 규칙적이 아니며, 느릴 수도 혹은 빠를 수도 있다.

심방세동은 매우 작고 낮은 파를 유발하여 마치 ________ 파는 없이 불규칙한 기선(wavy baseline)으로 보일 때도 있다. (p)

참조

단지 방실결절 부근의 중추가 방실결절을 자극하지만 방실결절은 정상적으로 심실의 맥박수를 걸러낸다.

심방세동 동안 방실결절은 불규칙하게 자극되어 심실의 반응도 불규칙하게 된다. 심전도에서는 단지 QRS의 파형만이 보이고, QRS 또한 불규칙적으로 보인다.

참조

심방세동에서 심실의 맥박수는 방실결절의 불응기의 기간에 의존적이다.
심방세동 동안 방실결절은 비록 불규칙하기는 하지만 정상범위의 심실 맥박수를 걸러낸다. 때때로 방실결절이 많은 수의 탈분극을 허용하게 되면 빠른 심실박동수가 나오게 되며 이때는 약물로 조절하는 것이 필요하다. 항상 심실박동수를 결정하여서, 환자의 안전을 위협할 정도가 되면 적절히 치료되어야 한다.

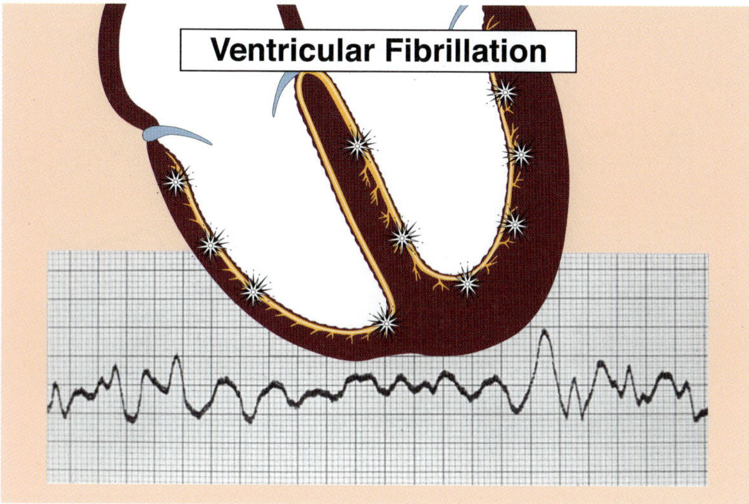

심실세동(ventricular fibrillation)은 빠른 속도의, 흥분된, 부수축적인(parasystolic) 심실의 자동성 중추로부터 유발되며 분당 350~450회의 심실박동수를 보이게 된다.

심실세동은 수많은 부수축적인(parasystolic) 심실 중추가 빠르게 조율하면서 일어나기 때문에 심실의 경련, 꿈틀거림(twitching)을 유발한다.

너무나 많은 심실 ________ 가 빠르게 점화(firing)하기 때문에 각각은 심실의 아주 작은 부분만 탈분극시킬 수 있고, 그래서 빠르고 비효과적인 심실의 경련을 일으키게 된다. (중추, foci)

이러한 경련은 벌레들을 담은 주머니(bag of worms)라고 부르며 실제로 심실이 그렇게 보인다. 심전도 상에서는 알아볼 수 있는 ________ 가 보이지 않는다. 효율적인 펌프 작용은 없다. 응급상황이다!! (파, wave)

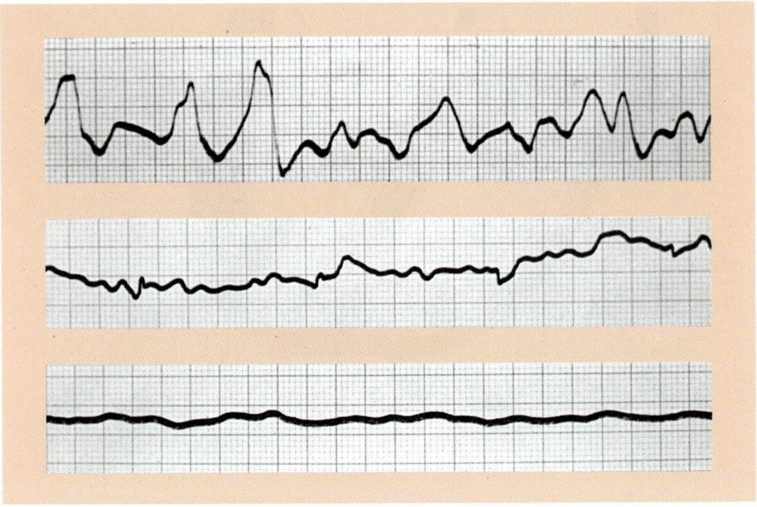

심실세동은 완전히 무질서한 모양을 보이고 알아볼 수 있는 파(wave)가 전혀 없으므로 쉽게 알아볼 수 있다.

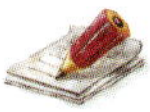

참조

위 세 개의 심전도면은 한 환자의 죽어가는 심장을 연속적으로 그린 것이다.
심장이 죽어감에 따라 편향의 크기가 점점 작아짐을 볼 수 있다.

심실세동은 심전도상에서 완전히 불규칙하고 무질서한 모양을 보이므로 인식할 수 있다. 비록 커다란 편향을 보이더라도 알아볼 수 있는 ________ 가 전혀 없다. (파, wave)

________ 세동에는 어떤 예측 가능한 패턴이 없다. 보는 바와 같이 모든 순간에 다르게 보이지만, 너무 무질서해서 다행히 놓치기도 힘들다. (심실, ventricular)

만약 당신이 심전도에서 어떤 편위가 규칙적으로 반복되게 나타나는 것을 본다면 일단 ________ 은 생각할 필요가 없다. (심실세동, ventricular fibrillation)

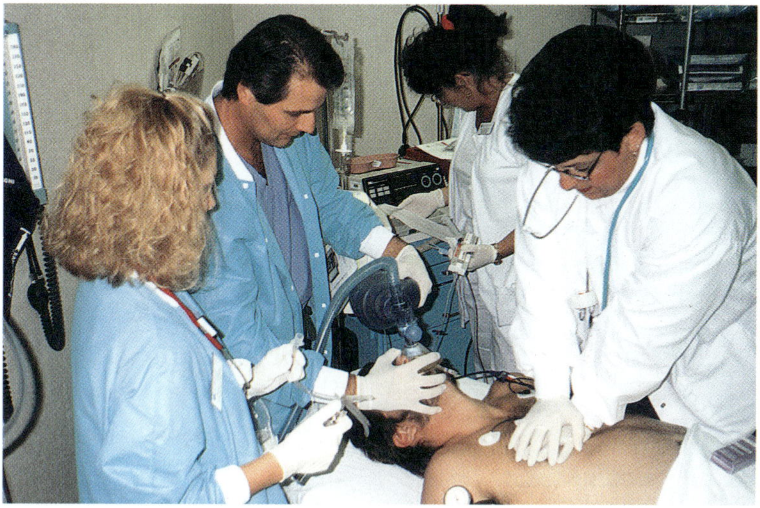

심실세동은 심장의 펌프기능이 없기 때문에 일종의 심장정지 상태이다. 이것은 제일 응급상태이다!!
심실세동은 즉각적인 심폐소생술과 제세동이 필요하다.

심실 세동은 일종의 심장 ________이다. 효과적인 심장의 박출이 없고 단지 불규칙하게 꿈틀거리고 있을 뿐이다. 펌프 작용이 없으므로 체내 순환이 전혀 이루어지지 않는다. (정지, arrest)

참조

심실세동은 즉각적인 제세동이 필요하다. 심장정지는 응급 조치를 필요로 하는 응급상황이다. 심폐소생술(Cardio-pulmonary resuscitation)은 외부의 물리적인 힘으로 산소화된 피를 온몸에 공급시키기 위한 것으로, 심폐소생술의 기술은 원래 병원근무자와 앰뷸런스 호송원에게만 가르쳤지만 최근에는 누구든지 할 수 있도록 가르쳐야 될 필요성이 대두되었다. 심폐소생술의 기술이 세계적으로 누구에게나 알려졌을 때 어느 지역에서의 심장정지로부터도 모든 희생자를 살릴 수 있다.

참조

심장정지에는 두 가지 타입이 있다. 심장의 멈춤상태(asystole)는 심전도에서 심장의 활동을 전혀 찾아볼 수 없을 때로서, 동방결절과 심장의 모든 레벨에서 모든 이탈기전이 조율을 하지 않는 이상 이러한 상태는 매우 드문 현상이다. 맥박없는 전기적 활동(pulseless electrical activity, PEA)은 죽어가는 심장이 심전도 상에서는 전기적 활동의 사인을 보내지만 물리적으로 반응할 수 없는 상태를 말한다(맥박이 없다).

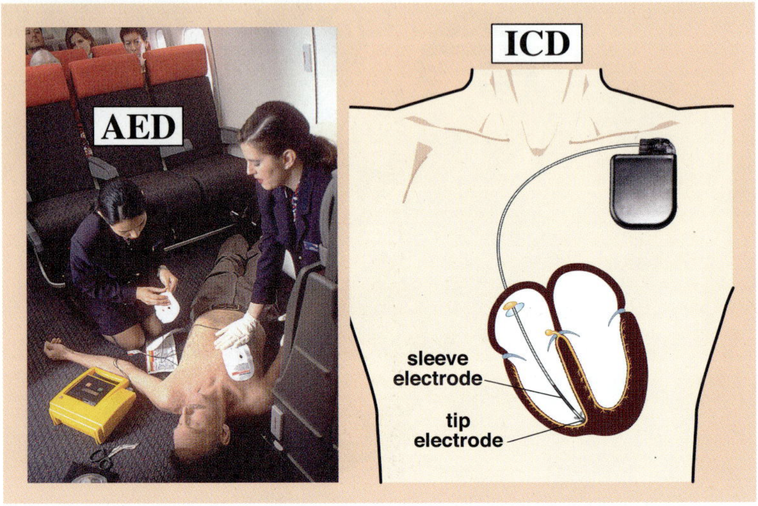

최근에는 심실세동을 찾아내어 즉시 제세동 쇽을 주는 컴퓨터화 된 제세동기들이 있다. 한 가지는 AED로서, 대중적으로 사용될 수 있는 운반가능한 기계이고, 다른 하나는 ICD로서, 환자의 가슴피부 밑에 심고 필요 시 적절한 제세동을 자동적으로 실행할 수 있는 기계이다.

참조

자동 외부 제세동기(Automated external defibrillator, AED)는 작은 운반용이다.
전극이 의식없는 사람의 가슴에 위치되었을 때, 심실세동을 발견하고 제세동 쇽을 가하도록 프로그램 되어 있다.

참조

삽입형 제세동기(Implantable Cardioverter Defibrillator, ICD)는 심실세동의 위험이 있는 환자의 가슴 피부 밑에 심어진다. 전선 유도는 심장에 붙어서 심실세동을 발견하고 쇽을 주도록 되어 있다. 이러한 작은 컴퓨터는 또한 다른 부정맥도 발견하여 계획된 시간에 맞추어 전기자극을 주어 치료할 수 있으며, 서맥 시 심장 조율도 가능하다.

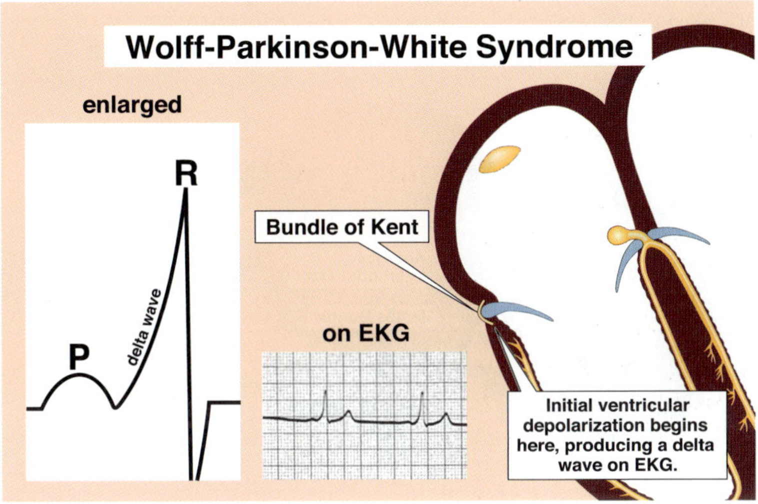

비정상적인, 여분의 방실 전도 시스템인, 켄트 번들(the bundle of Kent)은 방실결절에서 일어나는 전도 지체를 줄여 회로를 단축시킬 수 있다. 이것은 정상적으로 심실이 탈분극하기 전에, 미리 심실의 한 부분을 조기 탈분극시킨다.

여분의 ________ 번들은 Wolff-Parkinson-White 증후군에서 심실의 조기 흥분을 유발한다. (켄트, Kent)

델타파(delta wave)는 PR 간격을 짧아 보이게, QRS 간격을 길어 보이게 하며, 실제적으로 ________ 한 부분의 조기 흥분되는 탈분극을 나타내는 것이다. (심실, ventricle)

참조

WPW 증후군은 그러한 부수적인 회로에서 발작성 빈맥이 일어날 수 있다는 점에서 매우 중요하다. 기전은 다음 세 가지가 가능하다.

- 빠른 전도 – 심방조동과 심방세동을 포함한 상심실성 빈맥이 이런 여분의 길(accessory pathway)을 따라 1:1로 전도되어 아주 빠르고 위험한 심실빈맥을 유발할 수 있다.
- 어떠한 켄트 번들은 자발적 중추를 포함하여 여기서 발작성 빈맥을 유도할 수 있다.
- 회귀(re-entry) – 심실의 탈분극이 이러한 여분의 길(accessory pathway)을 통하여 거꾸로 심방을 재자극하여 회귀의 고리를 만들 수 있다.

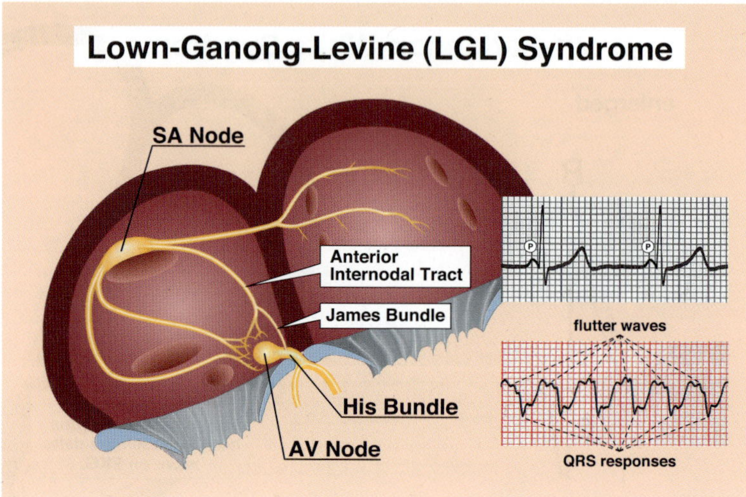

Lown-Ganong-Levine(LGL) 증후군 환자에서 방실결절은 앞쪽의 결절사이 길(anterior internodal tract)의 연장선에 의해 건너 뛰어진다. 방실결절에서 전도 지연이 없는 이런 제임스 번들은 심방의 탈분극을 지연없이 바로 히스 번들(His Bundle)로 전도한다. 이런 현상은 심방조동과 같이 심방의 빠른 부정맥시 심각한 문제를 일으킬 수 있다.

원칙적으로 방실 결절은 빠른 상심실성 맥박을 걸러서 ________ 이 생리학적으로 안정적인 박동수를 갖게 한다. (심실, ventricle)

방실 결절의 거르는 효과가 없기 때문에, LGL 증후군 환자들은 빠른 심방의 박동수를 1:1로 히스 번들(His bundle)에 전달하여 심실이 매우 ________ 속도로 뛰게 한다. (빠른, rapid)

이 증후군에서 방실 결절은 제임스 길(James tract)에 의해 건너 뛰어지며, 따라서 심전도상 PR 지체가 보이지 않는다; p파는 QRS파와 매우 가까이 붙어있다.

참조

page 355~370 Personal Quick Reference Sheets로 돌아가서 리듬 Part I을 다시 검토하고, page 358에 요약된 간단한 방법으로 관련시키세요.

06

조율

Rhythm, Part II

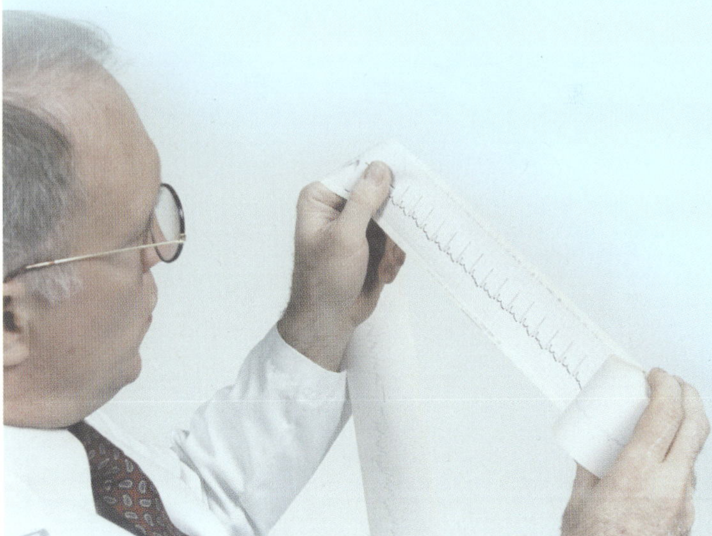

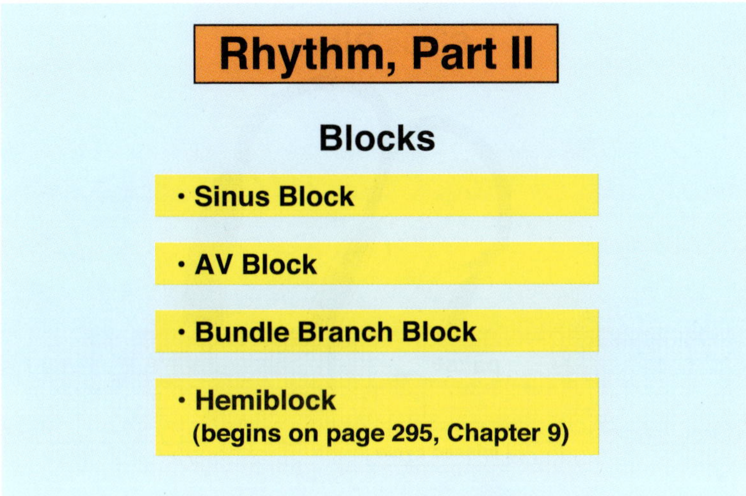

차단은 탈분극 전도가 느려지거나 안되는 것을 말하는 것으로, 동방결절, 방실결절, 또는 좌우의 각에서 일어날 수 있다. 일반적인 공공사람들 혹은 방송매체는 이것들을 심장 차단이라고 얘기한다.

차단은 동방 ________ , 방실 결절, 히스 번들(His bundle), 좌우의 각 bundle branches), 혹은 좌각 두갈래 중 어느 한쪽(Hemiblock)에서도 일어날 수 있다.

(결절, node)

전기전도의 차단은 ________ 의 전달 과정이 늦어지거나 차단된 것이다.

(탈분극, depolarization)

참조

심전도에서 조율(rhythm)을 검사할 때에는 반드시 심장전도 차단을 검사해야 한다.
같은 환자가 하나 이상의 블록을 가질 수도 있다.

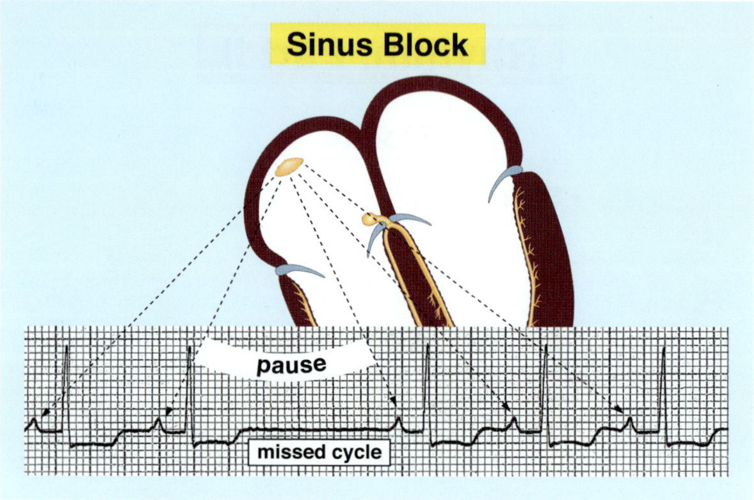

건강하지 못한 동방결절은 간혹 적어도 한 싸이클 동안 조율 못할 때가 있다. 이것을 동방 블록(sinus block)이라고 한다. 블록된 싸이클에서 p파는 찾아볼 수 없는 것이 중요한 특징이다.

동방결절 차단은, 건강하지 못한 동방결절이 적어도 완전한 한 ________ 동안 자극을 내보내는 것을 정지한 것이므로, 블록은 보통 일시적이다.

(싸이클, cycle)

그 휴식기 이후에는 다시 정상기능을 되찾고(resume), 전도 차단 이전의 조율을 보이게 된다. 그러나 그 휴식기 동안 자동성 ________ 로부터 이탈박동(escape beat)이 유발될 수 있다. (중추, automaticity focus)

참조

블록 이전과 이후의 p파는 동일하다. 왜냐하면 휴식 이전과 이후에 같은 동방결절이 기능을 계속하기 때문이다. 동방 결절은 계속해서 블록 이전과 같은 시간 간격을 두고 심방의 탈분극을 유도한다. 하지만 긴 정지(pause)는 동방 결절이 조율을 되찾기 전에 자동성 중추로부터 이탈박동을 유도할 수 있다.

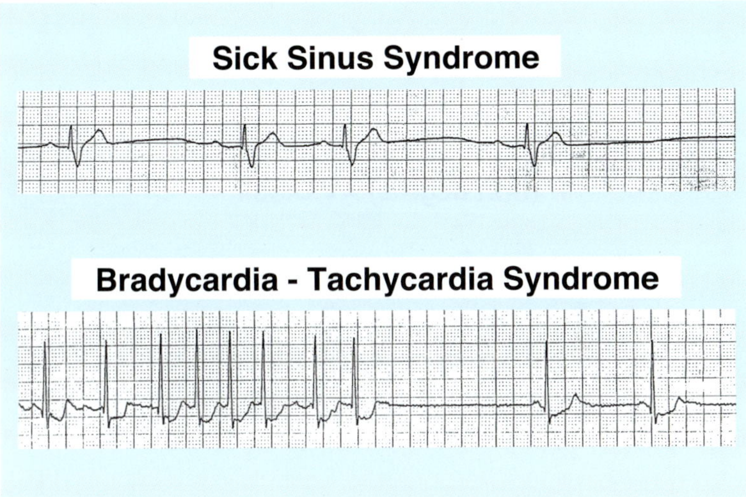

동기능부전증후군(sick sinus syndrome, SSS)은 동방결절의 기능장애에도 불구하고 상심실성 자발성 중추가 반응을 보이지 않아, 정상적으로 나와야 하는 이탈기전을 보이지 않는 부정맥을 일컫는다.

참조

동기능부전증후군은 대부분 심질환을 가진 노인에게서 발생한다. 심한 동성 서맥이 있지만 심방과 방실접합부에서 정상적인 이탈 기전이 보이지 않는 것을 특징으로 한다. 또한 반복적인 동성 차단(sinus block)이나 동정지(sinus arrest) 등도 역시 이탈박동없이 나타날 수 있다.

참조

동방 결절과 모든 상심실성 중추(심방과 방실접합부)에 부교감신경의 분포가 많기 때문에, 과도한 부교감신경의 활성은 동방결절의 조율 속도를 늦출 수 있다. 그러므로, 젊고 건강한 마라토너에서 휴식 시 부교감신경계의 과도한 활성으로 인해 동기능부전증후군과 같은 심전도 소견을 보일 수 있다(pseudo 동기능부전증후군).

참조

동기능부전증후군을 가진 환자들은 종종 상심실성 빈맥(주로 심방 조동이나 심방 세동)과 동반하여 동성 서맥을 보이기도 하는데, 이것을 서맥빈맥증후군(Bradycardia-Tachycardia syndrome)이라고 한다.

AV Block

1° (first degree) AV Block

2° (second degree) AV Block

3° (third degree) AV Block

방실차단은 심방에서 심실로의 전도 자극이 늦거나 없어지는 것이다.

중요치 않은 방실차단은, 심방의 탈분극과 심실의 ________ 사이에 존재하는 생리학적인 지체를 약간 길게 하는 것이다. (탈분극, depolarization)

중요한 방실차단은 상심실성 자극이 ________ 에 도달하는 것을 일부 혹은 모두 막는 것이다. (심실, ventricle)

참조

방실차단은

- 1도 방실차단(first degree, 1 AV block)
  (심방과 심실의 탈분극 사이 지체가 길어진다)
- 2도 방실차단(second degree, 2 AV block)
  (Wenckebach와 Mobitz 타입)
- 3도 방실차단(third degree, 3 AV block)
  (심방 자극이 모두, 심실로 전도되지 않는다)

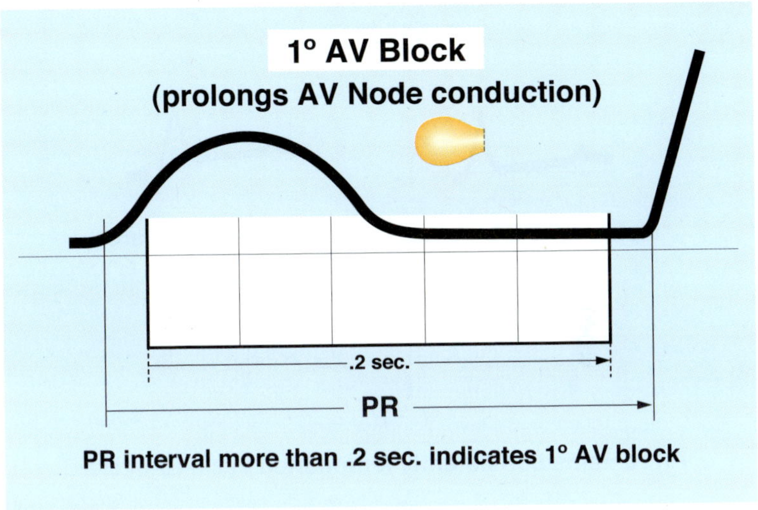

1도 방실 차단은 PR 간격(interval)을 심전도에서 굵은 선 한칸(0.2sec) 이상 길게 한다.

참조

기술적으로 분절(segment)은 기선(baseline)의 일부를 말하고, 간격(interval)은 적어도 하나의 파(wave)를 포함한다. 따라서 PR 간격이란 P파와 QRS군이 시작하기 전까지의 기선을 포함한다. 따라서 PR 간격은 P파의 시작점부터 QRS군의 시작점까지 측정한다.

1도 방실 차단에 의한 지체는 ________ 간격을 길게 한다. (PR)

PR 간격은 정상적으로 하나의 큰 사각형보다 작거나, ________ 초 이하이어야 한다. (0.2)

참조

여러분은 심전도에서 반드시 PR 간격을 측정해 보아야 한다.
왜냐하면 PR 간격이 하나의 큰 사각형보다 더 길면 방실 차단이기 때문이다.

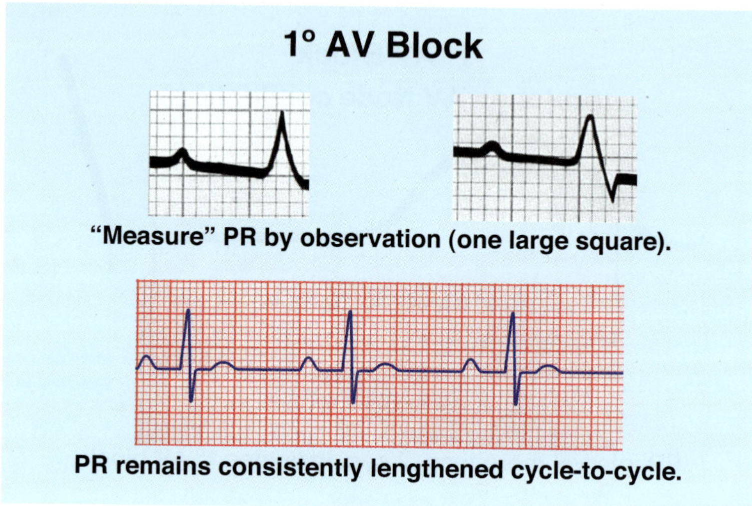

1도 방실 차단은 PR 간격이 0.2초 이상으로 길어진 것을 특징으로 한다.

일단 PR ________ 이 정상보다 길어졌다면 여러분은 어떤 형태의 방실 블록이 있는지를 확인해야 한다. (간격, interval)

만약 PR 간격이 ________ 초 이상으로 길어졌다면 어떤 형태이든 방실 차단이 존재하는 것이다. (0.2)

P-QRS-T의 순서가 정상이면서 다만 PR 간격만이 길어져 있다면 ________ 도 방실 차단이 있는 것이다. (1)

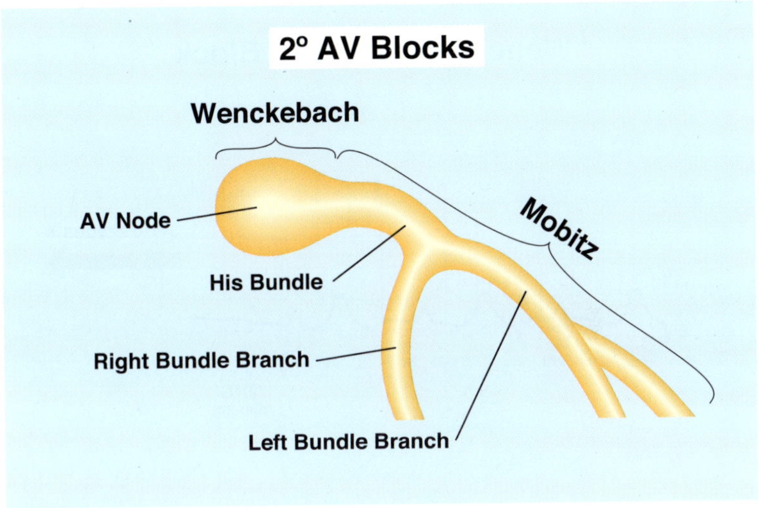

2도 방실 차단(second degree AV block)은 어떤 심방의 탈분극(p파)은 심실로 전도되고(QRS군을 가짐), 어떤 탈분극은 블록되는 것을 말한다(p파만 나오고, 연관된 QRS파는 나오지 않는다). 2도 방실 차단에는 방실결절내에서 블록이 일어나는 타입과, 방실결절 하방에서 블록이 일어나는 두 가지 타입이 있다.

참조

두가지 타입의 2도 방실차단

- 방실결절의 2도 방실차단은 Wenckebach(보통 type I으로 불린다)이다. 이것은 일련의 싸이클을 양산한다. 마지막 p파가 방실결절내에서 완전히 차단되어 QRS 반응이 없어질 때까지 점차적으로 방실 결절 내에서 블록이 일어나게 된다. 각각의 반복적인 Wenckebach 시리즈는 보통 P:QRS의 비를 일관되게 3:2, 4:3, 혹은 5:4로 갖는다.

- 푸르키니에섬유(Purkinje fiber bundles)의 2도 방실차단은 Mobitz(보통 type II로 불린다)이다. 이것은 하나의 정상적인 P-QRS-T 사이클을 구성하다가 어느 한 P파가 전도되는데 실패하여 QRS파를 양산하지 못하는 것을 의미한다. 각각의 반복적인 Mobitz 시리즈는 보통 P:QRS의 비를 일관되게 3:1, 4:1, 혹은 5:1로 갖는다.

참조

위 기술에 대하여 어렵다고 생각할 필요 없다.
다음 몇 페이지만 보면 금방 이해하게 될 것이다.

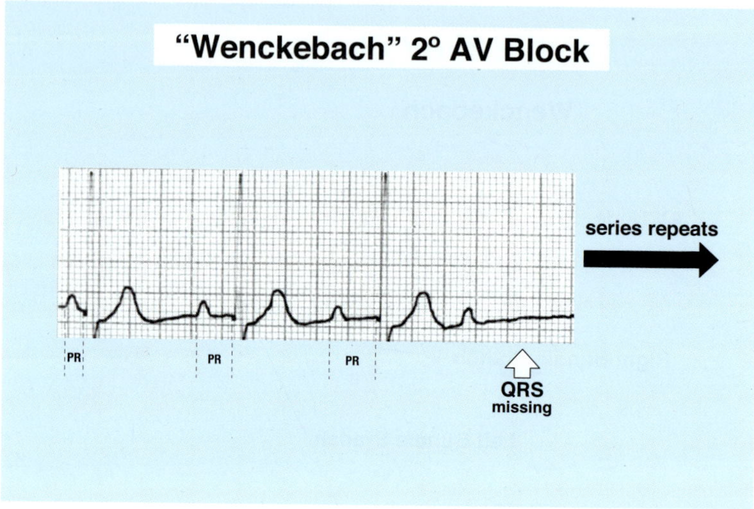

Wenckebach 2도 방실차단은 방실결절에서 일어난다. 심전도 상에서, PR간격은 점차로 길어지다가, 마지막 P파는 심실로 전도되지 않아 QRS파가 따라 나오지 않는다. 이러한 싸이클이 반복된다.

심전도 상에서 Wenckebach(2도 방실차단)는 연속적인 사이클에서 PR간격이 점차 길어지다가, 마지막 P파는 ________ 반응을 유발시키지 못한다. (QRS)

각각의 P파와 관련된 QRS는 연속되는 사이클에서 점점 서로 멀리 떨어지다가 마지막 P파는 QRS 없이 혼자 나오게 된다. 이러한 전형적인 Wenckebach 패턴은 2~8 사이클 혹은 그 이상의 ________ 어디에서나 구성된다.

(사이클, cycle)

참조

Wenckebach는 보통 방실결절내에 존재한다. Wenckebach는 종종 부교감신경의 항진이나 부교감신경의 역할을 유발시키는 약물에 의해 유발된다. 연속되는 사이클에서 PR간격이 점차적으로 늘어나는 것과 마지막에 P파가 혼자 나오는 심전도의 특징을 주의깊게 파악해야 한다. Wenckebach의 반복은 집단박동(group beating)을 보인다. 그것은 조기박동의 쌍으로 오인될 수 있다.

"Mobtiz" 2º AV Blocks

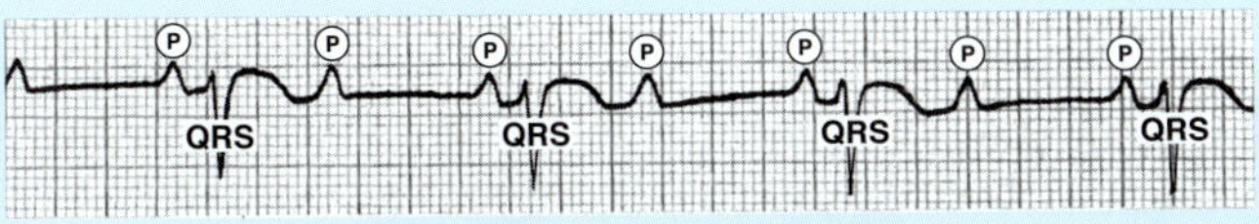

2:1 Mobitz AV block

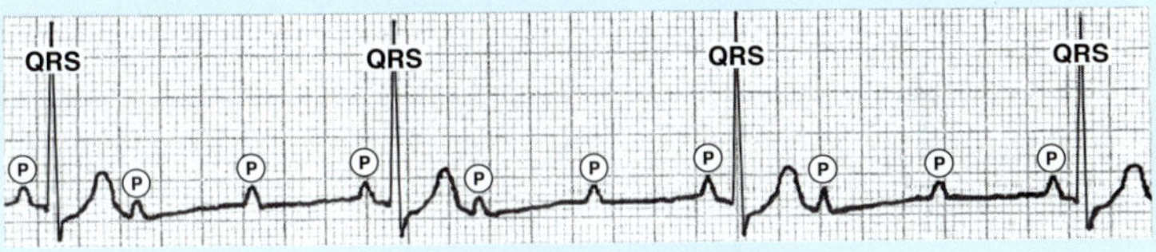

3:1 Mobitz AV block

Mobitz 2도 방실 차단은, 심실로 전도되기 전에 상당수의 심방 탈분극을 완전히 블록하는 것이다. 이것은 P:QRS의 비가 2:1 혹은 3:1 혹은 그 이상의 방실 비를 가지기도 한다. 이러한 시리즈는 반복되며, Mobitz는 극도로 느린 심실박동수와 그로 인해 일어나는 실신으로 인해 심각한 문제가 될 수 있다.

Mobitz(2도 방실 차단)는 2개의 p파와 1개의 ________ 파로 나타날 수 있으며, 이러한 것을 2:1 방실차단이라고 부른다. (QRS)

참조

Mobitz는 종종 세개의 심방 탈분극을 차단하여 한번의 심실 반응(QRS)을 유도하기도 한다. 이것을 3:1 방실차단이라고 부른다. 더 좋지 않은 전도 비(예. 4:1 혹은 5:1 등)는 차단이 더욱 심각한 것을 나타내며 진행된(advance) Mobitz 차단이라고 불린다.

참조

Mobitz에서, QRS가 없는 각각의 사이클은 규칙적인 p파를 보이며, 절대 심방 조기 수축을 보이지 않는다. 이러한 구별은 아주 결정적이다.

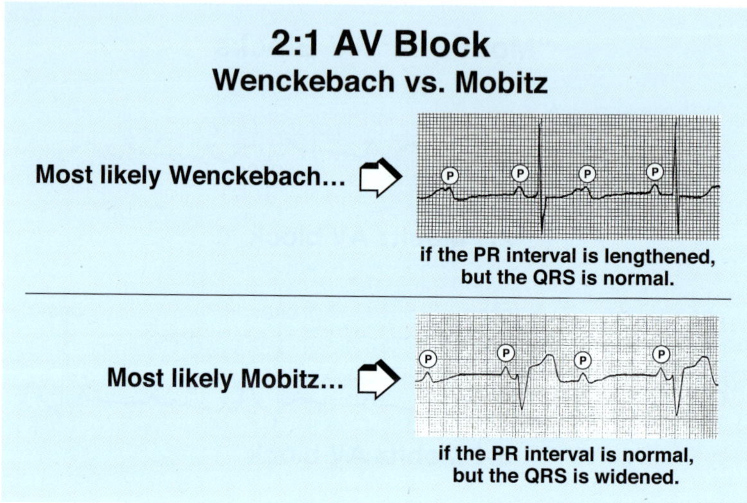

Wenckebach와 Mobitz는 모두 QRS 파가 빠지는 것이 특징이다. 따라서 어떻게 우리가 2:1 Wenckebach와 2:1 Mobitz를 구별할 수 있을까? Wenckebach는 비교적 양성적인 상태이고, Mobitz는 병적으로 생각할 수 있기 때문에 우리는 두 가지를 구별해야 한다.

참조

심전도에서, 2:1 방실 차단은 두-사이클 Wenckebach에서는 좀 짧다. 예를 들면, 만약 첫번째 사이클이 정상이라면 두번째 사이클에서는 PR 간격이 방실 결절을 통하여 전도가 되지 않을 만큼 아주 길어야 되기 때문이다. 이것이 2:1 Wenckebach이다. 그러나, 하나만 놓고 본다면 우리 중 대부분은 2:1 Mobitz로 해석할 수 있다. 다음 것들이 도움이 될 수 있다.

Wenckebach는 대부분 방실 ________ 에서 기원하기 때문에, 2:1 방실 차단은 PR 간격만 길어져 있을 뿐, QRS 패턴에 변화는 거의 없다. (결절, node)

하지만 Mobitz는 방실결절 하방인 히스 속(his bundle)이나 각전도(bundle branches)에서 기원하기 때문에 정상적인 PR과 넓어진 ________ 패턴을 볼 수 있다. (QRS)

참조

이런 두가지 타입의 2:1 방실 차단을 구별하는 것이 임상적으로 아주 중요하기 때문에, 우리는 구별을 위해 침대 옆에서 바로 행할 수 있는 진단기술을 필요로 한다(다음 페이지 참조).

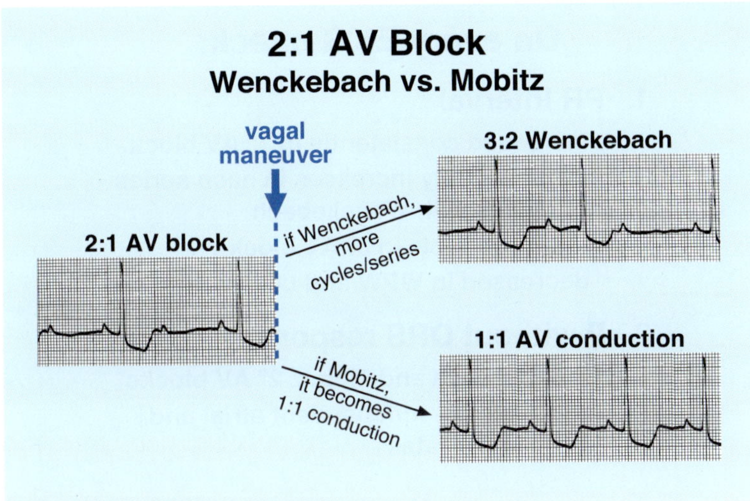

2:1 Wenckebach와 Mobitz는 임상적으로 중요하다. 어떤 타입의 차단을 가졌는지 결정하기 위해 우리는 미주신경 흥분수기(vagal maneuver)를 시행할 수 있다.

방실 결절에는 부교감신경이 과도하게 분포되어 있으므로, 미주신경 ________ 는 방실 결절을 방해하여 불응기를 늘린다.

(흥분수기, vagal maneuver)

그러므로, 미주신경 흥분수기는 부교감신경의 방실 ________ 에의 억제효과를 증진시켜 2:1 방실 블록을 3:2 혹은 4:3 정도로 늘린다. (결절, node)

그러나 2:1 차단이 Mobitz라면(즉, 차단이 심실 전도 ________ 에서 일어난다면), 미주신경 흥분수기는 차단을 없애 1:1 방실 전도를 유발하던지 혹은 전혀 효과가 없을 것이다. (시스템, system)

On every EKG check:

1. PR Interval

- **increased consistently in 1° AV block**
- **progressively increases in each series of cycles with Wenckebach**
- **totally variable in 3° AV block**
- **decreased in WPW and LGL syndromes**

2. P without QRS response

- **Wenckebach and Mobitz 2° AV blocks**
- **3° AV block - independent atrial and ventricular rates**

왜 일상의 심전도 검사에서 PR 간격과, P와 QRS와의 관계를 알아보아야 하는지 알아보자. 일반적으로 이런 두 가지 항목들을 체크하는 것은 전체적인 방실전도의 문제점들을 밝힐 수 있는 것이다.

길어진 PR 간격은 방실 ________ 을 의미하는 것이다. (차단, block)

QRS 반응없는 P파는 2도나 3도 ________ 차단을 나타내는 것이다. (방실, AV)

참조

어떻게 이런 두가지 진단적인 요소들이 각각의 방실 차단과 연관되는지 곰곰히 생각하는 것을 멈추자. 실제적으로, 잠깐동안 이것을 실시해보자. 이것은 단순히 의미없는 연습이 아니라 방실 차단에 관한 실제적인 기술을 익히는 것이다.

이제 당신은 모든 심전도에서 단지 두 가지 요소들을 체크함으로서 방실 차단들을 쉽게 알아낼 수 있다. 각 경우에 있어서 문제의 해부학적인 유발요인에만 관심을 갖지 말고 그것의 예후적 중요성도 고려해야 한다. 당신의 발전에 대해 축하하며, 이제 당신은 당신의 지식에 자부심을 가져도 좋다.

Practice Tracing

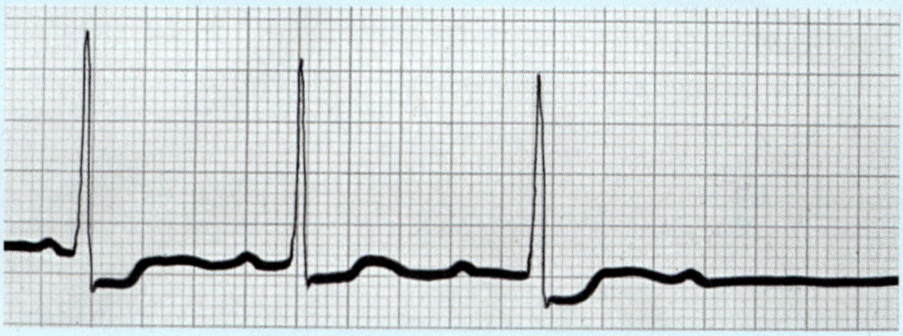

검사자는 이 환자가 매우 불규칙적인 맥박을 가진 것을 알았다. 3번의 맥박이 있고 나서 맥박이 없으며, 그런 형태가 계속 반복되는 것을 느끼고는 놀랐다.

첫번째로, 우리는 PR간격을 조사하였고, 3번째 사이클에서 PR간격이 0.2초 이상인 것을 발견하여 어떤 종류의 ________ 차단이라는 것을 의심하였다.
(방실, AV)

마지막 사이클에서는 ________ 파는 나오지 않고 P파 혼자 나온 것을 알 수 있다.
(QRS)

자세히 조사해보면 PR 간격이 처음에는 정상이었다가 점점 길어지는 것을 볼 수 있다. 이제 우리는 ________ 현상을 의심할 수 있다. (Wenckebach)

Complete (3°) AV Block

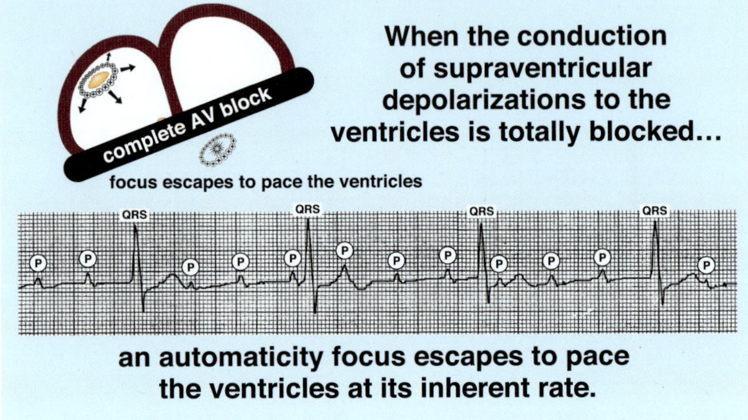

3도(완전) 방실차단은 심방의 흥분이 방실결절을 자극하지 못할 때(즉, 심실의 반응이 없을 때) 발생한다. 이때 차단이 발생한 하방에 있는 자발성 중추가 이탈박동을 일으켜 고유한 박동수대로 심실을 조율한다.

3도 방실차단은, 동결절에서 조율되어 일어난 심방의 탈분극이 ________ 로 전도되지 못하는 것이다. (심실, ventricle)

방실 결절이나 히스속(his bundle) 하나의 차단도 완전한 차단을 만들 수 있다. 하지만 심실로의 ________ 를 완전히 차단하기 위해서는 심실의 전도 시스템에서 좀 더 하방에서 차단이 일어나게 된다. (전도, conduction)

차단이 일어난 하방에서 자발성 중추는 이탈박동을 일으켜 고유한 ________ 대로 심실을 조율한다. (박동수, rate)

참조

이탈하는 중추의 위치는 3도 방실 차단이 일어나는 위치에 따라 달라진다.
다음 페이지에서 자세히 언급된다.

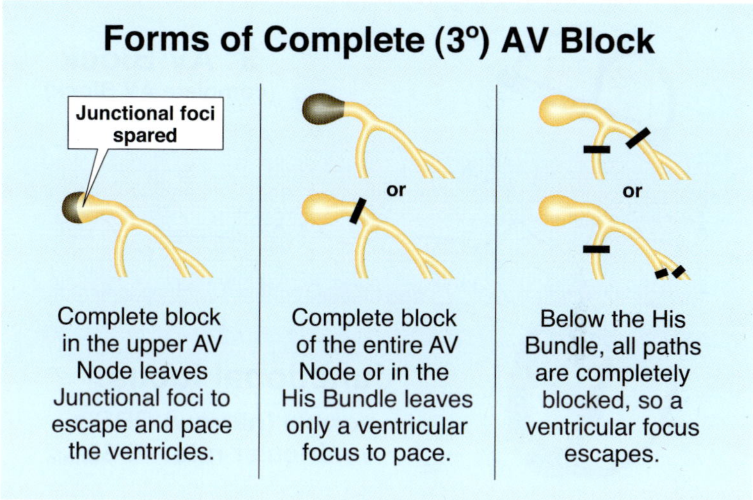

완전(3도) 방실 차단은 상부 방실 결절에서 일어나거나 방실결절의 하방에서 일어난다. 상부 방실 결절(upper AV node)에서 차단이 생겼을 경우에는 방실 접합부 중추(Junctional focus)에서 이탈이 일어나 심실을 조율하게 되고, 방실결절의 하방에서 차단이 일어난 경우에는 단지 심실의 중추(ventricular focus)에서 이탈을 일으켜 심실을 조율하게 된다. 완전한 차단이 되기 위해서는 방실 전도의 모든 경로가 다 차단되어야 한다.

만약 완전한 블록이 방실 결절 상부에서 일어난다면 방실 접합부 중추가 이탈 박동을 일으켜 고유한 박동수대로 ________ 을 조율하게 된다.

(심실, ventricle)

만약 완전한 차단이 방실 결절 전체나 결절 하부(예. His bundle)를 파괴했다면, 유일하게 심실 중추가 조율에 책임을 지게 되어 ________ 박동수대로 심실을 조율하게 된다.

(고유한, inherent)

참조

이탈박동을 일으키는 중추의 위치에 상관없이 심방은 독립적으로 동방결절에 의해서 조율된다. 따라서 심전도 상, 우리는 동방결절에서 조율된 심방의(p파) 박동수와 이것과는 전혀 독립적인, 중추에서 조율된 느린 심실의(QRS) 박동수를 볼 수 있다. 완전한 방실 차단은 이러한 방실해리(AV dissociation)를 유발하며, 심전도에서 정상적인 p파의 박동수와 완전히 독립적이며, 느린 QRS파를 보았을 때 완전한(3도) 방실차단을 의심해 볼 수 있다.

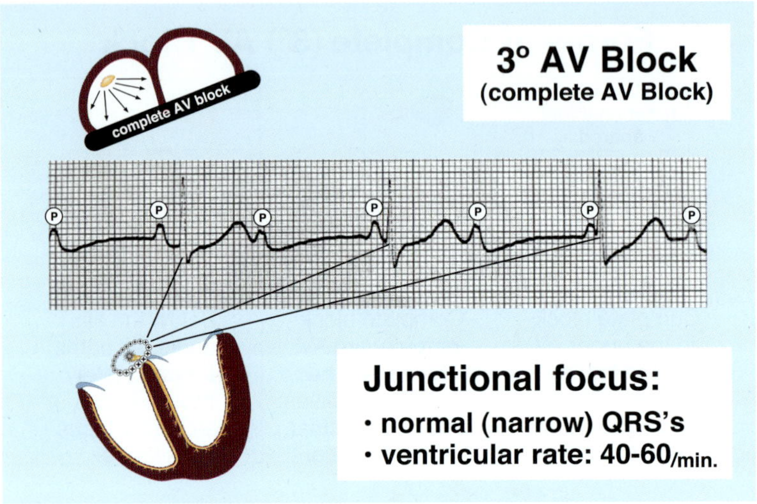

만약 완전한 방실 차단이 방실 접합부 위쪽(즉, 방실 결절의 상부)에서 일어난다면, 방실 접합부의 중추(Junctional focus)가 이탈 박동을 일으켜 심실을 조율한다. 심전도 상 우리는 동방결절에서 조율된 p파와, 느리며 독립적인 QRS파를 보게 되는데, QRS파의 모양은 대부분 정상이다.

참조

만약 완전한 방실 차단이 방실 결절 상부에 있다면, 방실 접합부의 중추(junctional focus)에서 더 이상 overdrive-suppressed 되지 않는 이탈박동이 일어나 심실을 조율한다. 이것을 방실접합부 고유의 리듬(idiojunctional rhythm)이라고 한다.

완전한 방실 차단이 있을 때 QRS의 모양이 정상이라면, 우리는 방실 접합부의 중추가 ________ 을 조율한다는 것을 알 수 있다. (심실, ventricle)

참조

때때로 방실접합부 중추로부터 조율된 탈분극이 심실 전도로의 이상 부위를 지나게 되면 그 부분의 탈분극이 지체되어 넓은 모양의 QRS(wide QRS)를 보이기도 한다.

만약 심실 박동수가 40~60회 사이라면 ________ 에 있는 중추가 심실을 조율할 것이라고 짐작할 수 있다. (방실 접합부, AV junction)

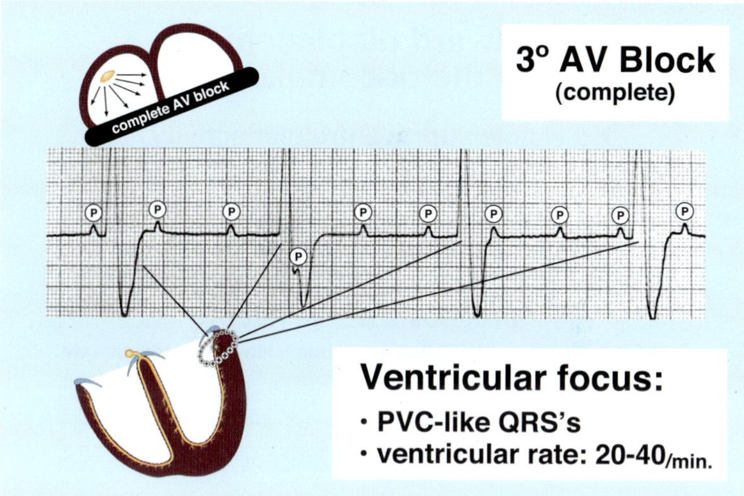

완전한 방실 차단이 방실 접합부 하방에서 일어난다면 심실 중추(ventricular focus)가 이탈 발동을 일으켜 고유한 박동수대로 20~40회의 매우 느린 속도로 심실을 조율한다. 너무나 느려서, 사실은 뇌혈관으로 가는 혈류에 문제가 생기고, 실신할 수도 있다.

방실해리와 심실의 박동수, 그리고 QRS 모양을 체크해야 한다. 우리가 심전도에서 크고 넓으며 PVC같은 모양의 QRS파를 보게 된다면, 우리는 ________ 중추로부터 심실이 조율되고 있음을 알 수 있다. (심실, ventricle)

우리는 또한 심실 ________ 의 고유한 박동수가 분당 20~40회로 매우 느리다는 것을 기억해야 한다. (중추, focus)

참조

완전 방실차단에서 심실의 박동수는 매우 느려서 뇌혈관으로 가는 혈류가 충분치 못하다. 그래서 환자는 의식을 잃고 실신할 수 있는데, 이것을 Stokes-Adams 증후군이라고 한다. 완전한 방실차단을 가진 환자들을 계속적으로 검사하고 기도를 유지시키는 것이 필요하다. 완전 방실 차단을 가진 환자들은 결국 심박동기를 필요로 한다.

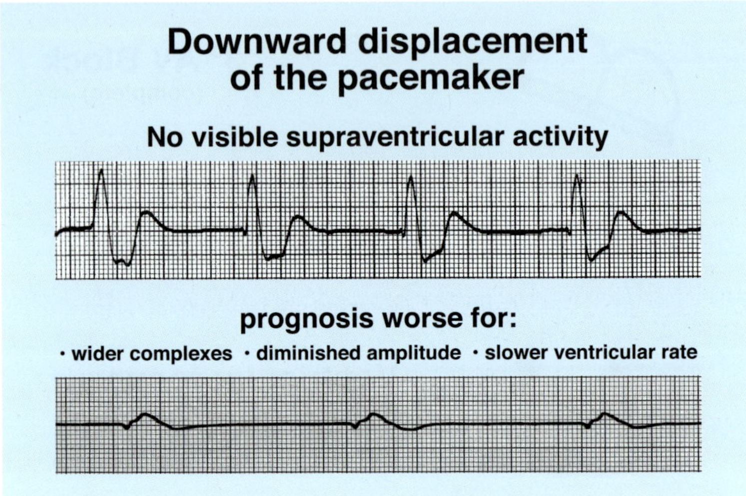

위 심전도면은 3도 방실차단에 의한 것이 아니다. 넓은 QRS파의 서맥이 항상 3도 방실차단에 의한 것이라고 가정하면 안된다. 당신이 심방의 활동과 독립적인 사인을 찾아볼 수 있는가?

넓은 심실의 파를 가진 서맥이 항상 3도 방실차단의 진단에 필수적인 것은 아니다. 그래서 완전 방실 ________ 이라고 하기 전에 방실 해리(독립적인 P파와 QRS파)를 찾아야 한다. (차단, block)

참조

넓은 QRS의 서맥시 심방의 활동이 없는 것은 동방결절이나 상심실성 중추가 심방을 조율할 정도로 살아있지 않다는 것이다. 이렇게 심실 상부의 모든 자발성 중추가 기능을 하지 못할 때 심박동기의 하방변위(downward displacement of the pacemaker)라고 불리며 별로 좋지 않은 예후를 가진다. 하향변위(downward displacement)라고 진단내리기 이전에 평평한 기저(flat baseline)가 심방세동에 의한 것이 아님을 확인해야 한다.

참조

극단적으로 높은 칼륨농도(고칼륨증)는 동방결절과 상심실성 중추를 심하게 억제하여 비슷한 심전도 소견을 보일 수 있다. 또한 고칼륨증은 심정지를 일으킬 수도 있다.

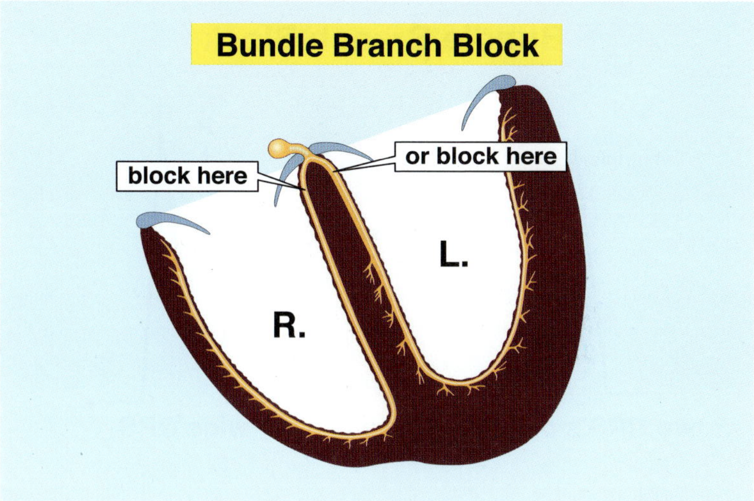

각 전도차단(bundle branch block)은 우좌각(right or left bundle branch)의 흥분이 차단되어 발생한다.

정상적으로, 우각(right bundle branch)은 빠른 속도로 흥분을 전달하여 우심실을 탈분극시킨다. 또 좌각(left bundle branch)도 같은 방법으로 ________ 심실을 탈분극시킨다. 이 자극은 양 심실에 동시에 전달된다. (좌, left)

어느 한쪽의 각에 차단이 생기면 그쪽 심실의 탈분극에 ________ 가 생긴다. (지체, delay)

참조

일반적으로 양 심실은 동시에 탈분극된다. 하지만 각 전도 차단에서는, 차단되지 않은 각 전도는 정상적으로 일어나고, 차단된 각 전도에서는 주변 근육을 통해서 탈분극이 서서히 전도되어 차단된 각 아래 부위의 각을 자극하게 된다.
지체부분 이후에는, 탈분극은 정상적으로 다시 빠르게 일어난다.

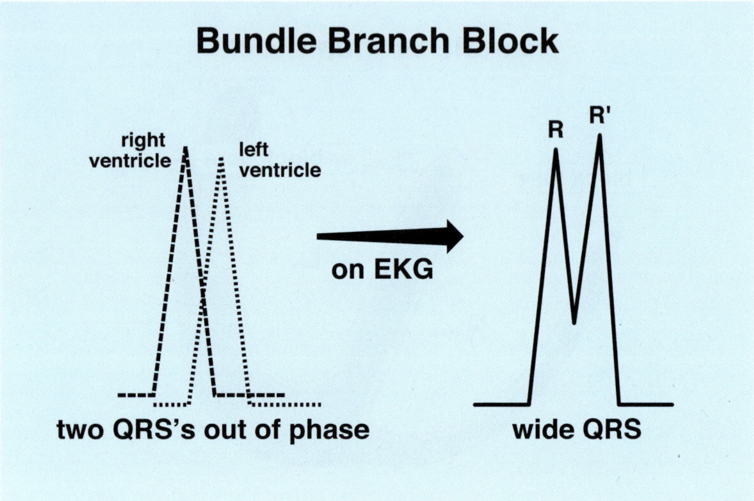

그러므로 각 전도 차단에서는, 한 심실이 약간 늦게 탈분극을 일으키며 심전도 상에서 두 개의 맞붙인 QRS(joined QRS)로 나타난다.

각 차단이 있을 때, 어떤 ________ 전도가 차단되었느냐에 따라 좌 혹은 우심실이 늦게 탈분극을 일으킨다. (각, Branch)

참조

우심실과 좌심실 각각은 여전히 정상적인 탈분극 기간을 가진다. 심실이 동시에 탈분극하지 않기 때문에, 따라서 우리가 심전도에서 보는 넓어진 QRS(Widened QRS)를 보이게 된다. 두개의, 동시가 아닌 QRS는 서로 다른 것과 겹치게 되고 심전도 기계는 이런 전기적인 활동의 합침을 기록하여 두 개의 봉우리(peak)를 가지는 넓어진 QRS로 기록하게 된다.

참조

넓어진 QRS는 양쪽 심실의 동시가 아닌 탈분극을 나타내므로, 우리는 보통 두 개의 R파를 보게 되고, 그래서 R과 R'로 표현한다. R'은 차단된 심실의 늦어진 탈분극을 의미하는 것이다.

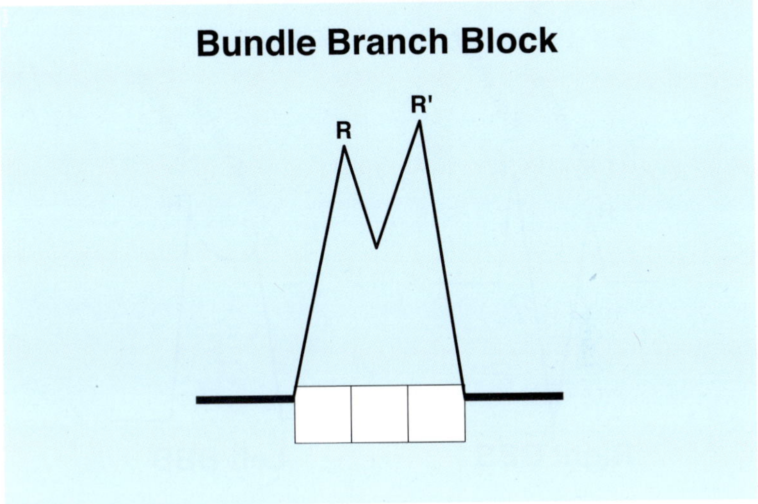

각 전도 차단에서는, 넓어진 QRS(Widened QRS)가 작은 칸 3개 넓이(0.12초) 이상이거나 2개의 R파 (R과 R')가 보인다. R'는 차단된 심실의 지체된 탈분극을 나타낸다.

참조
양쪽 심실의 동시 탈분극은 보통 0.12초 이내에 일어나서 작은 칸 3칸 이내에 들어간다.

각 전도 차단의 진단은 주로 넓어진 ________ (0.12초 이상)로 진단할 수 있다. (QRS)

각 전도 차단을 진단하기 위해서 QRS파는 적어도 작은 칸 ________ 개 이상이 되어야 한다. 당신이 심전도를 읽을 때 QRS의 기간을 체크하여야 한다. (3)

참조 심전도를 기록하는 바늘은 아주 빠르게 움직이기 때문에 심장의 전기적 활동을 충분히 정확하게 기록할 수 있다. 그러나 편향(deflection)이 너무 크면 기계적으로 약간의 지연(lag)이 있을 수 있다. 흉부유도에서는 QRS 편향이 너무 커서 실제보다 QRS의 폭이 넓게 나올 수 있으므로 QRS 폭은 사지 유도에서 측정하도록 하라.

참조 각 차단이 있는 사람에게 상실성 빈맥(supraventricular tachycardia)이 생기면 폭이 넓은 QRS (widened QRS)가 연속적으로 빠르게 나타나 마치 심실빈맥(ventricular tachycardia)처럼 보이므로 주의해야 한다.

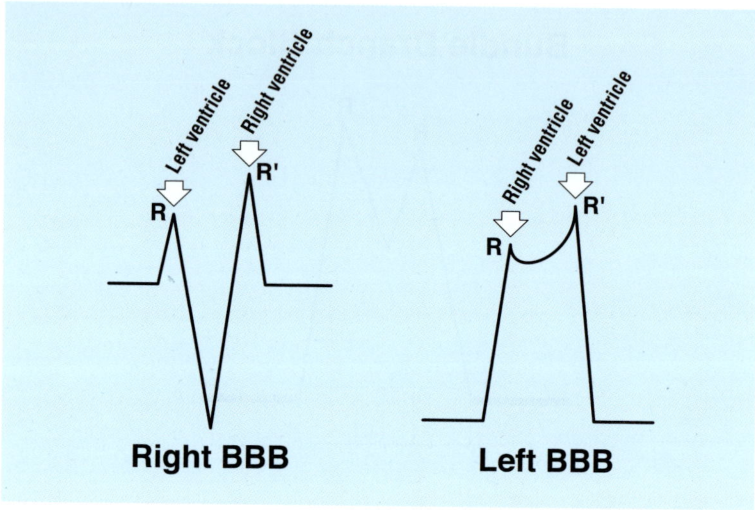

좌각 차단에서는 좌심실의 수축이 늦어지고, 우각 차단에서는 우심실의 수축이 느려진다.

각 전도 차단이 있으면, 제일 먼저 _________ 의 폭이 넓어졌나를 보아야 한다. 그리고 나서 여러분은 여러 유도에서 R-R' 형을 찾을 수 있어야 한다. (QRS)

우각 차단에서는 좌심실의 탈분극은 정상이므로 R은 좌심실의 탈분극을 나타내고, R'는 _________ 심실의 늦어진 탈분극을 나타낸다. (우, Right)

좌각 차단에서는, 좌심실의 탈분극이 지체되고, 우심실의 탈분극은 정상이기 때문에, R'는 _________ 심실의 늦어진 탈분극을 나타낸다. (좌, Left)

이해하기 쉽지 않습니까?

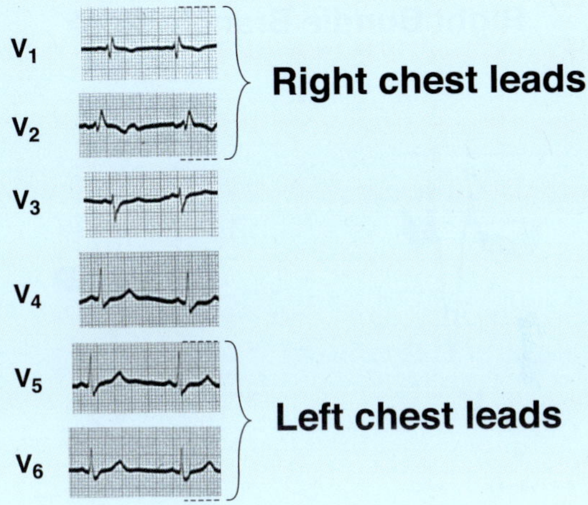

만약 각 차단(bundle branch block)이 있다면 V_1과 V_2유도(우 흉부유도)와 V_5,V_6(좌 흉부유도)에서 R-R'를 찾아보라.

QRS군이 각 차단을 진단내리기에 충분할 정도로 폭이 넓다면 즉시 좌 우 흉부유도(lead)에서 ________ 가 있는지를 조사해야 한다. (R-R')

참조

심실이 흥분하고 난 직후 심실이 자극에 반응하지 않는 시간, 즉 불응기란 매우 짧은 시간이다. 때로 이 불응기가 두 심실 사이에 차이가 있게 되면 수축이 빠를 때나(rapid rate), 조기 심방수축후 방실결절의 자극이 한쪽의 심실에 도달될 것이고, 다른 심실이 반응하기 전에 약간의 지연이 있을 수 있다. 이러한 맥박수에 의존적인(rate-dependent) 각차단은 빈맥시 넓은 QRS를 가지기 때문에 심실빈맥과 유사한 모양을 보일 수 있다.

우측 흉부유도는 V_1과 ________ 이다. (V2)

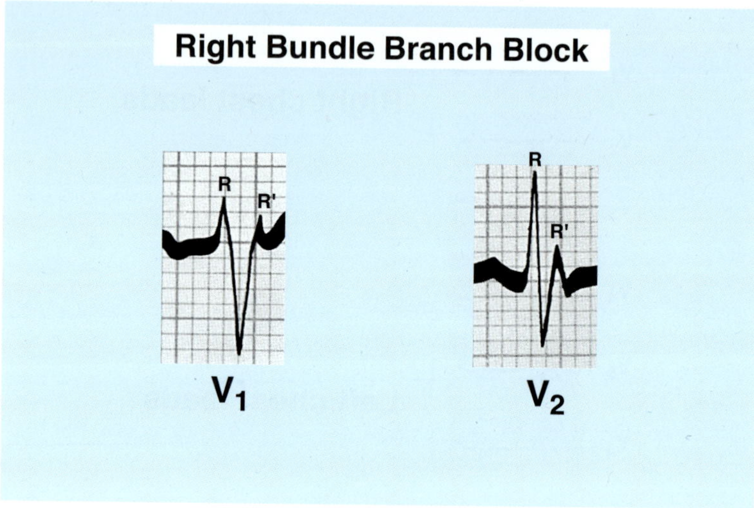

만약 R-R'가 V_1이나 V_2에 있다면 이는 우각 차단을 의미한다.

폭이 넓은 ________ 가 있으면 좌우 흉부유도에서 R-R'의 유무를 조사해야 한다. (QRS)

그리고 나서 R-R'가 V_1이나 V_2에 있다면 이것은 ________ 각 차단일 가능성을 강하게 시사한다. (우, Right)

우각차단에서는 우심실이 좌심실보다 약간 늦게 탈분극한다. 그래서 R'는 ________ 심실의 지체된 탈분극을 의미한다. (우, Right)

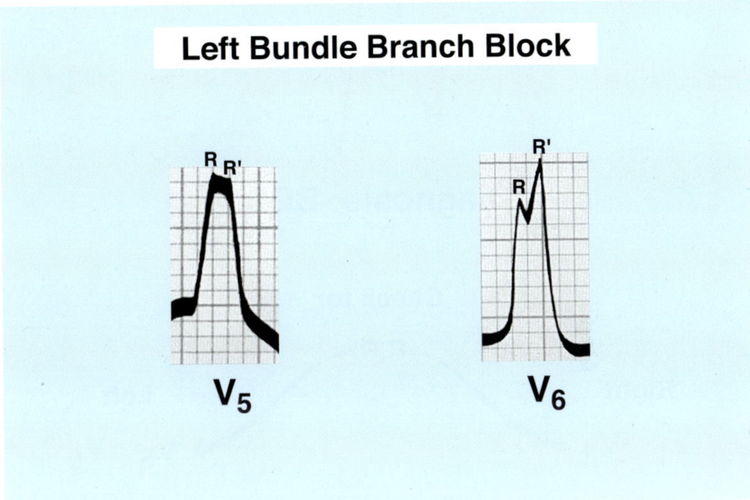

R-R'가 좌흉부유도에서 나타나는 각 차단일 때는 좌각차단(Left bundle branch block)이 존재한다는 것을 의미한다. R'는 좌심실의 지체된 탈분극을 의미한다.

좌흉부유도는 좌심실 상에 위치하며 ________ 과 V_6이다. (V5)

________ 각차단에서 R,R'는 종종 V_5, V_6에서 두개의 작은 포인트를 가지는 평평한 peak로서만 나타날 수 있다. (좌, Left)

좌각 차단에서 우심실은 좌심실전에 탈분극을 일으킨다. 따라서 넓어진 QRS의 초기 부분은 ________ 심실의 탈분극을 표시한다. (우, right)

참조

우각차단과 좌각차단의 전형적인 QRS 형태를 알아두는 것이 좋다. 진단은 종종 그들의 생김새 하나만으로도 이루어진다. 이러한 형태들은 심실빈맥이나 PVC의 묘사 시에 우각차단 패턴인지 좌각차단 패턴인지를 감별하는데 있어 중요하다. 심박동기에 의해 유도되는 심실파의 모양을 파악하는데 있어서도 중요하다.

참조

좌각차단은 두개의 섬유속(fascicles)으로 세분화된다. 이러한 섬유속의 차단을 분지차단(hemiblock)이라고 한다.

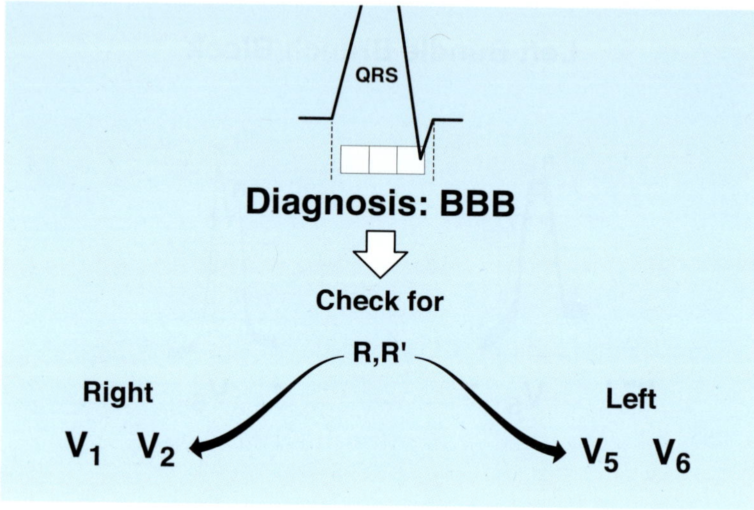

만약 폭이 넓은 QRS(widened QRS)가 있다면 좌, 우흉부유도를 검사하여 차단의 형태(type)를 결정해야 한다는 것을 명심하라.

각차단이 존재하려면 QRS는 적어도 ________ 초 이상 되어야 한다. (0.12)

참조

어떤 사람의 경우에는 각들간에 불응기로부터 회복하는 시간에 조금 차이가 있다. 따라서 어떤 특정한 속도 이상에서만(critical rate of tachycardia) 각 차단이 일어나기도 한다. 이런것을 박동수 의존적인(rate-dependent) 각차단이라고 한다.

R-R' 형이 단지 하나의 흉부 ________ 에서만 나타날 수도 있다. R'를 발견한다는 것은 매우 힘든 일이지만 종종 V_1, V_2, V_5 혹은 V_6에서 발견될 수도 있다. (유도, lead)

참조

때로 정상폭을 가진 QRS가 R-R' 형을 가질 수도 있다. 이것은 불완전 각차단(incomplete BBB)이라 한다.

Intermittent Mobitz (2° AV Block)

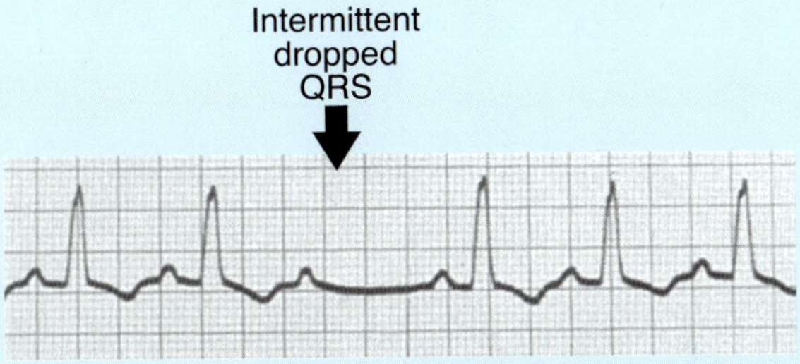

Occasional dropped QRS due to permanent BBB (one side) with intermittent BBB of the other side.

우각차단과 좌각차단이 동시에 있을 때는 탈분극이 심실에 도달하는 것을 막는다. 즉 완전(3도)방실 블록이 생기게 된다. 따라서, 하나의 각차단이 존재하면서 가끔 다른 각차단에 블록이 생길 때 일시적인 완전 방실 블록이 생기게 되면, 이것을 간헐성의 Mobitz(intermittent Mobitz)라고 한다.

우각차단과 간헐적인 좌각차단은 심전도 상에서 계속적인 우각차단 형태의 QRS와 함께 간헐적인 완전 방실 차단의 형태(________ 파가 나오지 않는 P파)로 나온다. (QRS)

좌각차단과 간헐적인 우각차단은 심전도상에서 계속적인 좌각차단 형태의 QRS와 함께 간헐적인 완전 방실 차단의 형태(________ 파가 나오지 않는 P파)로 나온다. (QRS)

참조

심전도 상에서 계속적인 각차단의 QRS 형태가 나오다가 가끔씩 QRS가 나오지 않을 때 간헐적인 완전 방실 차단을 보이게 된다. 이러한 차단은 더 진행되어 계속적인 완전 방실 차단으로 되기도 한다. 이런 간헐적인 Mobitz는 중요한 경고 사인으로서, 결국 인공적인 심박동기를 넣어야 할 필요가 있다는 것을 시사한다.
이런 사인을 놓치지 말도록 하자!

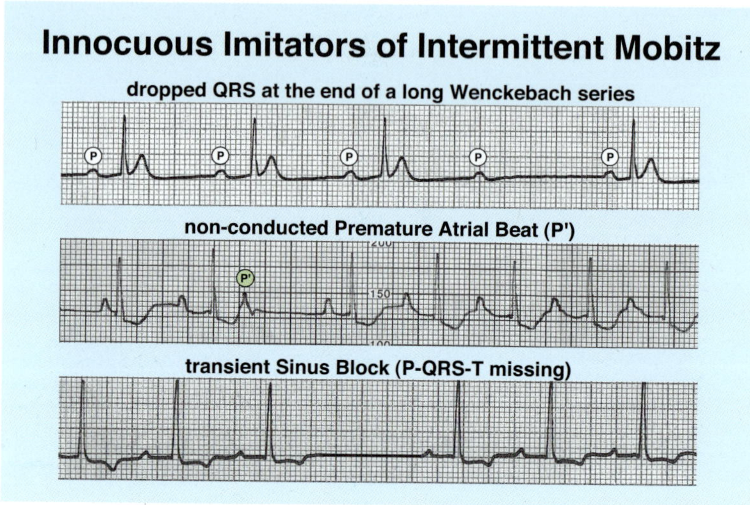

간헐적인 Mobitz는 완전 방실 차단을 예견하기 때문에 우리는, 정상적인 p파가 보인 후에 평평한 기저(span of clear baseline)를 가지는 특징적인 심전도를 보고 간헐적인 Mobitz를 파악해야 한다. 그러나 비록 다른 양성적인 조건에서도 이와 비슷한 심전도 형태가 보일 수 있다.

Wenckebach 시리즈(비교적 예후가 좋다)에서, 전도되지 않은 마지막 ________ 이후에는 평평한 기저를 갖는 심전도를 보인다(page 192). (p파)

전도되지 않은 조기 심방 수축(non-conducted premature atrial beat)은, 아직 불응기에 있는 방실 결절에 도달하여 ________ 로 전달되지 않는다(page 138); 따라서 조기에 나온 p파 다음에는 평평한 기저를 갖는 심전도(barren baseline)를 보인다. (심실, ventricle)

일시적인 동방 결절 차단(transient Sinus Block)은 조율이 정상화되거나 다른 자동성 중추에서 이탈 ________ 이 나올 때까지 심전도의 정지를 보인다. 두 가지 경우 모두에서 p파 전에는 심전도 상 정지를 보인다. (박동, beat)

참조

간단히 정리해 보면:

- 정상적인 p파(QRS는 없음) : 2도 방실 차단; Mobitz vs. Wenckebach
- 조기 흥분된 p파(QRS는 없음) : 전도되지 않은 조기 심방 수축
- P-QRS-T 사이클의 부재 : 동방결절 차단

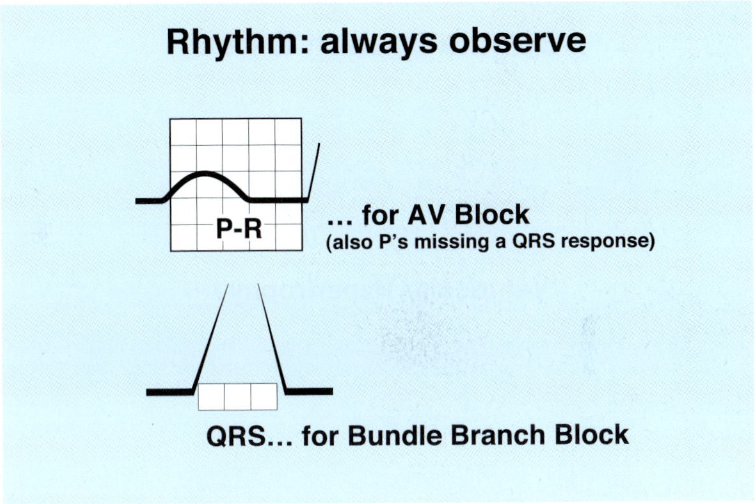

조율(rhythm)을 검사할 때 PR 간격과 QRS군의 길이를 조사하는 것을 잊어서는 안된다.

여러분은 모든 심전도상에서 항상 PR 간격을 조사해야 한다. 왜냐하면 이 간격이 큰 칸 1칸 이상으로 길어졌을 때 일종의 ________ 차단이 있다는 것을 의미하기 때문이다(그리고 물론, 2도 혹은 3도 방실차단의 존재유무를 알기 위해 QRS가 빠지는 것도 유의해서 보아야 한다). (방실, AV)

모든 심전도에서 QRS의 폭도 또한 동시에 조사해야 한다. 왜냐하면 이 간격이 0.12초 ________ 으로 늘어났을 때는 각 차단이 있다는 것을 의미하기 때문이다. (이상, more)

참조

어떤 심전도상에서도 조율을 조사할 때는 PR 간격과 QRS의 폭을 측정해보아야 한다. 이는 여러분이 항상 습관적으로 해야할 일이다. 방실 차단이나 각 차단이 갑자기 나타났을 때는 종종 심근경색을 의미할 수도 있기 때문이다.

참조

분지차단(hemiblock)은 흔하게 심근경색과 동반된다. 분지차단은 좌각의 두 개의 섬유속(fascicles) 중 하나에 차단이 생겼을 때 생긴다.

Bundle Branch Block

Vector = ?

Ventricular Hypertrophy?

QRS 벡터의 평균과 심실비대(ventricular hypertrophy)는 각차단이 있으면 정확히 측정될 수 없다.

참조

QRS 벡터의 평균은 심실이 동시에 탈분극될 때의 전체 방향(general direction)을 표시하고 각 블럭과 같이 심실이 따로 흥분할 때는 두(좌, 우)심실의 벡터가 존재하므로 전체 방향을 지시하는 벡터의 방향이 될 수 없다.

참조

심실비대의 기준은 정상 QRS에 기초를 두고 있다. 각차단에서는 심실이 동시에 탈분극이 되지 않으므로 반대방향의 탈분극이 없어서 QRS 편향이 커진다. 따라서 심전도로 비대를 진단할 때는 매우 주의해야 한다. 하지만 심방의 비대는 각 차단이 있을 때에도 진단될 수 있다.

참조

이 단원에 나와있는 모든 그림들을 다시 한번 참고하자. 그리고 나서 page 363에 나와 있는 Personal Quick Reference Sheets에 Blocks을 보고 page 364에 요약되어 있는 단순화된 방법과 연관시키자.

07

축 Axis

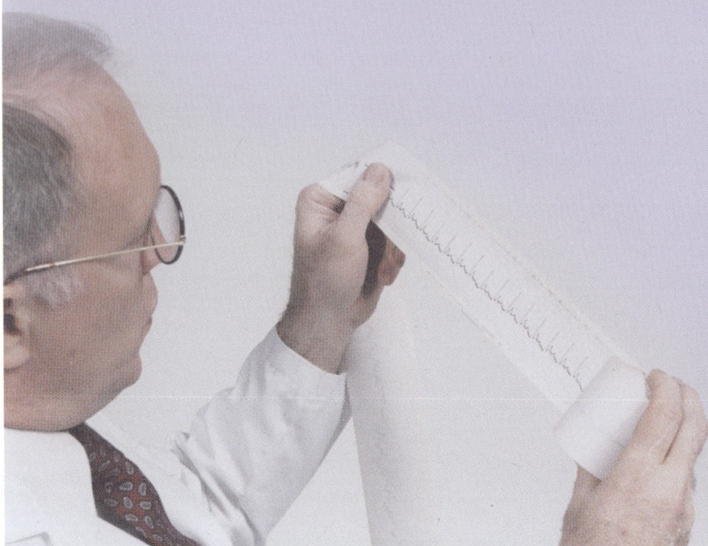

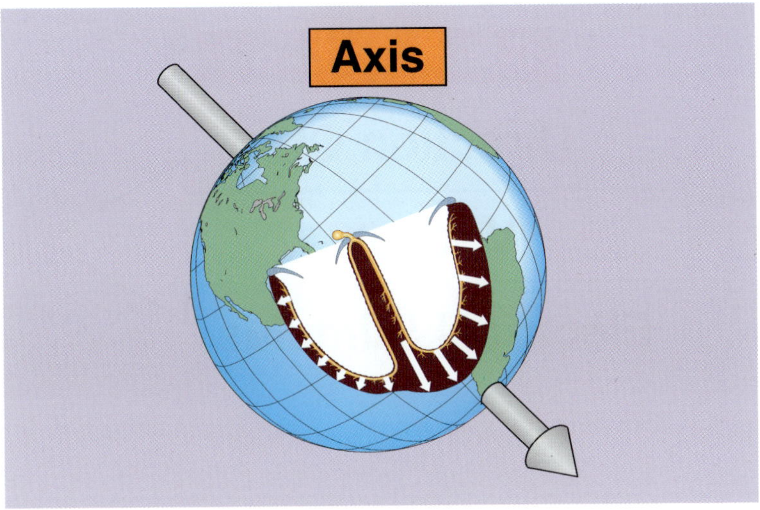

축(axis)이란 심장에서 근육섬유의 수축을 자극하는 탈분극이 퍼져 나가는 방향이다.

참조

지구가 회전하는 축이 심전도에 아무 영향도 미치지 않지만 이 그림에서는 큰 화살(축)을 사용하여 표시하였다.

_________ 의 전기적 자극(탈분극)은 어떤 방향으로 진행한다.

(심근, myocardium)

축(axis)이란 이런 전기적 자극의 _________ 을 나타낸다.

(방향, direction)

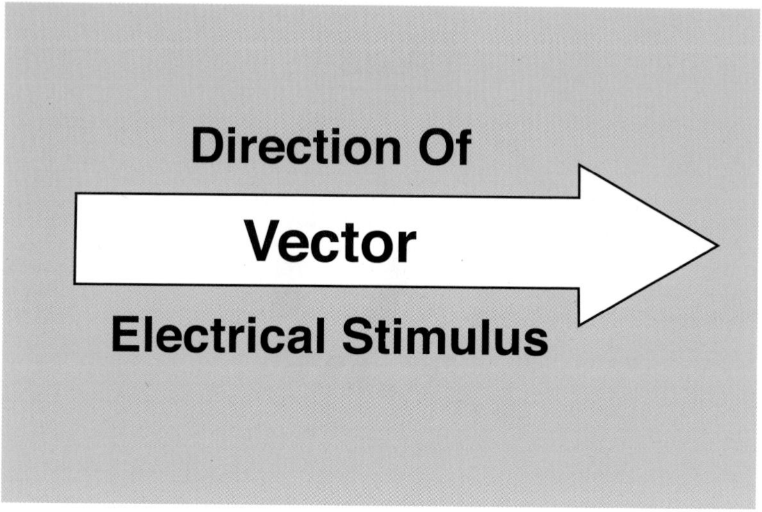

전기활동도의 방향을 나타내기 위하여, 벡터(vector)를 사용한다.

우리는 전기 경로의 방향을 ________ 로 나타낸다. (벡터, vector)

이 벡터는 대부분의 전기 ________ 이 이동하는 방향(direction)을 보여준다.
(탈분극, depolarization)

심전도를 해석하는데 벡터는 전기 자극의 ________ 을 보여준다.
(방향, direction)

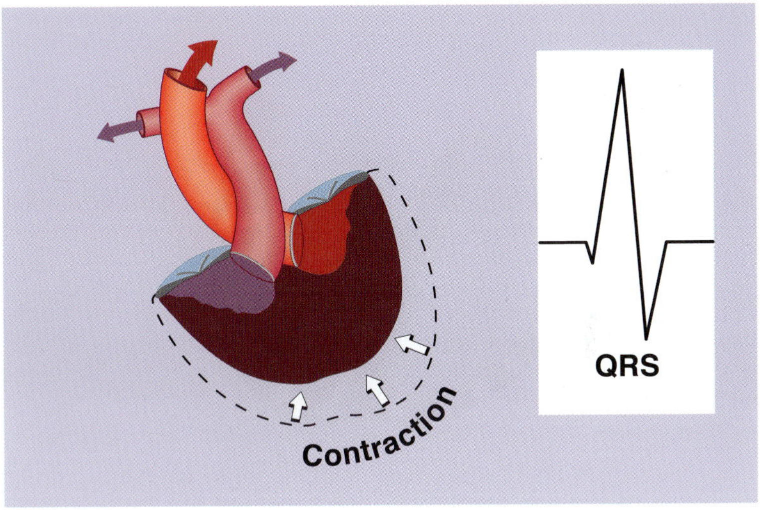

QRS군은 심실의 전기자극을 나타낸다.

QRS군은 양쪽 ________ 의 동시 자극을 나타낸다. (심실, ventricle)

심실 자극과 수축은 거의 동시에 일어난다고 말할 수 있다.
(그러나 ________ 이 더 오래 지속된다) (수축, contraction)

심실의 탈분극과 수축은 ________ 군으로 표시된다. (QRS)

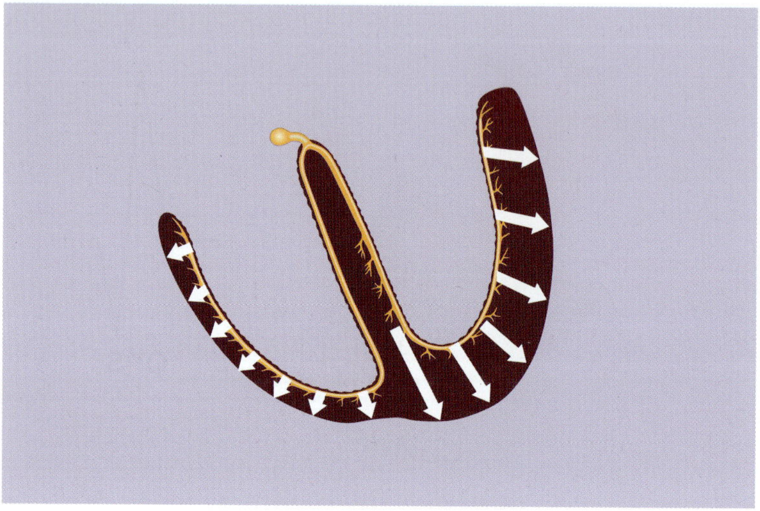

우리는 심내막(endocardium)에서 시작하여 심실벽을 통과하여 심외막(epicardium)으로 진행하는 심실의 탈분극(depolarization)을 나타내기 위해 작은 벡터(vector)를 사용할 수 있다.

참조

심실의 각(bundle branch) 전도계는 방실결절로부터 심실로 빠른 속도로 전달된다. 이런 방법으로 심실의 탈분극은 모든 장소에서 동시에 심내막에서 시작하여 심실벽의 두께를 통과하여 진행한다.

푸르키니에섬유(Purkinje fibers)는 심내막 바로 아래 쪽에 있는 심근섬유에 탈분극을 전달한다. 이 과정은 매우 빨리 일어나므로, 탈분극은 ________ 의 모든 부위에서 동시에 시작하게 된다. (심내막, endocardium)

심실의 탈분극은 일반적으로 모든 부위에서 심내막으로부터 동시에 시작하여 ________ 의 전체 벽두께를 통과하여 바깥쪽인 심외막으로 간다.
(위의 작은 벡터를 참조) (심실, ventricle)

참조

좌심실 벽이 더 큰 벡터를 가지는 것을 주의하라.

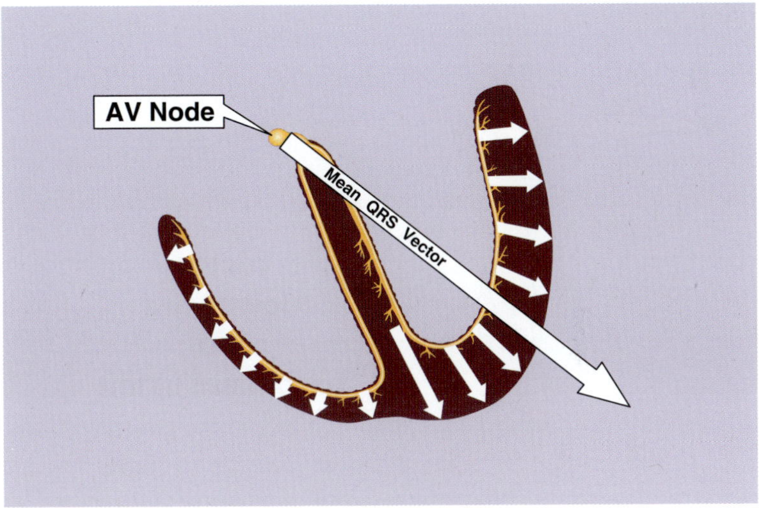

만일 심실 탈분극의 작은 벡터들을 합한다면(방향과 크기를 다 생각하여), 심실 탈분극의 일반적 방향을 나타내는 하나의 큰 평균 QRS 벡터(Mean QRS vector)를 얻는다.

평균 QRS 벡터는 ________ 탈분극의 모든 작은 벡터들의 합이다.
(심실, ventricle)

회의에 따라, 평균 QRS 벡터의 기시부는 방실 결절로 간주한다. 그래서, 벡터의 꼬리(tail)는 항상 ________ 이어야 한다. (방실 결절, AV node)

좌심실의 탈분극을 나타내는 벡터가 더 크기 때문에 평균 QRS 벡터는 약간 ________ 측을 향해 가리킨다. (좌, left)

참조

벡터는 탈분극의 방향과 크기를 다 표현한다는 것을 기억해야 한다.
더 큰 벡터는 더 큰 진폭을 대변한다.

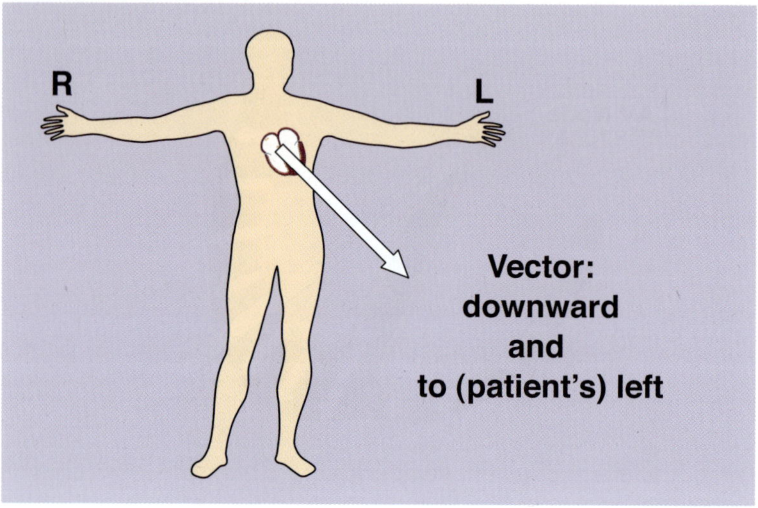

그래서 평균 QRS 벡터는 정상적으로 아래쪽 그리고 환자의 왼쪽을 가리킨다.

심실은 흉곽의 좌측에 위치하고, 아래쪽, ________ 쪽을 가리킨다.

(왼, left)

________ 벡터는 아래쪽, 환자의 왼쪽을 가리킨다.

(평균 QRS , Mean QRS)

참조

지금부터 나오는 벡터는 평균 QRS 벡터를 의미할 것이다. 항상 환자의 흉곽에 벡터를 그려보고 그것이 항상 방실결절에서 시작함을 기억하라.

참조

탈분극은 나트륨 이온이 지나가는 파이다.

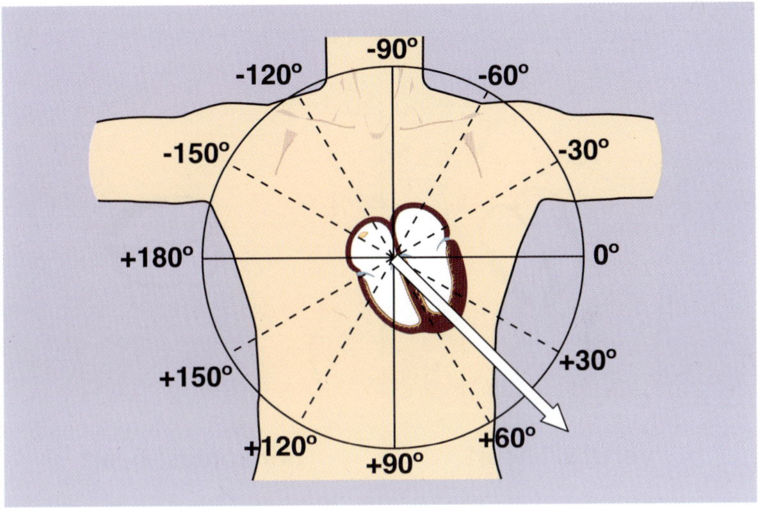

정확한 평균 QRS 벡터의 위치는 환자의 흉곽에 그린 원안에서 각도로 표시된다. 이 원은 전면(frontal plane)이다. 사지 유도는 전면에서 평균 QRS 벡터의 축을 결정하기 위해 사용되어 진다.

우리는 평균 QRS 벡터의 위치를 심장주변의 큰 ________ 안에서 표시할 수 있다. (원, circle)

원(circle)의 중심은 ________ 이다. (방실 결절, AV node)

벡터는 정상적으로 아래쪽이고 환자의 왼쪽이다. 즉, 0도에서 ________ 도 사이이다. (+90)

참조

심장의 축(axis)은 평균 QRS벡터로서, 전면에서 그려진 원내에서 각도로 표시된다.
예를 들어, 위 그림에서 심장의 축은 약 +40도이다. 0도가 환자의 왼쪽이고 원의 아래 반쪽은 양의 값(positive degrees), 원의 위 반쪽은 음의 값(negative degrees)을 갖는다는 것을 알 수 있다. 축(axis)은 보통 A로 표시되어 전기적 축(electrical axis)을 의미한다(A+30° 혹은 A=+30°).

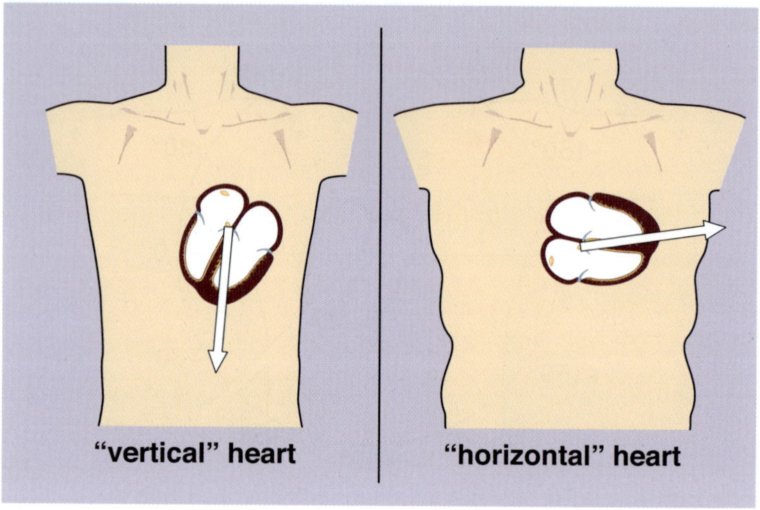

만일 심장이 전위(displace)되었으면, 벡터도 같은 방향으로 전위된다. 방실결절은 항상 벡터의 꼬리(tail)가 된다.

만일 심장이 우측으로 전위되었으면, 평균 QRS 벡터는 ________ 으로 향한다. 이런 소견은 주로 키가 크고 마른 사람에게서 보인다. (우측, right)

매우 비만한 사람의 경우, 횡격막이 밀려 올라간다(심장도 마찬가지이다). 그래서 평균 QRS 벡터는 직접적으로 ________ 을 향한다. (좌측, left)

벡터의 꼬리는 항상 ________ 이다. (방실결절, AV node)

참조

비만한 사람의 경우 증가된 복압이 횡격막을 위로 밀어서 심장의 축이 바뀌게 된다. 이런 것을 수평화된 심장(horizontal heart)이라고 부르며, 키가 크고 마른 사람에서는 수직화된 심장(vertical heart)이라고 부른다.

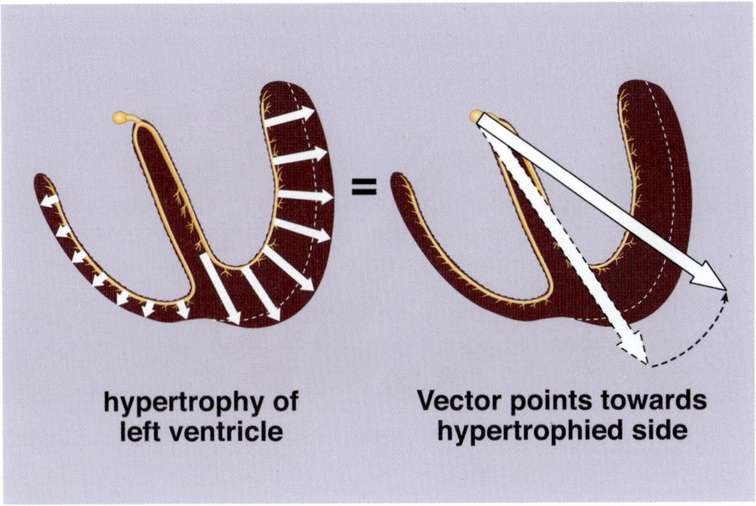

한쪽 심실의 비대(hypertrophy or enlargement)가 있을 경우, 한쪽의 더 큰 전기활동(activity)은 그쪽으로 벡터를 전위시킨다.

________ 심실은 더 큰 전기적 활동도를 보인다. (비대한, hypertrophied)

그래서 평균 QRS 벡터는 비대된 ________ 쪽으로 전위된다.
(심실, ventricle)

참조

비대된 심실은 더 큰 전기 활동도를 가지고, 평균 벡터는 그쪽으로 전위된다.

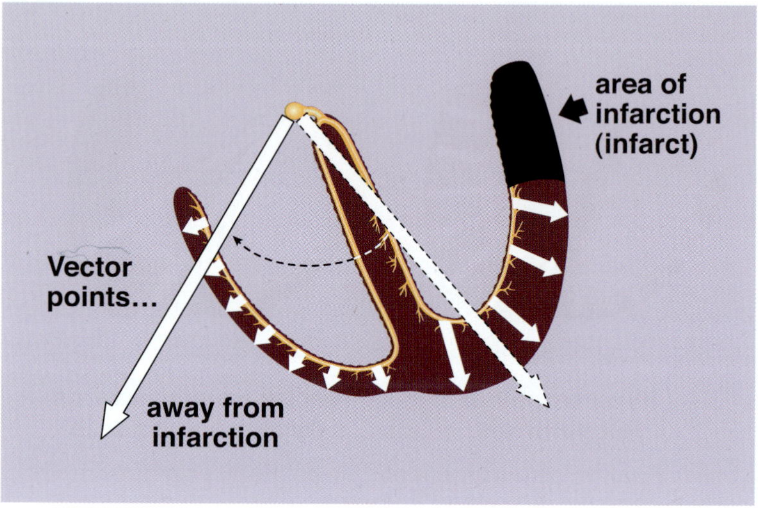

심근경색증(Myocardial infarction) 시 혈액공급이 없어지고 전기 자극의 전도가 안되는 심장의 죽은 부분이 생긴다. 평균 QRS 벡터는 경색 부위로부터 멀어지는 쪽으로 향한다.

참조

심근경색증은 관상동맥의 한 분지가 막혔을 때 일어난다. 막힌 관상동맥에 의해 공급을 받는 부분은 혈액공급도 없어지고 전기적으로도 죽은 조직이 된다.

심근경색증 때는 ________ 공급을 받지 못하는 심장의 일부가 생긴다. 이 경색부위는 전기적으로 죽은 조직이고 그러므로 벡터도 없다. (혈액, blood)

경색부위 방향으로 전기 활동이 없기 때문에 평균 QRS 벡터는 ________ 부위로부터 멀리 떨어진 곳을 가리키고, 그것은 그쪽으로의 벡터가 없기 때문이다. (즉, 반대 방향의 벡터가 저항을 받지 않기 때문이다) (경색, infarct)

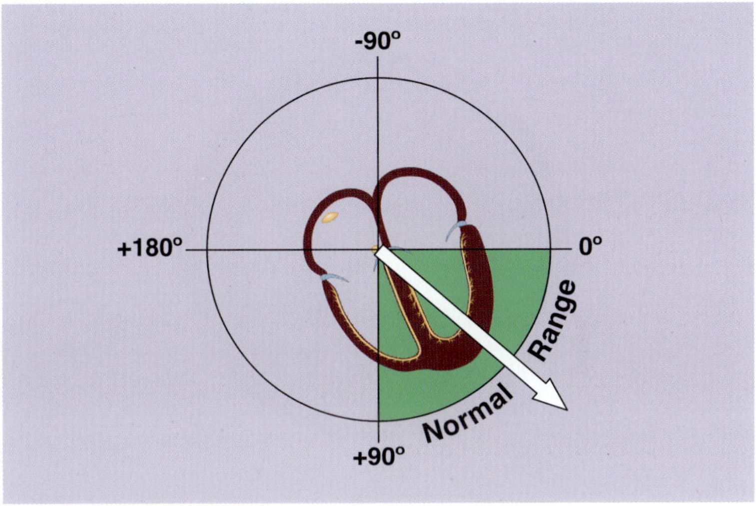

왜 평균 QRS 벡터가 심장기능에 관하여 가치있는 정보를 주는지를 알아야 한다.
축(Axis)은 평균 QRS 벡터이고 각도로 표현되며, 정상 축은 0~+90 사이이다.

평균 QRS 벡터는 환자의 아래쪽과 ________ 을 가리켜야 하고, 0~+90 사이에 있어야 정상 범위에 있는 것이다. (왼쪽, Left)

평균 QRS 벡터는 우리에게 ________ 의 위치에 관한 가치있는 정보를 제공해준다. (심장, heart)

그리고 심실의 ________ , ________ 을 알 수 있게 해준다.
(비대, hypertrophy), (경색, infarct)

참조

평균 QRS 벡터는 심실의 비대쪽으로 향하려는 경향이 있고 심근경색 부위로부터는 멀어지는 경향이 있다. 이런 축의 원칙은 매우 논리적이어서 이 진단 방법을 12유도 심전도상에서 적용시키는 것은 간단한 일이다.

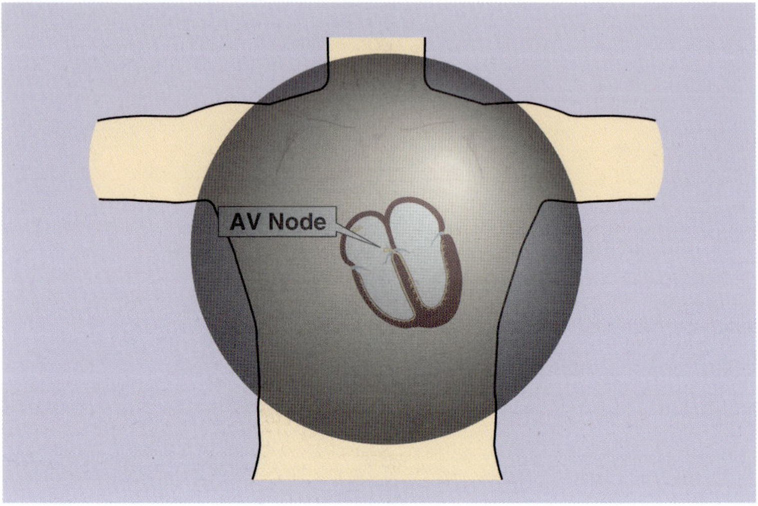

벡터의 방향을 계산하기 위해서, 중심을 방실결절(AV node)로 하는 심장을 둘러싸는 구를 그려본다.

심장 주위를 둘러싸는 큰 ________ 를 그려본다. (구, sphere)

방실결절이 구의 ________ 이다. (중심, center)

참조

평균 QRS 벡터는 그 꼬리를 방실결절로 갖고, 그 화살의 끝은 이런 가상적 구의 표면 어디에 존재하게 된다.

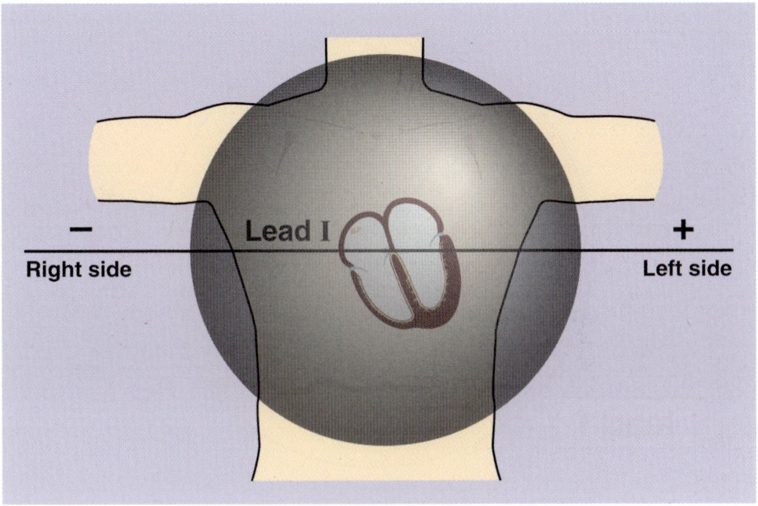

마음속의 구에서 유도 I(lead I)(왼팔을 양 전극, 오른팔을 음전극으로 함)을 생각한다.

유도 I은 모니터링을 위해 오른쪽과 왼쪽의 ________ 을 이용한다. (팔, arm)

유도 I을 둥근 공을 적용할 때 왼쪽(왼팔)을 ________ 전극으로 한다. (양, positive)

유도 I에서 오른팔이 ________ 이다. (음, negative)

참조

유도 I은 공의 중심인 방실결절을 통과하여 지나간다.

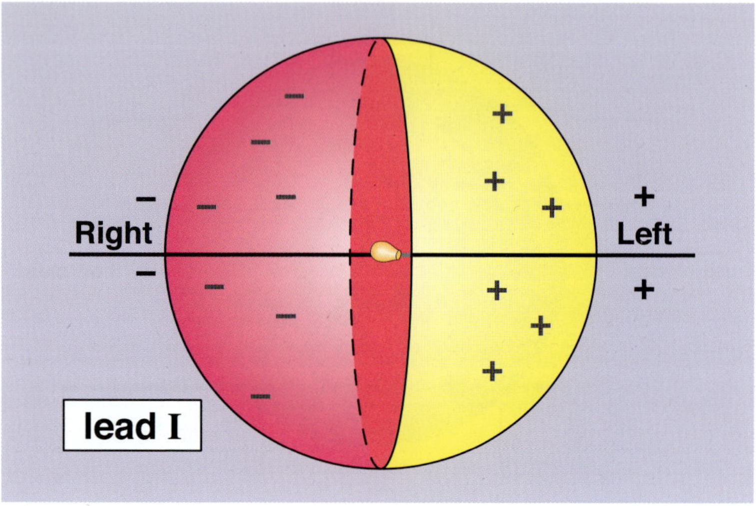

유도 I에서 둥근 공(sphere)의 왼쪽 반이 양이고, 오른쪽 반이 음이다. 공의 중심은 방실 결절이다.

우리는 지금 단지 유도 ________ 만 고려하고 있다. (I)

우리는 공을 두 개의 ________ 로 나누어 유도 I을 고려할 것이다. (반구, halves)

환자의 오른쪽 반구는 ________ 이다. (음, negative)

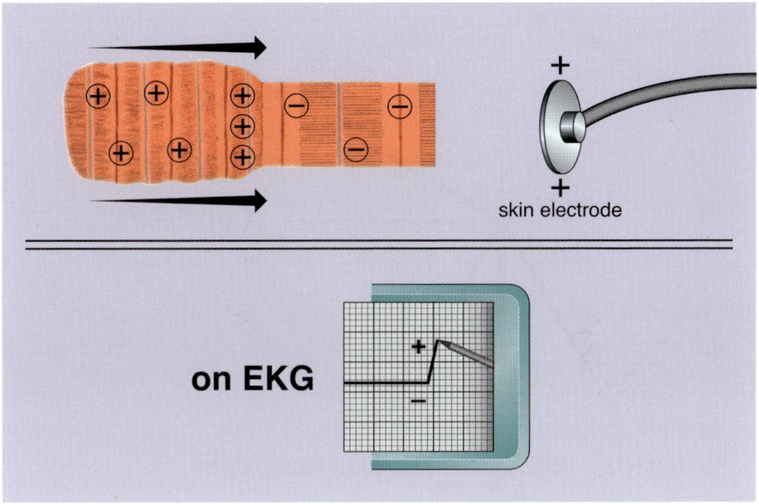

심장세포 내에서의 탈분극의 양성파(positive wave)가 양극(피부)으로 이동됨에 따라 양성(상향)편향(positive, upward deflection)이 심전도에 기록된다.

탈분극의 진행파는 ________ 를 띤 이동파로 생각되어 질 수 있다.
(양전기, positive)

이 양전기의 파가 피부 ________ 으로 이동될 때, 동시에 심전도상에서는 상향편향(upward, positive deflection)으로 기록된다. (양극, positive)

만일 심전도상에서 탈분극의 ________ (상향)파를 본다면, 피부 양극을 향하여 움직이는 탈분극 자극이 있는 순간을 의미한다. (양성, positive)

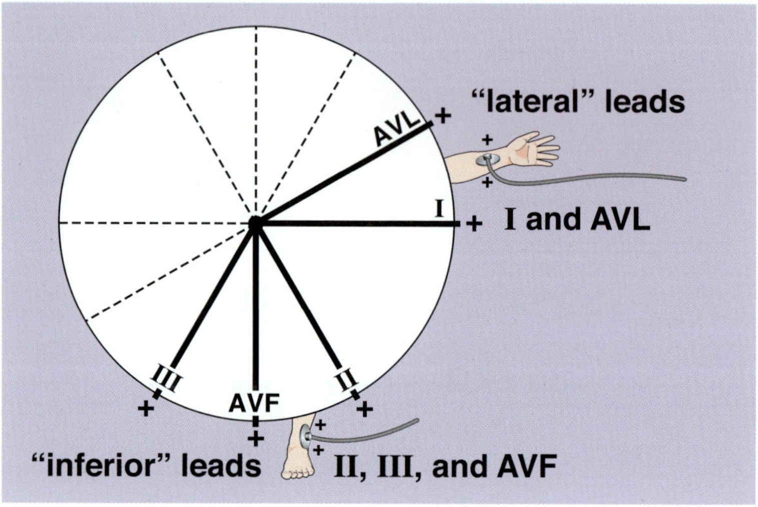

II, III, aVF 하부 유도들을 기록하는데 필요한 양 전극은 왼발에 부착한다. I, aVL 측부 유도들을 기록하는데 필요한 양 전극은 왼팔에 부착한다.

일단 수평 유도, I 유도를 보면 양 전극을 ________ 팔에 부착한다. (왼)

다음 수직 유도인 aVF 유도를 보면 왼발에 ________ 전극을 부착한다. (양)

자, 그럼 다음 장에서 자세히 살펴보자.

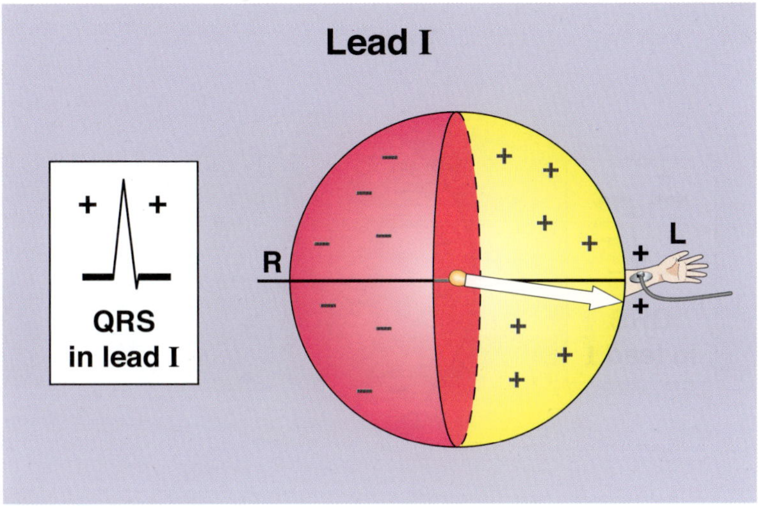

QRS군이 양성(주로 위쪽)으로 유도 I에서 나타나면, 평균 QRS 벡터는 공의 왼쪽반 어딘가를 가리키고 있다.

심전도로 가서 ________ 군을 유도 I에서 찾아본다. (QRS)

참조

심전도상에서 QRS군이 심실 자극을 나타내므로 QRS군을 체크해야 한다.

유도 I에서 QRS군이 상방이면, 그것은 ________ 이다. (양, positive)

유도 I에서 QRS가 양성이면 평균 QRS 벡터는 양성을 가리키거나 공의 ________ 쪽 반을 가리킨다. (왼, left)

참조

이점은 앞으로 돌아가서 전 page를 복습해 보면 명백해진다.

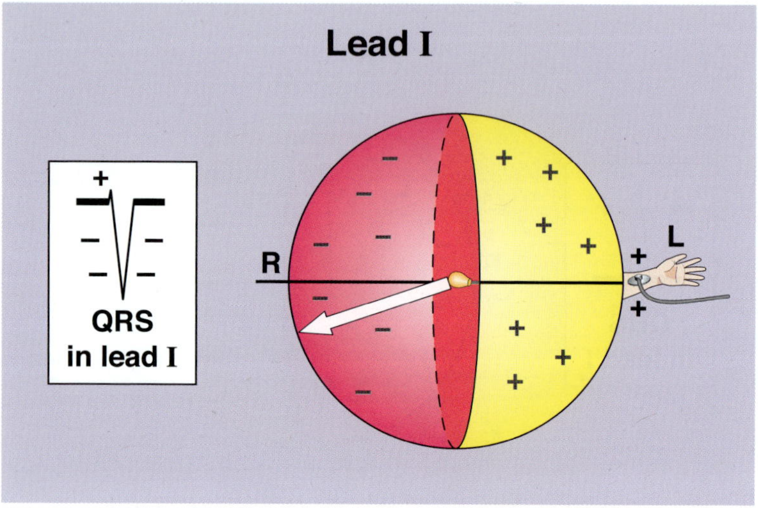

심전도 추적상에서 유도 I을 고려해보면, QRS가 주로 음(negative)이면(하방), 벡터는 환자의 오른쪽을 가리킨다.

유도 I에서 QRS군이 주로 기저선(baseline) 아래면 그것은 ________ 이다.

(음, negative)

환자를 둘러싸는 유도 I의 공을 생각하면, 공의 음반구(negative half of the sphere)를 벡터가 가리키면 환자의 ________ 반쪽을 가리킨다.

(오른쪽, right)

QRS가 유도 I에서 주로 음이면, 평균 ________ 벡터는 환자의 오른쪽을 가리킨다.

(QRS)

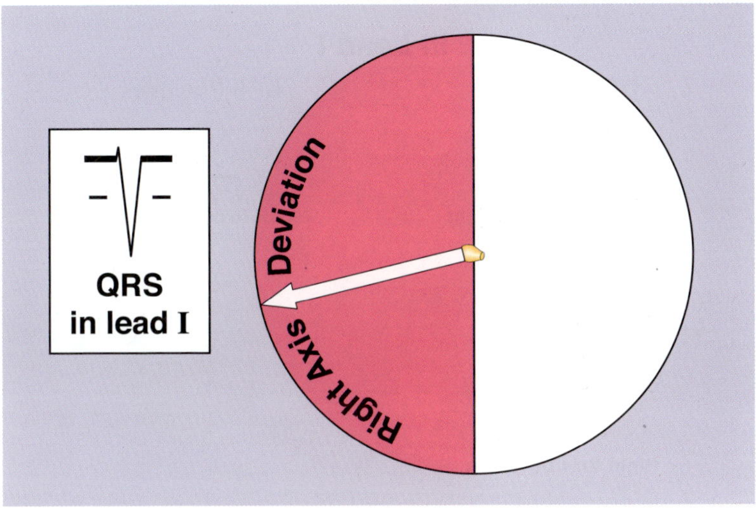

만일 QRS군이 유도 I에서 음이면(벡터가 오른쪽을 향할 때), 이것은 우축편위(right axis deviation)이다.

만일 평균 QRS 벡터가 오른쪽을 가리키면, 유도 I에서 QRS군이 ________ 이라고 할 수 있다. (음, negative)

만일 평균 QRS 벡터가 환자의 오른쪽을 가리키면(방실결절에 수직으로 그은 선에 오른쪽) 우________ 편위임을 의미한다. (축, axis)

그래서 QRS군이 유도 ________ 에서 음이면, 이것은 우축편위임을 의미한다. (I)

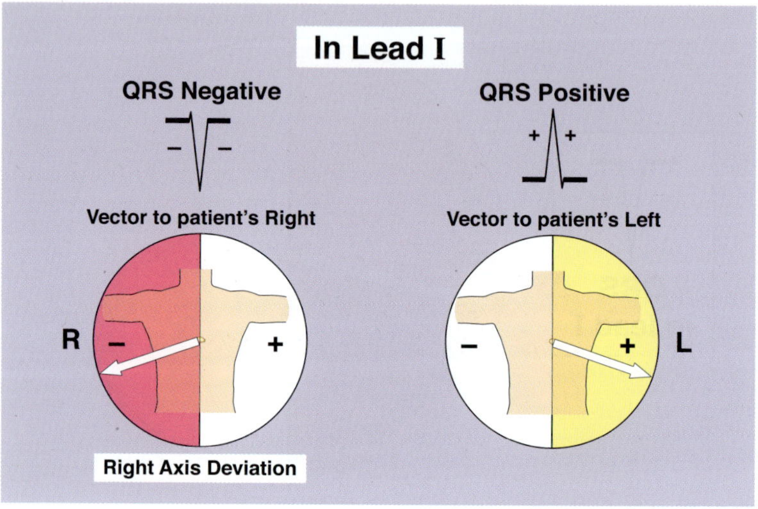

간단히 관찰해 보아도, 평균 QRS 벡터가 환자의 왼쪽을 가리키는지 오른쪽을 가리키는지 말할 수 있다.

유도 I이 우________ 편위를 찾는데 가장 좋은 유도이다. (축, axis)

유도 I에서 QRS군이 양이면(주로 그렇다), 이것은 우축편위가 없다는 것을 의미한다. 왜냐하면 벡터가 환자의 ________ 쪽을 가리키고 있기 때문이다. (왼, left)

환자의 왼팔은 유도 I에서 ________ 전극을 나타낸다. (양, right)

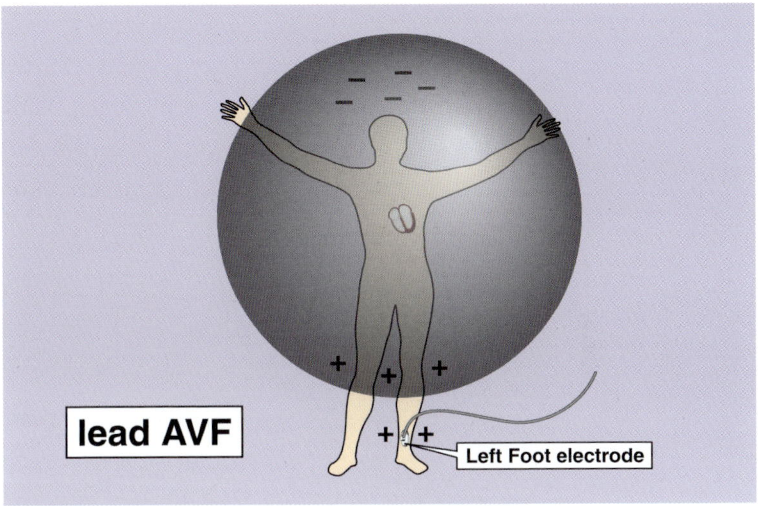

유도 aVF는 왼발에 양전극을 가지고 있다. 유도 aVF를 이해하기 위해 환자 주위의 원구를 상상해보라.

전에 언급했던 유도를 잊고, 단지 지금은 유도 ________ 만을 고려하자. (aVF)

참조

우리는 지금 완전히 다른 구(sphere)를 생각하려 한다. 그것은 우리가 심전도 계기에서 유도 aVF를 관찰할 때 신체를 둘러싸는 것이다. 우리는 aVF에서 구의 양과 음반구에 관해 우리 자신들에게 재차 기준을 정해야 한다.

유도 aVF를 관찰하기 위해 심전도계를 변화시킬 때 우리는 왼쪽 ________ 을 양으로 맞추어야 한다. (발, foot)

구의 아래쪽은 아마도 ________ 이다. (양, positive)

새로운 구의 중심은 ________ 이다. (방실결절, AV node)

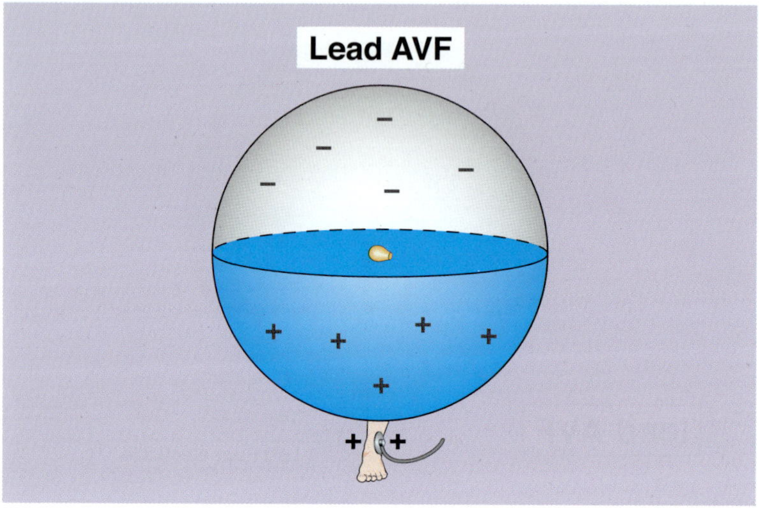

aVF에서는 아래 반이 양이고, 위 반이 음이다.

aVF의 아래 반구는 왼쪽 발의 양전극쪽에 위치하므로, 이 구의 아래 반구는 ________ 이다. (양, positive)

구의 위쪽 부위가 ________ 이다. (음, negative)

aVF에서 구는 두 개로 나뉘는데 위의 반구는 ________ 이고, 아래 반구는 ________ 이다. (음, negative), (양, positive)

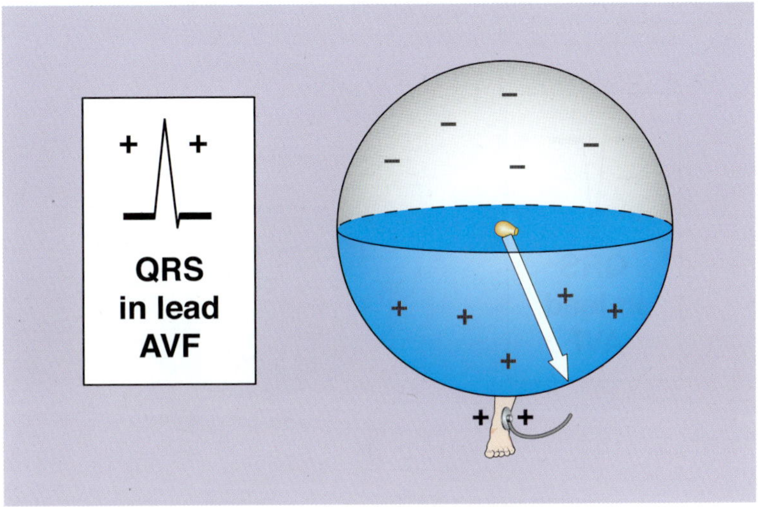

유도 aVF에서 QRS는 주로 양이고, 평균 QRS 벡터는 아래쪽을 향한다.

유도 aVF에서 평균 QRS 벡터가 아래쪽을 가리키면, QRS군은 ________ 이다.

(양, positive) 혹은 (상방, upright)

참조

QRS가 양이면 상방이고, 벡터는 아래를 가리키므로 혼동하지 마라.
QRS가 구의 아래쪽의 양반구(positive half)를 벡터가 가리키는 것을 기억해야 한다.
구의 아래쪽 반구는 유도 aVF에서 양반구로 된다.

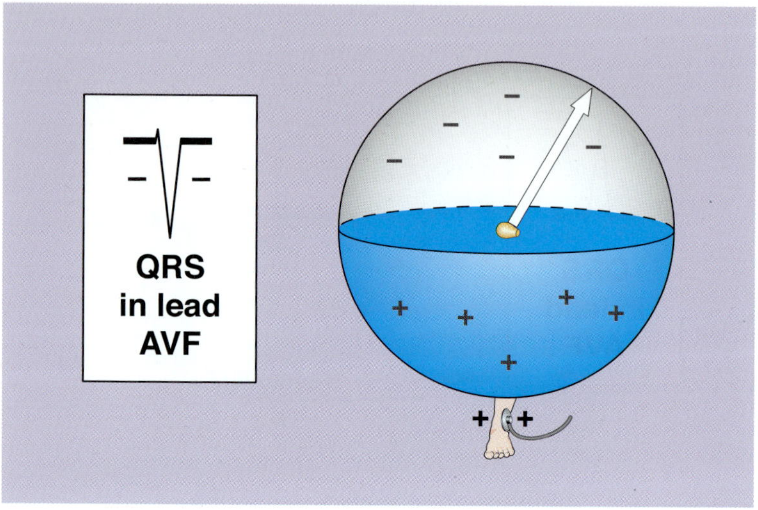

aVF에서 QRS가 음이면, 벡터는 구의 음반구를 향해 위를 가리킨다.

구의 중심은 ________ 이다. (방실결절, AV node)

유도 aVF에서 구의 위쪽 반구는 ________ 이다. (음, negative)

음의 QRS군이 유도 aVF에서는 평균 QRS벡터 구의 음반구를 향해 ________ 쪽으로 가리킨다. (위, upward)

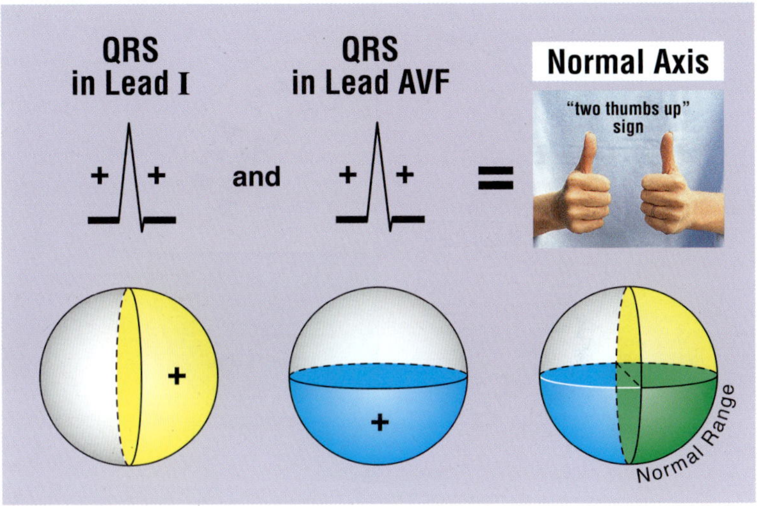

유도 I에서 QRS가 양이고 aVF에서 양이면, 벡터는 아래를 가리키고 환자의 왼쪽을 가리킨다(정상범위).

유도 I에서 QRS가 주로 양이면 평균 QRS 벡터는 환자의 ________ 쪽을 가리킨다.
(왼, left)

유도 aVF에서 QRS군이 주로 양이면 벡터는 ________ 쪽을 가리킨다.
(아래, downward)

같은 환자에서, 만약 벡터가 왼쪽, 아래쪽을 향한다면 벡터는 두 가지 조건을 만족하기 위해 ________ 의 단지 1/4에 해당하는 영역에 존재해야 한다.
(구, sphere)

참조

평균 QRS 벡터가 왼쪽 아래를 가리키면, 심실이 환자의 왼쪽 아래를 가리키므로 정상범위이다. 벡터 위치를 말할 때는 왼쪽, 오른쪽이 환자의 왼쪽, 오른쪽이라는 것을 기억하자.

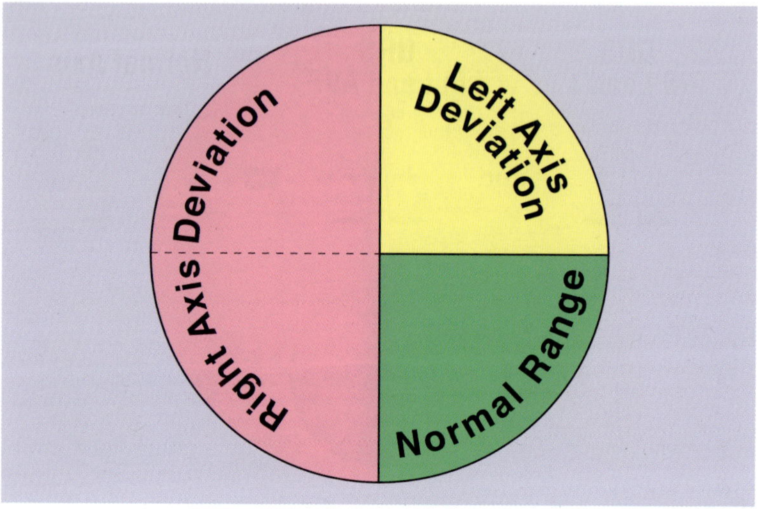

전면(frontal plane)에서, 평균 QRS 벡터가 가리킬 수 있는 가능한 4구역이 존재한다. 이것은 환자의 흉곽에서 생각해 본다.

참조

전면(frontal plane)에서, 우리는 정상범위에서 벗어난 축편위(deviation of axis)를 결정한다.

만약 벡터가 환자의 위쪽과 왼쪽을 가리키면(방실결절로부터), 이것은 좌 ________ 편위이다.

(축, axis)

만약 벡터가 환자의 오른쪽을 가리키면, 이것은 ________ 축 편위이다.

(우, right)

만약 벡터가 환자의 왼쪽과 아래쪽을 가리키면 이것은 ________ 범위이다.

(정상, normal)

참조

축(axis)은 단순히 평균 QRS 벡터, 즉 심실 탈분극의 위치(즉, 방향)라는 것을 기억하자.

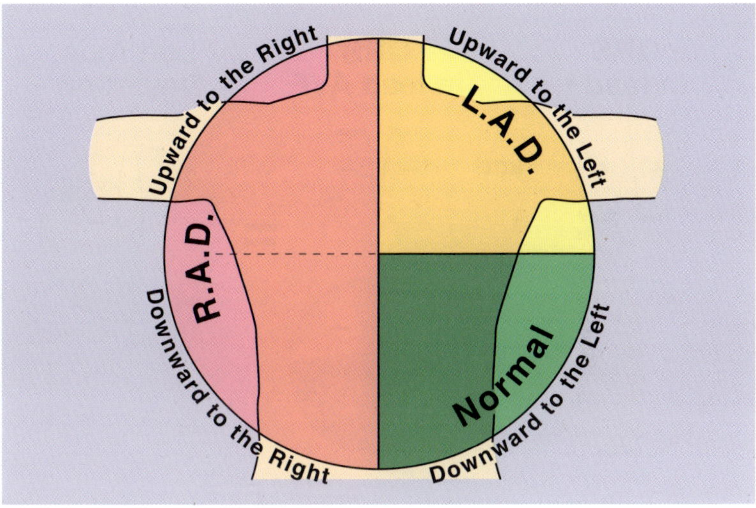

벡터가 어느 사반구(quadrant)를 가리키는지 알면, 우리는 심실탈분극이 어느 방향으로 진행되는지를 안다.

참조

환자의 방실결절 주위로 그린 원에서 사반구를 생각하는 방법이 이것이다.
심전도 차트에서 벡터가 그려진 원을 볼 것이다.

위쪽 좌측 사반구는 ________ 축 편위를 가리킨다. (좌, left)

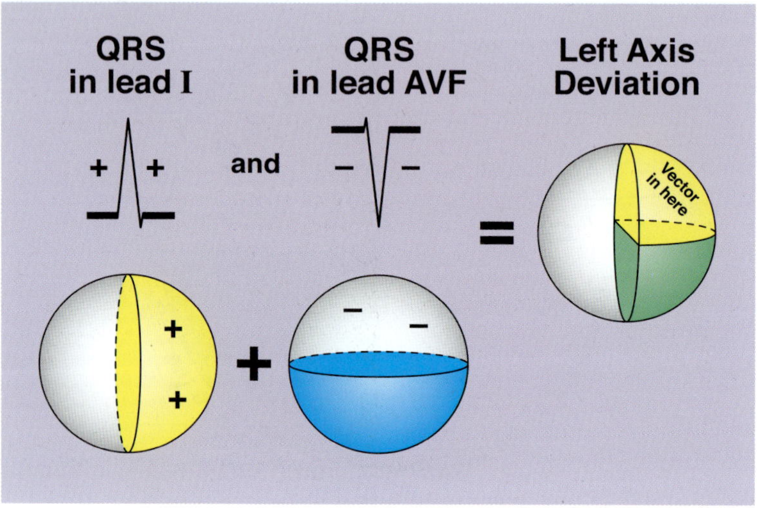

유도 I에서 QRS가 양이고, aVF에서 음이면 벡터는 상좌 사반구에 위치하며, 이것은 좌축편위(Left axis deviation)이다.

유도 I에서 QRS가 상방이면, 벡터는 ________ 쪽을 가리킨다. (왼, left)

벡터가 위쪽을 가리키면 유도 aVF에서 QRS는 주로 기저선(baseline)보다 ________ 에 있다. (아래쪽, below)

벡터가 상방이고 환자의 좌측이면 이것은 좌________ 편위이다. (축, axis)

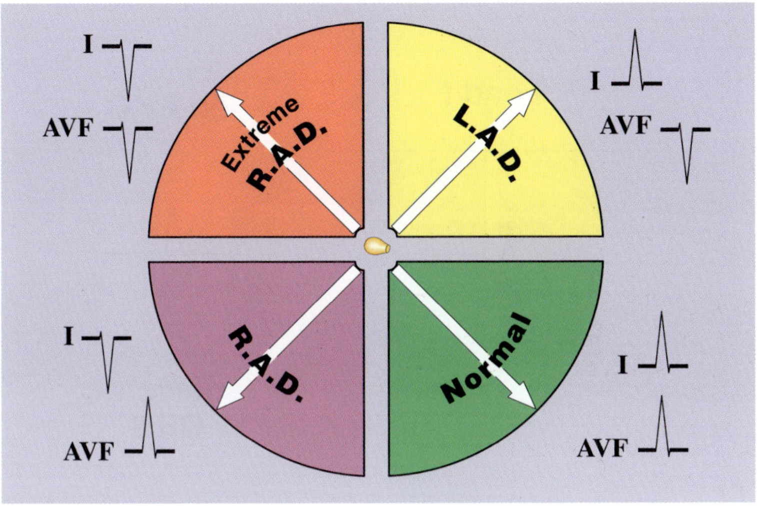

유도 I과 aVF에서 QRS군을 봄으로써 평균 QRS 벡터의 위치를 정할 수 있다.

유도 I에서 QRS군이 음이면 언제나 ________ 축 편위이다; 동반하여 벡터가 위쪽으로 향할때는 흔히 극단적인 우축편위(extreme right axis deviation)라고 부른다.

(우, right)

그러나 유도 I에서 QRS군이 양이고, aVF에서 음이면 좌축 ________ 이다.

(편위, deviation)

그래서 만일 평균 QRS 벡터가 하방이고 환자의 좌측이면, 유도 I과 aVF에서 QRS군이 주로 ________ 인 것을 기대할 수 있고, 이것은 정상범주이다.

(양, positive)

참조

또한, 벡터를 평균 벡터를 구하는 방법과 똑같은 방식으로 QRS군의 한 부분에서 계산할 수 있다(예를 들어, 처음과 끝 0.04초간).

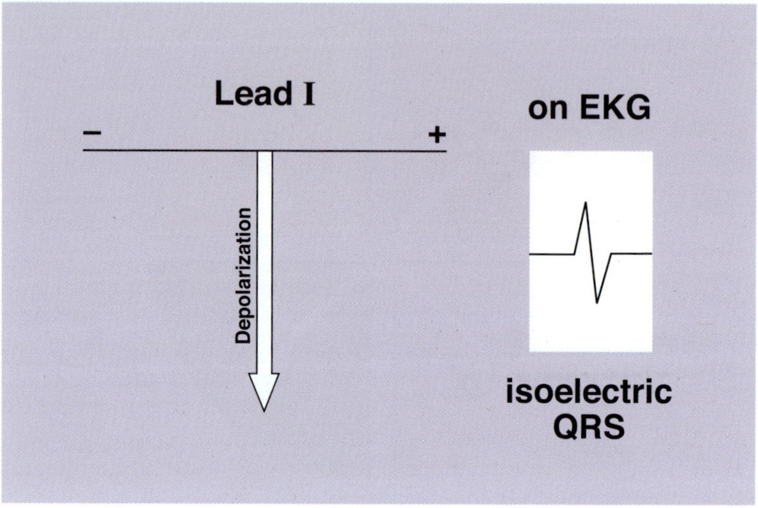

주어진 유도에서 탈분극이 수직의 방향이면, 편향(deflection)은 최소이면서, 혹은 등전위(isoelectric) 위치이다. 등전위 QRS는 양편위와 음편위의 진폭 정도가 같다는 것을 의미한다.

유도의 방향에 수직으로 탈분극이 되면 무시할만큼 작은 정도로 어느 한쪽 전극으로 향한다는 것이고, 그래서 기록된 편향은 ________ 라고 불린다.
(등전위, isoelectric)

등전위(isoelectric)란 용어는 같은 전압을 의미하고, 그래서 QRS군의 양 혹은 음 부위가 대략 ________ 는 것이다. (같다, equal)

등전위성 QRS의 양 혹은 음 편위가 크기에 있어 같더라도 그들은 일반적으로 사지________ 에서 매우 작게 나타난다. (유도, leads)

참조

주어진 사반구에 평균 QRS 벡터의 위치를 정한 후 QRS가 가장 등전위적인 유도를 주목함으로써, 더욱 정확히 벡터를 정할 수 있다. 그것은 가장 등전위적인 유도의 방향으로부터 약 90° 정도 되기 때문이다(다음 페이지 참조).

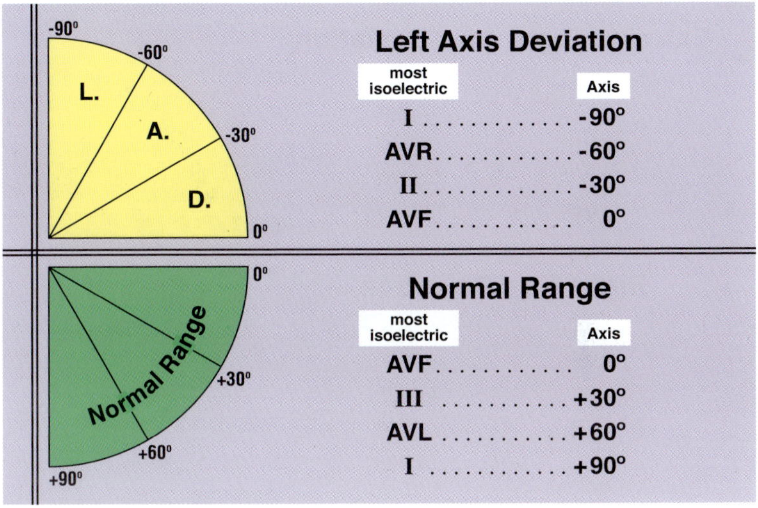

전두면(frontal plane)에서 더욱 정확한 방법으로 벡터를 정하기를 원하는 사람은, 처음에 사반구를 정하고 그 다음에 QRS가 가장 등전위인 유도를 찾는다.

참조

평균 벡터의 정확한 위치를 알기 위해서 이 페이지와 다음 페이지에 있는 그림에 주목하라. 시험과 실제 상황에서 당신은 보기가 필요하며, 정확성은 기억보다 훨씬 중요하다. 이 책 364페이지를 복사해서 실제 생활에 사용해도 된다.

참조

처음, 적절한 사반구를 정한다. 그 다음 벡터의 정확한 위치를 알기 위해 QRS가 가장 등전위적인 (isoelectric) 유도를 찾는다.

예를 들어, 좌축편위를 가진 환자는 0 ~ −90 사이에 평균 벡터값을 갖는다. 그림을 체크해 보라.

한 젊은 여자가 정상 범주 이내에 평균 벡터값을 가지고 있고, 유도 III에서 QRS가 등전위적이라면 그녀는 +30의 전기축을 가진다. 이런 연습이 익숙할 때까지 다음 페이지로 넘어가지 맙시다.

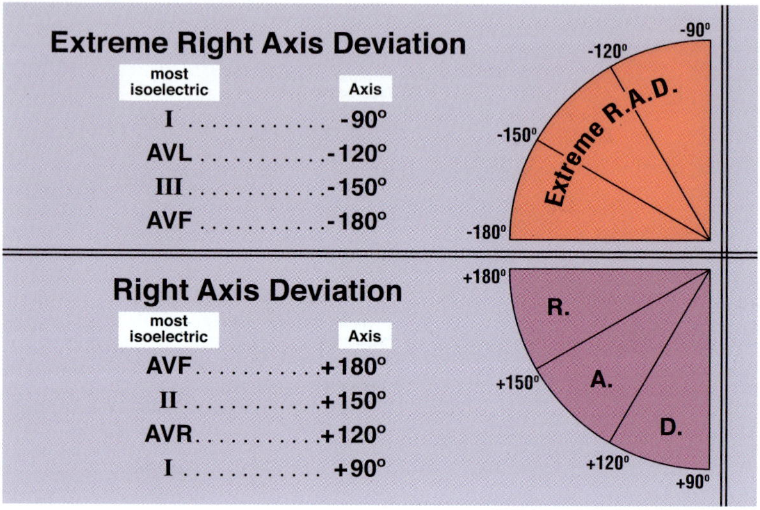

우축편위나 극단의 우축편위에도 평균 QRS 벡터가 비슷한 방법으로 정해질 수 있다.

참조

사반구가 결정된 후에는 가장 등전위적인 QRS를 가진 사지 유도를 찾는다.

우축편위를 갖는 환자를 생각해보자. QRS가 유도 II에서 등전위적라면 그 환자의 벡터값은 ________ 이다. (+150°)

만약 당신이 넓어지고 조기 흥분된 QRS맥을 지닌 환자를 발견한다면, 그것이 조기 심실 수축인지, 아니면 aberrant 방실 접합부성 박동(junctional beat)인지 알아야 될 필요가 있다. 넓은 QRS는 유도 I과 aVF에서 음(negative)이어서, 극단의 ________ 의 사반구에 있는 것을 알 수 있다.

(우축편위, right axis deviation)

그 넓어진 QRS가 aVL에서 등전위적이라면 그것의 축은 ________ 이다. 심실의 탈분극이 그 방향으로 진행하기 위해서는 방실 접합부의 중추에서 나온 것이라기 보다는, 좌심실의 심첨부에서 기원했다고 볼 수 있다. (−120°)

참조

180°는 벡터가 우축편위이거나 극단의 우축편위쪽으로 향해서 있는지에 따라서 + 혹은 —가 될 수 있다.

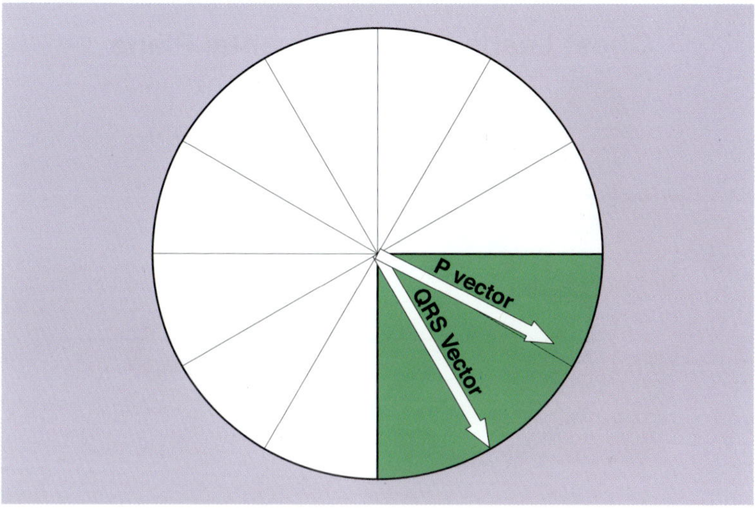

평균 QRS 벡터는 정상적인 두 심실의 탈분극을 대표하며, 환자의 아래쪽, 왼쪽을 향한다. P파 벡터는 정상적인 두 심방의 탈분극을 대표하며, 환자의 아래쪽, 왼쪽으로 향한다.

벡터는 탈분극의 일반적인 방향을 대표한다. 탈분극이 양전극 쪽으로 움직이면 심전도 상에서 ________ 으로(위쪽으로) 기록된다. (양, positive)

참조

P파 벡터는 일반적으로 아래로 향한다. 환자 왼쪽 발의 양전극쪽으로 이동하며, 그래서 P파는 일반적으로 그러한 유도(II, III 그리고 aVF)에서 양의 값을 갖는다.
P파는 또한 왼쪽 측, 환자 왼쪽 팔의 양전극쪽으로 이동하므로 그러한 유도(I, aVL)에서 양의 값을 갖는다. 그래서, 만약 어느 유도에서 뒤집어진 P파를 관찰한다면, P의 탈분극이 심방의 아래쪽부터 시작되었거나 방실 결절로부터 위쪽으로 거꾸로 진행되었음을 짐작하게 한다.

참조

대부분 심실 주변벽으로부터 기시한 심실 조기수축(PVC)은 일반적으로 위쪽 방향으로 심실을 탈분극시킨다. 따라서 대부분 아래(inferior)와 외측(lateral)의 사지유도에서 음의 값을 갖는다. 예외적으로, 심실중격으로부터 기시한 심실 조기수축(PVC)은 정상과 비슷한 패턴을 보인다.

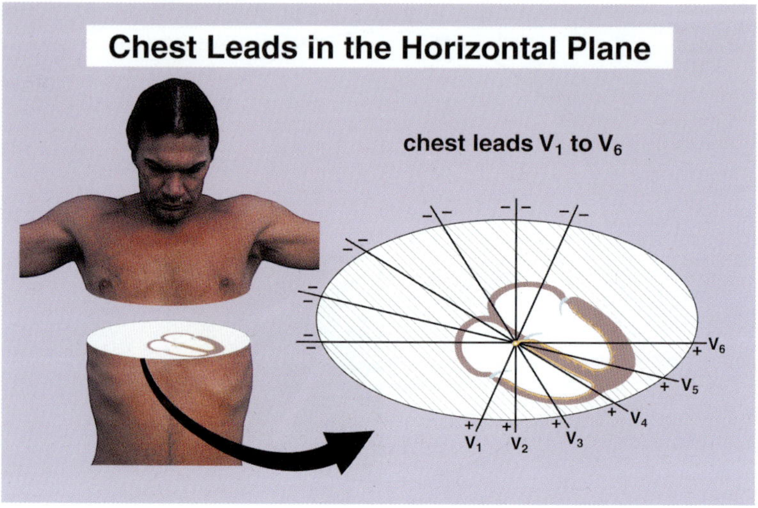

구(sphere)에는 3차원이 있고, 그래서 우리는 평균 QRS 벡터를 수평면(horizontal plane)으로 표현하는 것 또한 필요하다.

수평________ (horizontal plane)은 몸을 상부(top)와 하부(bottom)로 나눈다.

(면, plane)

흉부 유도(chest leads)는 ________ 면(horizontal plane)을 형성한다.

(수평, horizontal)

참조

수평면에서 평균 벡터값의 변화(즉, 회전)를 알기 위해서는 흉부 유도를 조사해야 한다.

참조

비록 축(axis)이 전면(frontal plane)에서 편위(deviate)될 지 모르지만 수평면에서도 회전(rotate) 한다고 말해진다. 이것은 의학분야에서 일반적으로 받아들여지는 용어이다.

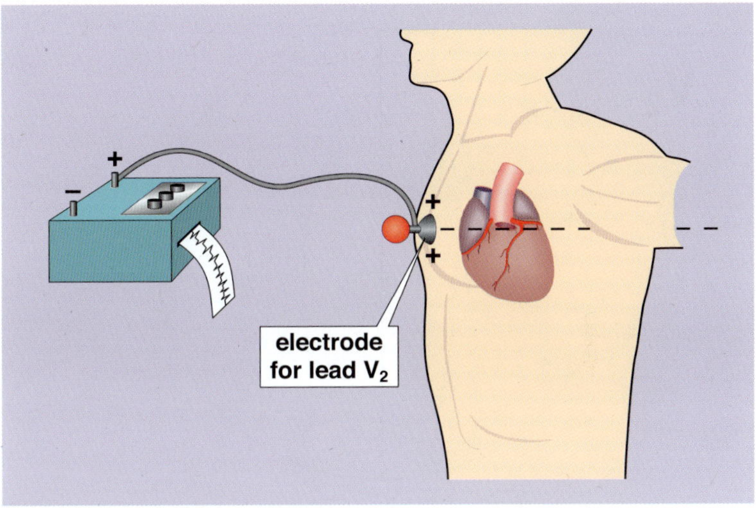

흉부 유도인 V_2는 양의 전극을 흉골의 왼쪽가장자리(4번째 늑골간 공간)에 놓음으로써 얻어진다.

유도 V_2에서 전극은 ________ 이다. (양, positive)

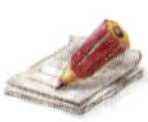

참조

흉부 유도를 위한 전극은 흡인 컵(sunction cup)으로서, 흉부에 수평으로 각기 다른 위치에 6개가 위치한다. 각각의 전극에서 흡인 컵은 양이다.

V_2를 레코딩하기 위한 전극의 위치는 심장의 앞쪽에 위치하고, 흉골의 왼쪽 가장자리이면서 4번째 늑골간 공간에 놓이며, 이곳은 방실 결절의 바로 ________ 이다. (앞쪽, anterior)

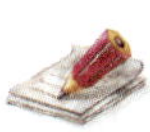

참조

우리는 이미 금속의 전극을 젤을 사용하여 흉곽에 고정시키는 것을 알고 있다.

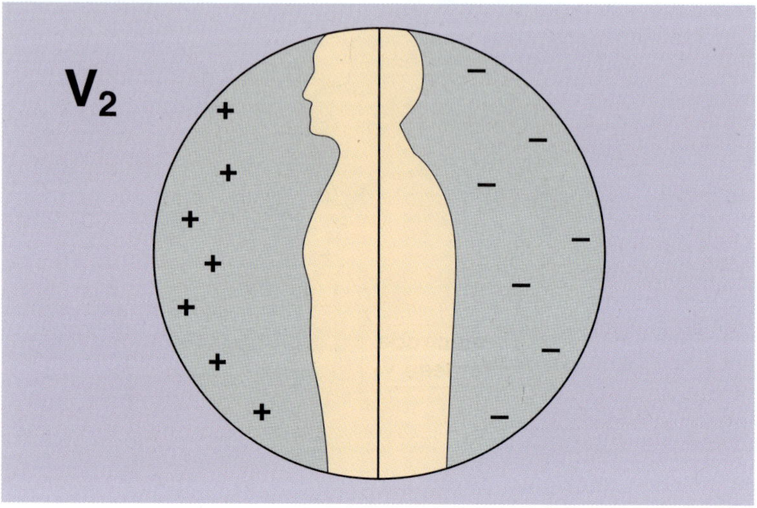

유도 V_2에 대한 구(sphere)를 생각하면 전반구는 양이고, 후반구는 음이라는 것을 알 수 있다.

유도 V_2에 대한 구를 생각할 때 옆에서 환자를 볼 수 있다. ________ 의 중심은 여전히 방실결절이다. (구, sphere)

환자의 뒤쪽은 유도 V_2를 고려할 때 ________ 으로 생각할 수 있다. (음, negative)

구의 앞 반쪽은 V_2에서 ________ 이다. (양, positive)

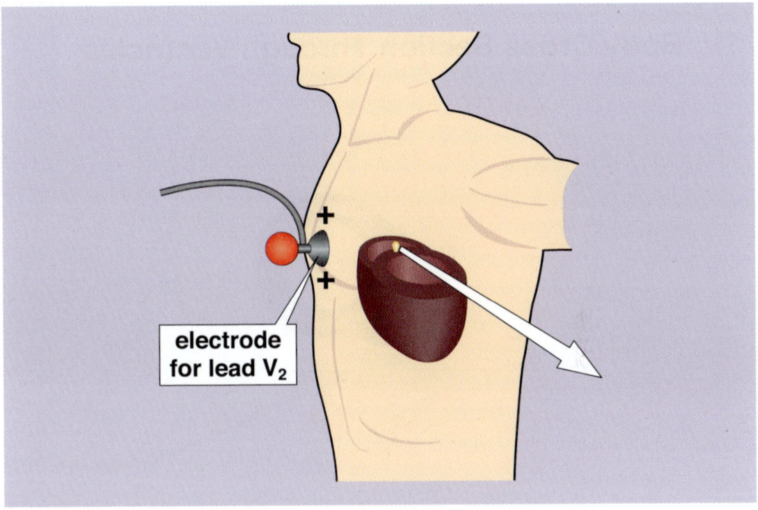

정상적으로 유도 V_2에서 QRS가 음이다. 평균 QRS 벡터는 뒤쪽으로 향하는데, 왜냐하면 두꺼운 좌심실이 뒤쪽에 존재하기 때문이다.

유도 V_2에서 QRS군은 주로 ________ 이다. (음, negative)

그러므로, 평균 QRS 벡터는 주로 음의 값을 가지는 ________ 반구를 향한다. (뒤쪽, backward, posteriorly)

정상적으로, 심실의 탈분극 대부분은 V_2 양전극으로부터 멀어지는 방향으로 일어난다. 그것은 더 두꺼운 ________ 심실이 뒤쪽에 존재하기 때문이다. (좌, left)

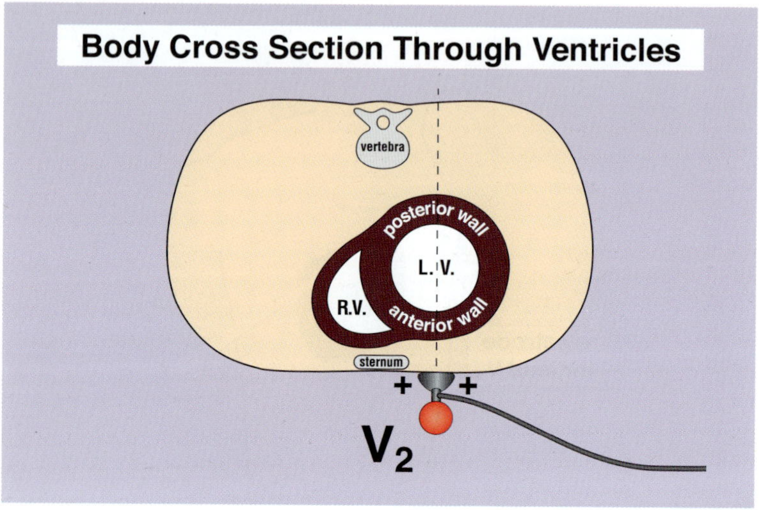

흉부 유도 V_2의 방향은 경색이 앞쪽인지 뒤쪽인지에 대한 정보를 줄 수 있다.

유도 V_2의 방향은 ________ 심실의 앞쪽 벽에서 뒤쪽 벽으로 이동한다.

(좌, left)

따라서 V_2는 앞쪽의 심근경색인지 뒤쪽의 심근경색인지에 대한 믿을만한 정보를 준다.

참조

양쪽 심실의 탈분극과 재분극은 오른쪽 흉부유도에서 자세히 조사되어야 한다. 왜냐하면 경색의 위치가 앞쪽이냐 혹은 뒤쪽이냐에 따라 미세한 벡터 변화를 보일 수 있기 때문이다.

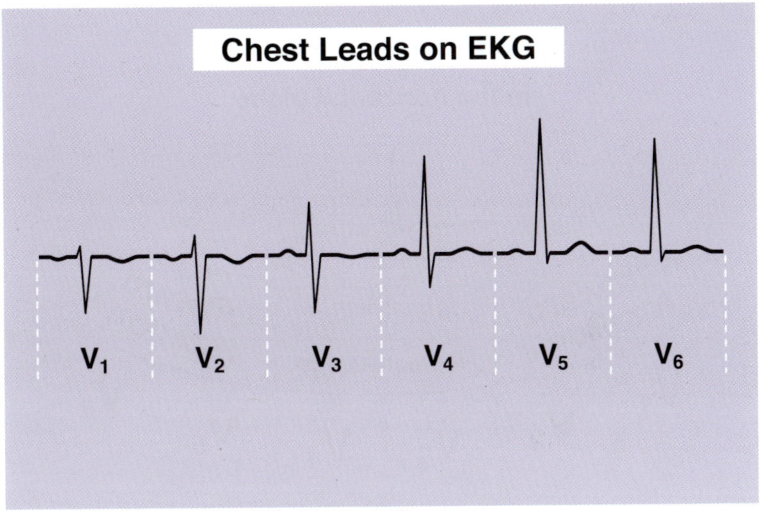

흉부유도에서, V_1에서 음의 값을 가지던 QRS가 V_6로 갈수록 점점 양의 값을 가지는 것으로 변화하는 것을 볼 수 있다.

유도 V_1에서 주로 음의 값을 갖는 QRS는 유도 V_6에서는 대부분 ________ 이다.

(양, positive)

흉부 유도 V_1에서 V_6까지 점차적으로 변하는 것을 살펴보면, QRS가 V_1에서 음의 값을 갖고 V_3나 V_4에서 ________ 를 가지며 V_6에서 양의 값을 가지는 것을 알 수 있다. V_3나 V_4를 전환지역(transitional zone)이라고 한다.

(등전위, isoelectric)

참조

등전위 QRS는 평균 QRS 벡터와 90° 떨어져 있다는 것을 기억해 보자. 따라서 수평면(horizontal plane)에서 vector의 변화(rotation)는 흉부유도에서 등전위인 transitional QRS의 위치에서와 같은 변화를 반영한다. 다음 페이지를 보면 더 쉽게 이해할 것이다.

벡터가 수평면에서 위치를 바꾸어도(rotate), 벡터의 꼬리는 여전히 ________ 에 닿아있다.

(방실결절, AV node)

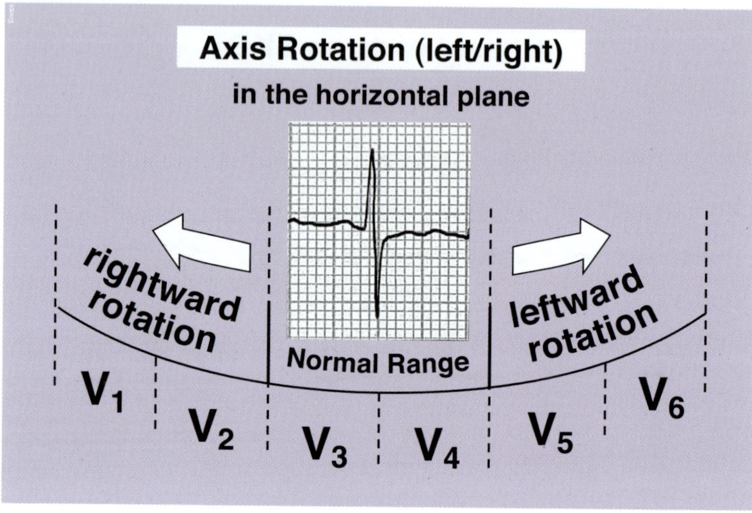

수평면에서 벡터의 회전(rotation)은 환자 입장에서 오른쪽(rightward) 혹은 왼쪽(leftward)으로 표현되어질 수 있다. 등전위의 QRS를 가지는 흉부 유도를 체크하자.

참조

벡터는 수평면에서 꼬리를 방실결절에 둔 채 회전(rotate)할 수 있다. 등전위 QRS가 환자의 우측유도(V_1 혹은 V_2 유도)에서 발견되면, 이것이 우측회전(rightward rotation)이다. 그러나 등전위 QRS가 환자의 좌측 흉부유도(V_5 혹은 V_6)에서 발견된다면, 이것은 좌측회전(leftward rotation)이라고 할 수 있다. 해부학적으로, 심장은 수평축으로는 많이 회전할 수 없다. 그러나 심실 비대쪽으로, 심근경색 반대쪽으로 벡터가 이동하는 것을 우리는 알고 있다.

참조

오래된 문헌에서는 시계 방향으로(clockwise) 혹은 반시계 방향으로(counterclockwise)란 용어를 사용하였다. 이러한 용어는 시계와 잘 맞지 않고, 혼동이 일어났기 때문에, 요즘은 잘 사용하지 않는다.

축편위(axis deviation)는 전면(frontal plane)에서 사용되고, 축회전(axis rotation)은 수평면(horizontal plane)에서 사용된다는 것을 기억하자.

참조

364페이지로 가서 축을 결정하는데 단순화된 기술을 관찰하여라. 358페이지에서 Personal Quick Reference Sheets에서 빠른 방법을 찾을 수 있을 것이다.

08

비대 Hypertrophy

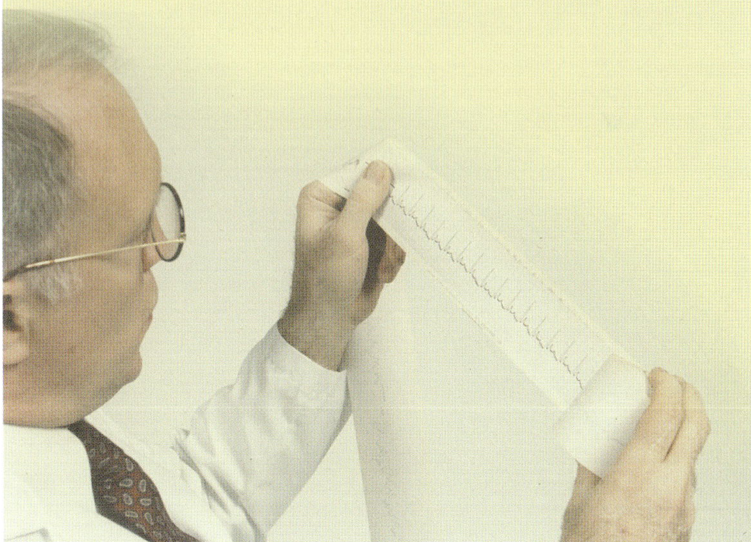

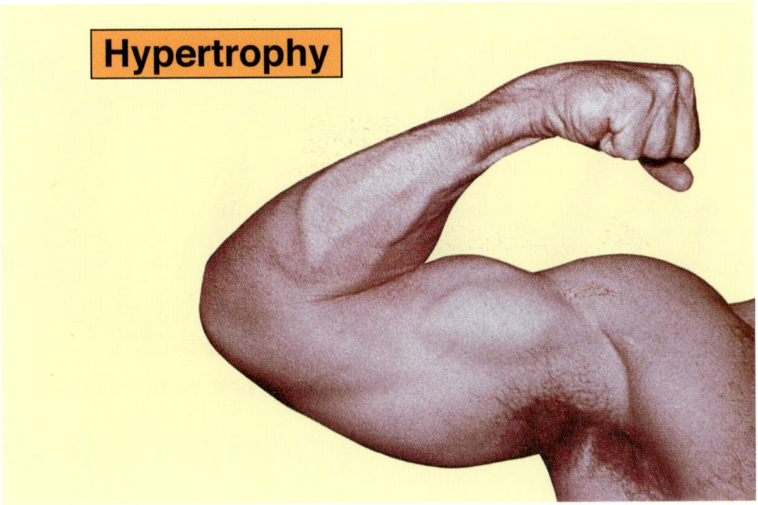

비대는 주로 크기의 증가를 말하고, 근육에 관한 한 이 용어는 근육 덩어리의 증가를 의미한다.

참조

이 사진은 역도 선수의 팔이다.
나는 오랫동안 이 사진을 내 팔을 찍은 사진으로 할까하고 생각하였지만, 곧 그 생각을 포기하였다. 왜냐하면 이 절(Section)의 제목을 하이포트로피(hypotrophy)라고 바꾸어야 할 것 같기 때문이다(만일 그런 말이 있다면).

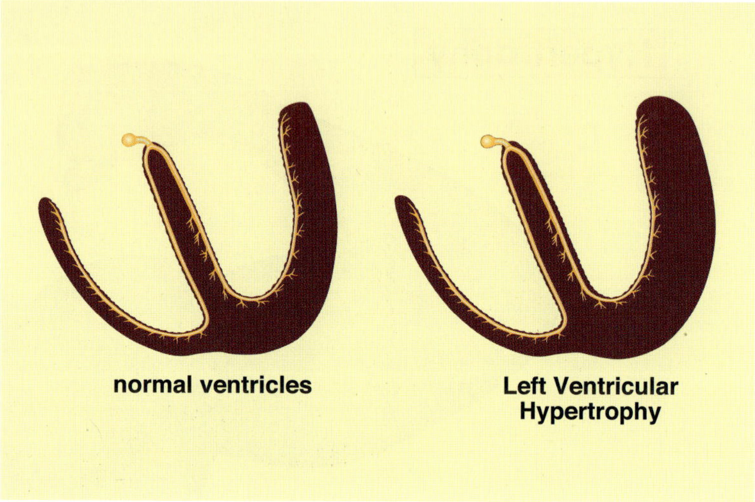

심강 (chamber)의 비대는 심강의 벽의 두께가 증가하는 것을 의미하지만, 약간의 확장 (dilation)은 항상 함께 존재한다.

심강의 비대는 심강의 근육벽의 두께가 ________ 두께를 넘어서 증가하는 것을 의미한다. (정상)

비대는 ________ 의 부피의 변화를 말하는 것이 아니고, 더욱이 일반적인 크기가 확장하는 것을 말하는 것도 아니다. (심강)

비대해진 심강의 근육두께가 증가하는 것과 심강의 확장 모두 ________ 로 진단할 수 있다. (심전도)

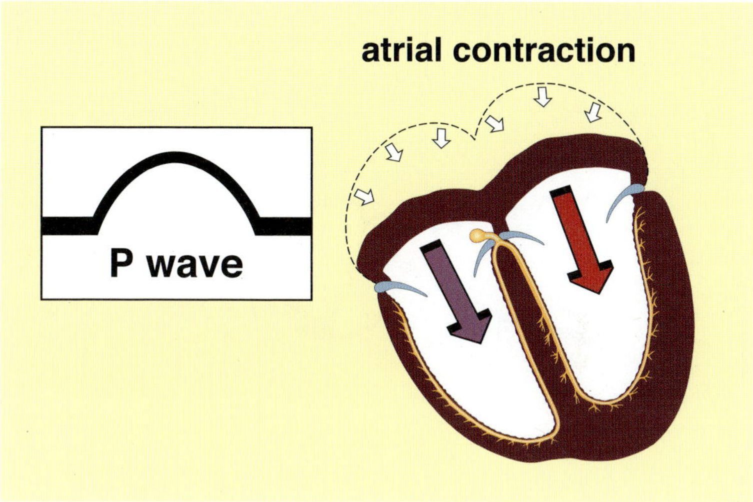

P파가 양쪽 심방(atrium)의 탈분극과 수축을 나타내므로 심방 확대는 P파를 보면 알 수 있다.

양 심방의 탈분극으로 양 심방이 동시에 ________ 한다. (수축)

양 심방의 탈분극은 심전도상에서 ________ 파로 기록된다. (P)

심방 확대는 12 유도 ________ 에서 P파를 검사함으로써 알 수 있다. (심전도)

참조

심방은 비대해지기 보다는 확장되기 때문에 심방 확대(atrial enlargement)라고 부른다. 반면 심실은 심실비대(ventricular hypertrophy)가 더 현저하게 나타난다.

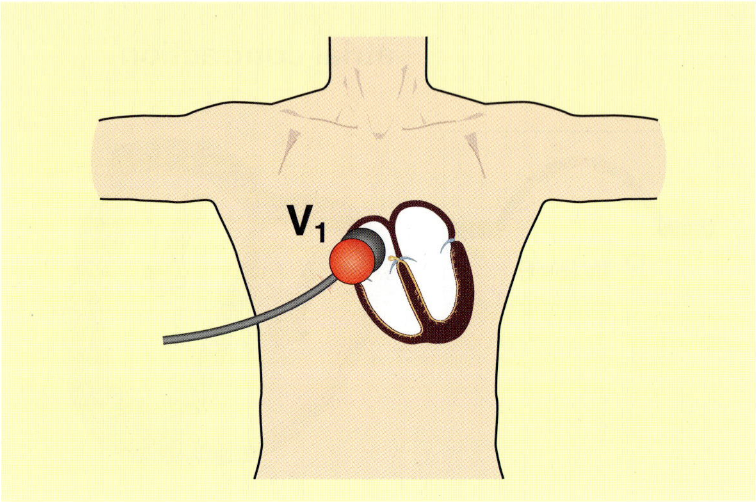

유도 V_1은 바로 심방에 놓이기 때문에, 유도 V_1에서 P파를 관찰하면 심방이 확대되어 있는지 알 수 있다.

유도 V_1을 기록하는 흉부 전극은 ________ (양 혹은 음)으로 생각된다.

(양)

유도 V_1을 기록할 때, 전극을 4번째 늑간에서 흉골(sternum)의 바로 우측에 위치시킨다; 이렇게 하면 전극이 바로 ________ 위에 놓이게 된다. (심방)

유도 V_1은 심방과 가장 가깝게 되므로, 심방의 ________ 를 점검하는데 가장 좋은 유도가 된다. (확대)

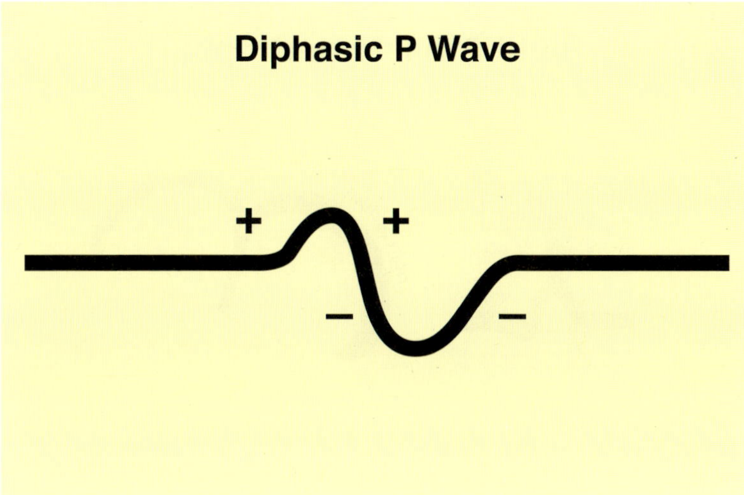

심방확대가 있으면, P파는 보통 이상성(diphasic)을 나타낸다(양과 음 모두).

양과 음을 동시에 가지는 모양을 ________ 파(두 개의 위상을 갖는 파)라고 부른다. (이상성)

이상성 P파는 ________ 에서 위와 아래의 편향을 둘 다 갖는다. (기준선)

이상성 P파는 심방확대의 특징이나 우리는 어느 ________ 이 확대되었는지 알고 싶어한다. (심방)

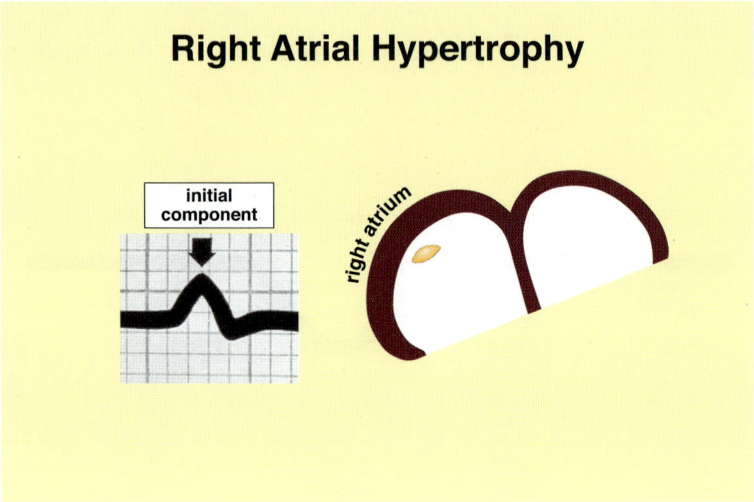

유도 V_1에서 이상성 P파의 처음 부분이 더 크면, 이것은 우심방확대이다.

유도 V_1에서 P파가 ________ 이면, 어느 한 심방이 확대된 것이다.

(이상성)

이상성 P파의 두 부분 중 처음 부분이 더 ________ , 우심방확대이다.

(크면)

유도 V_1에서 이상성 P파의 처음 부분이 더 크면, 환자의 ________ 심방이 좌심방보다 더 두껍다는 것이다.

(우)

참조

어떤 사지유도에서라도 P파의 높이가 2.5mm가 넘으면(이상성이 아니더라도), 우심방확대를 의심해야 한다.

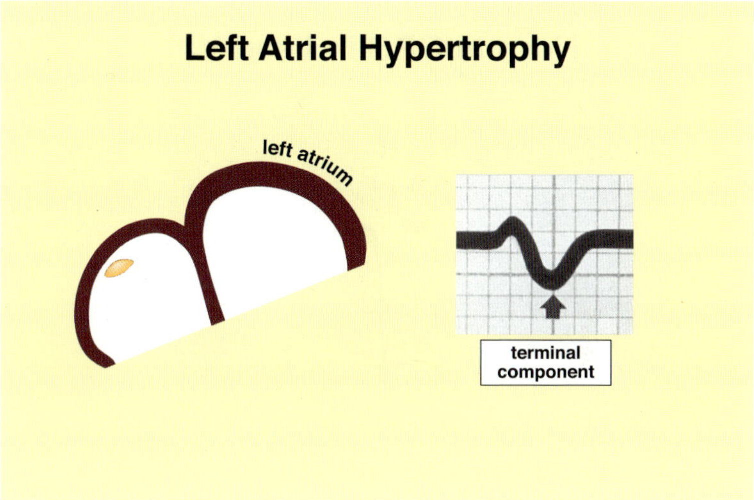

유도 V_1에서 P파의 나중 부분이 크고 넓으면, 좌심방확대가 있는 것이다.

승모판이 좁아져서* 좌심방확대가 있는 환자는 유도 ________ 에서 이상성 P파를 나타낸다. (V_1)

유도 V_1에서 이 환자는 P파의 ________ 부분이 더 크다. (나중)

유도 V_1에서 이상성 P파의 나중 부분은 보통________ (양 혹은 음)이다. (음)

* 승모판 협착(승모판이 열리는 구멍이 좁아진 것)은 좌심방 확대를 일으키지만, 전신 고혈압이 더 흔한 좌심방 확대의 원인이다.

Normal QRS in Lead V_1

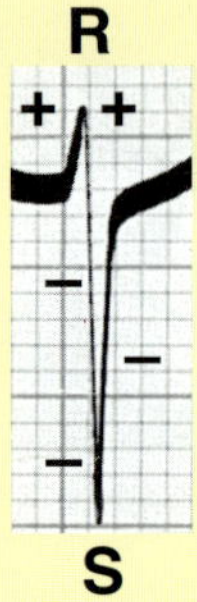

유도 V_1에서 QRS군을 생각해보면, 정상적으로 S파는 R파보다 훨씬 크다.

QRS군은 심실의 탈분극을 나타내고, 그래서 QRS는 ________ 의 비대를 반영한다. (심실)

유도 V_1에서 QRS군은 주로 ________ 이고 R파는 보통 매우 짧다. (음)

참조

V_1 전극은 양이다. 심실 탈분극은 환자의 왼쪽을 향해 아래로 그리고 뒤로 움직인다(더 두꺼운 좌심실이 뒤쪽에 위치한다). 심실 탈분극이 (양의)V_1 전극으로부터 멀리로 이동하므로 V_1에서 QRS가 주로 음이다. 양전극을 향해서 이동하는 양(positive) 탈분극파가 심전도에서 양편향을 나타낸다. 비슷하게 양전극으로부터 멀리로 이동하는 탈분극은 음으로 기록된다.

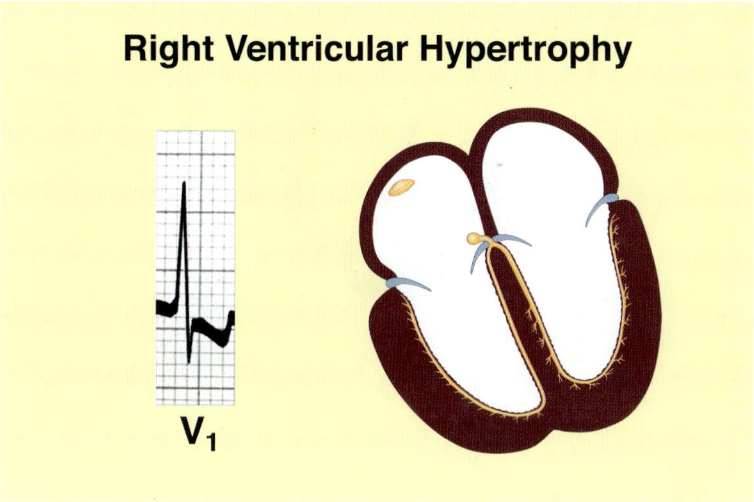

그러나, 우심실 비대 시는 V_1에서 큰 R파를 보인다.

우심실비대 시 큰 ________ 파가 유도 V_1에 나타난다. (R)

참조

우심실비대 시 우심실 벽이 매우 두꺼워져 양의 V_1 전극쪽으로 양의 탈분극(그리고 더 큰 벡터)이 있게 된다. 그러므로 유도 V_1에서 QRS가 보통보다 더 양으로(더 크게) 될 수 있다.

유도 V_1에서 S파는 우심실 비대 시 ________ 파보다 더 작다(그림을 보라). (R)

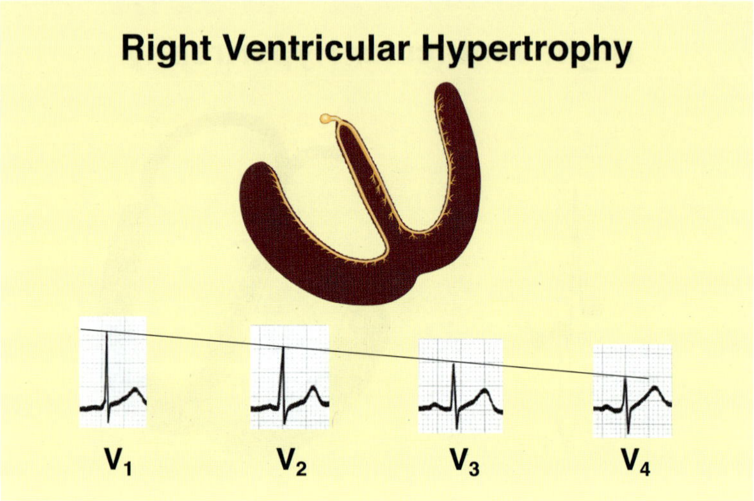

우심실 비대 시 V_1의 큰 R파는 V_2, V_3, V_4 로 갈수록 점점 작아진다.

우심실 비대가 있을 때, 다음에 오는 흉부유도에서 점점 작아지는 큰 R파가 유도 _________ 에서 있게 된다. (V_1)

_________ 파의 높이가 감소하는 것은 오른쪽 흉부유도에서 왼쪽 흉부유도로 갈수록 점차적으로 진행된다. (R)

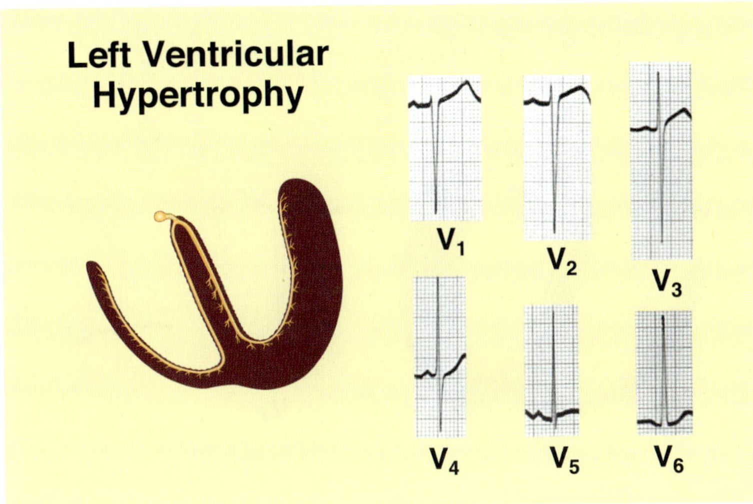

좌심실비대 시, 좌심실의 벽이 매우 두꺼워져서 흉부유도에서 거대한 QRS 편향을 일으킨다.

모든 심강에서 근육벽이 가장 두꺼운 심강은 ________ 심실이다.

(좌)

좌심실의 비대는 특히 ________ 유도에서 높이와 깊이가 과장되는 QRS군을 만든다.

(흉부)

참조

정상적으로 유도 V_1에서 S파는 깊다. 그러나, 좌심실비대 시에는 더 많은 탈분극이 환자의 왼쪽 아래로 진행된다. – 즉, 양의 V_1 전극에서 먼 방향으로. 그러므로, S파는 V_1에서 더 깊어진다. 평균 QRS 벡터가 왼쪽으로 이동됨에 따라 좌측편위가 있을 수도 있다.

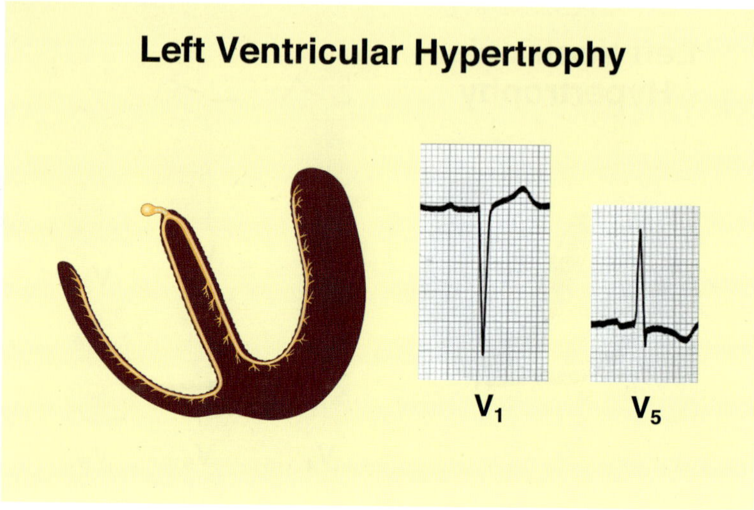

좌심실비대에서 V_1에서 큰 S파가 있고 V_5에서 큰 R파가 있다.

좌심실비대 시 유도 V_5에서 매우 큰 ________ 파가 있다. (R)

참조

유도 V_5는 좌심실 위에 있으므로, 좌심실비대가 있을 때는 탈분극이 유도 V_5의 전극쪽으로 증가하여 진행한다. 이것은 V_5의 (양)전극으로 더 큰 (양)탈분극이 진행하게 하므로 유도 V_5에서 QRS가 주로 양이어야 하고, 그리고 이것은 이 유도에서 매우 높은 R파를 만든다.

좌심실비대 시 유도 ________ 에서 높은 R파를 보이고, 이 유도 V_1으로부터 멀어지는 과도한 탈분극으로 유도 V_1에서는 S파가 매우 깊게 나타나게 된다.

(V_5)

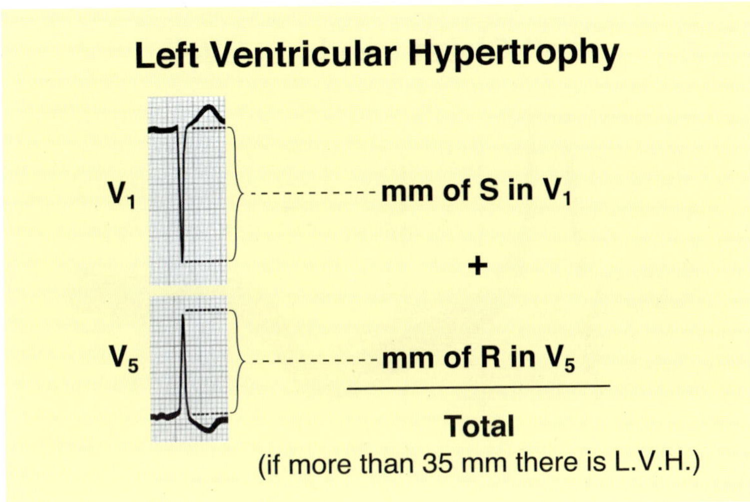

V_1에서 S의 깊이(mm)와 V_5에서 R의 높이의 합이 35mm보다 크면, 좌심실비대가 있는 것이다.

심전도에서 좌심실비대를 점검하려면, V_1에서 S파의 깊이와 V_5에서 ______ 파의 높이를 더해야 한다. (R)

V_1에서 S파의 깊이(mm)와 V_5에서 R파의 높이(mm)의 합이 35(mm)보다 크면 ________ 심실비대가 있는 것이다. (좌)

참조

V_1의 S와 V_5의 R의 합은 항상 모든 12 유도 심전도에서 점검해야 한다.
(단지 보기만 해도 알 수 있다)

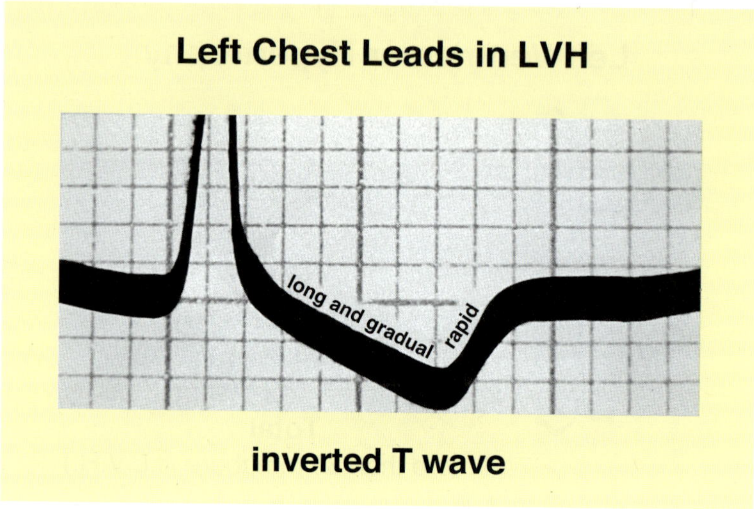

T파는 종종 좌심실비대의 특성을 보여준다. T파의 역위(inversion)와 비대칭성(asymmetry)이 나타난다.

좌심실비대 시 특징적인 ________ 파가 보인다. (T)

좌 흉부유도(V_5 혹은 V_6)가 ________ 심실 위에 있으므로, 좌심실 비대 시 볼 수 있는 특징적인 T파를 점검하는 데는 이들 유도가 유용하다. (좌)

좌심실비대가 있을 때, 역전된 T파는 점차적으로 아래로 경사지고, 가파르게 ________ 으로 돌아가는 비대칭성을 보인다. (기준선)

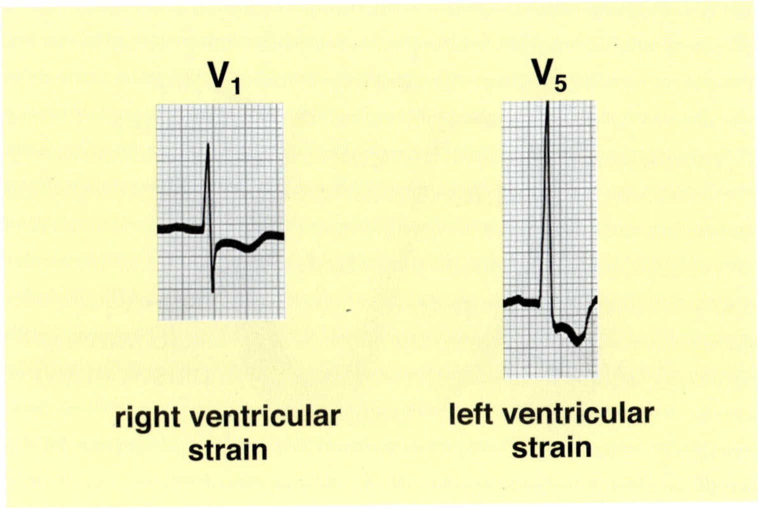

심실비대는 긴장형(strain pattern)과 연관되어 있다. 심실의 긴장이 있으면 ST분절은 하강하고 혹이 있는 모양(humped)을 보인다.

심실의 긴장은 ST ________ 의 하강을 특징으로 한다. (분절)

참조

긴장(strain)은 보통 심실비대와 연관되어 있으며, 이론적으로 심실이 어떠한 종류의 저항(예, 좁아진 판막 또는 고혈압에 의한 증가된 저항)에 대해 긴장을 보여 보상 기전으로 비대해지기 때문이다.

심실긴장은 일반적으로 ST분절의 중간 부위에서 위로 향하는 혹을 동반하며 이 ________ 을 하강시킨다. (분절)

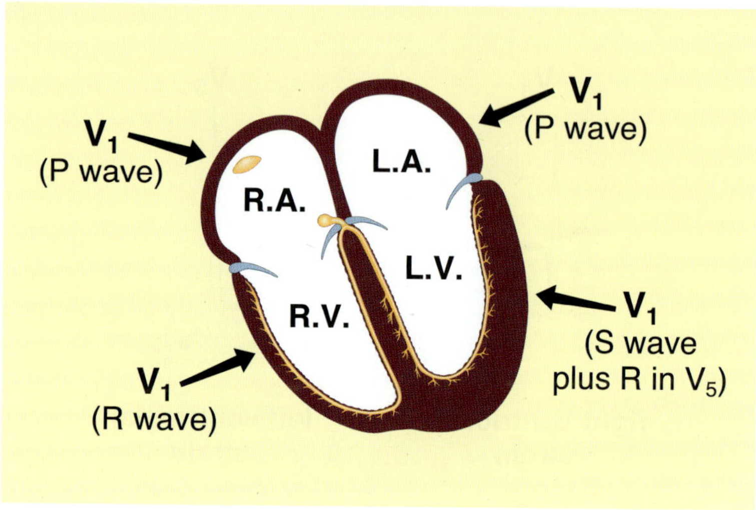

심강의 비대에 관한 정보는 대부분 유도 V_1에서 얻는다.

12유도 심전도를 읽을 때는 항상 어떤 심강이라도 ________ 가 있는지를 점검해야 한다.
(비대)

첫째로, 유도 V_1에서 P파가 ________ 인지를 확인한다. (이상성)

둘째로, V_1에서 R파를 점검하고, 그 다음에 V_1에서 S파와 V_5에서 ________ 파를 점검한다.
(R)

참조

이 책의 끝부분에 있는(P 365) '비대' 부분을 복습하라.

09

경색(분지차단을 포함한)

Infarction (includes Hemiblock)

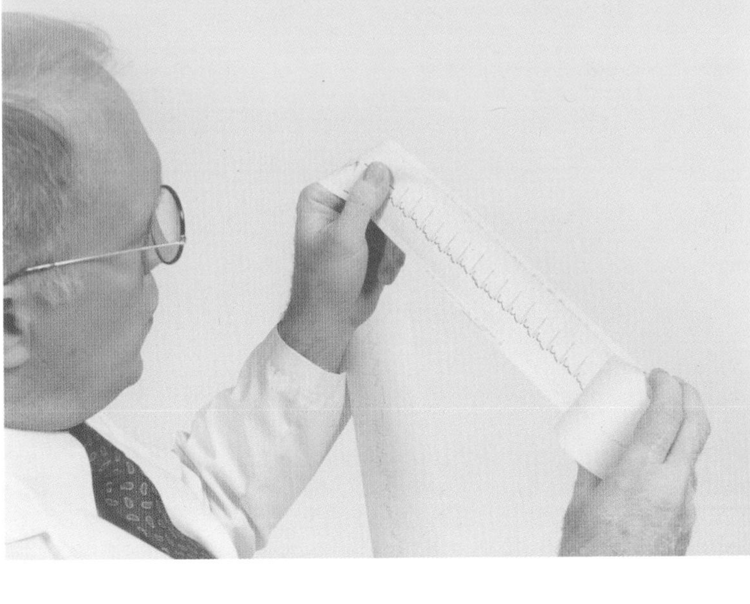

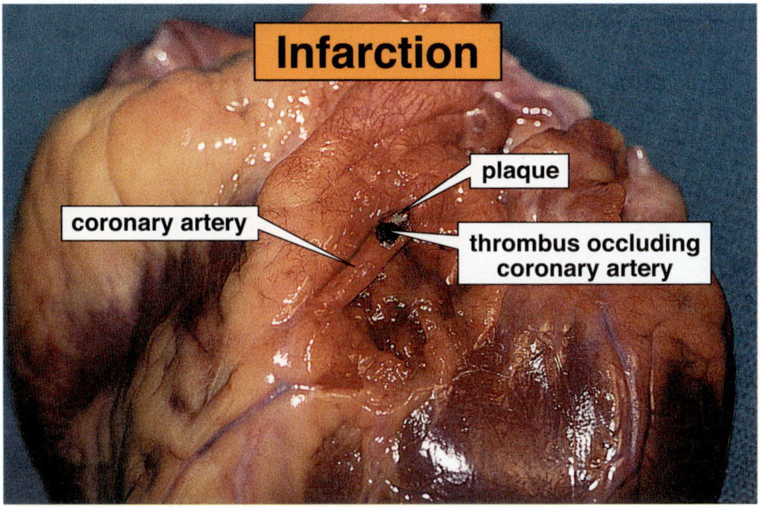

심근경색(myocardial infarction)은 관상동맥의 완전폐쇄로 인해 발생한다. 심근의 경색 부위는 괴사(죽게) 되며, 그럼으로써 탈분극과 수축을 할 수 없게 된다.

참조

심강이 혈액으로 채워져 있지만, 심근 자체의 혈액은 관상동맥에 의해 전면적으로 공급받는다. 관상동맥은 지질 침착에 의해 점차적으로 좁아져 혈관의 내막(intima) 바로 아래에 죽상종 반(atheromatous plaque)을 형성한다. 내막은 결국 파열되어 동맥 안에서 반(plaque)이 혈액에 노출된다. 이를 시발점으로 혈전이 즉각적으로 형성되고, 반에 의해서 이미 좁아져 있는 혈관이 혈전에 의해 완전히 막히게 된다. 즉각적으로 심실의 경색부위(혈액공급이 없는)는 괴사되게 된다. 경색 주변의 저산소 영역에 속하는 심실 병소는 매우 민감해져서, 치명적인 심실 부정맥이 유발될 수 있게 된다.

참조

심근경색은 관상동맥의 완전폐쇄를 의미하며 심전도로 진단할 수 있다. 심전도를 통해 어떤 관상동맥(또는 관상동맥 분지)이 막혔는지를 알 수 있으며, 심근경색으로 심실 전도에 어떤 차단이 나타나는지도 알 수 있다. 심전도를 자세히 살펴보면, 관상동맥이 좁아져 있는지, 심장에 혈액공급이 저하되어 있는지 알 수 있다.
생명을 구할 수 있는 실용적인 지식이 된다.

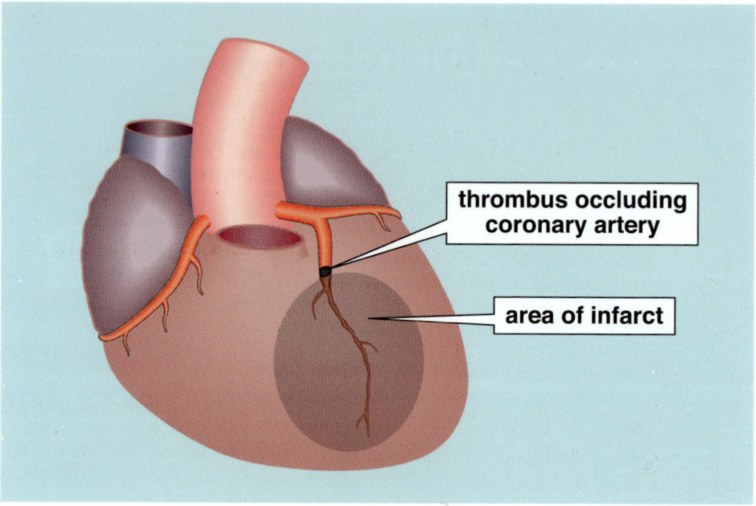

심근경색은 좌심실로 가는 관상동맥이 막힘으로써 심장*의 일부에 혈액공급이 없게 되어 괴사가 일어나는 것을 말한다.

심근 ________ , 관상동맥 폐쇄, 심장 발작 등의 용어는 모두 동일한 심각한 현상을 뜻한다. (경색)

심장은 혈액공급을 단지 ________ 동맥으로부터 얻고, 관상동맥이나 주요 가지가 심하게 좁아지거나 막히면, 심근의 일부가 혈액공급을 받지 못하게 된다. (관상)

경색(괴사) 부위는 주로 ________ 심실에 있고, 치명적인 부정맥을 일으킬 수 있다. (좌)

참조

관상동맥은 또한 우심실에도 분포하며, 우심실도 종종 침범되기도 한다.
그러나, 대부분의 중대한 문제는 좌심실 경색에서 나타나기 때문에, 심근경색은 보통 좌심실에 대한 개념이다.

* 이 그림은 대동맥의 기저부에서 관상동맥의 기시점을 잘 보이게 하기 위해서 폐동맥을 제거한 그림이다.

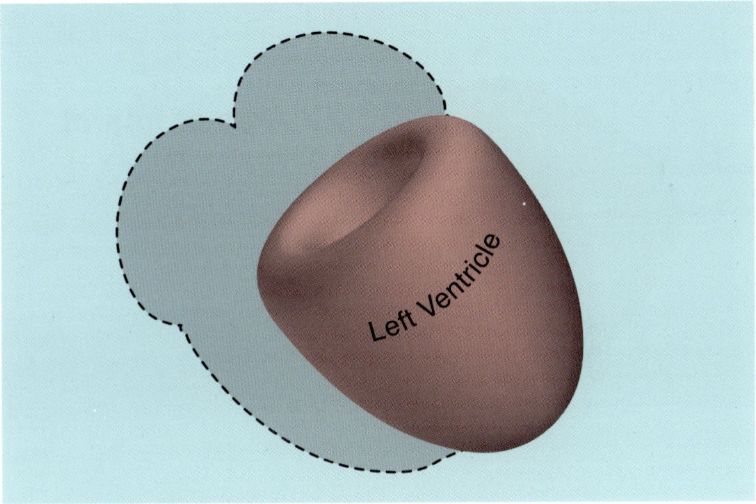

일반적으로, 두꺼운 좌심실에 심근경색증이 잘 일어난다.

좌심실은 심장에서는 가장 두꺼운 심강이고, 그래서 만일 관상동맥이 좁아지면, 가장 혈액공급을 많이 받는 좌심실이 감소한 관상 ________ 순환 때문에 우선적으로 타격을 받게 된다. (동맥)

혈액은 두꺼운 ________ 심실의 강력한 수축에 의해 신체의 각 부위로 퍼져나간다. (좌)

참조

우리가 위치로 경색 부위를 기술할 때는, 좌심실에 있는 부위를 말하게 된다.
좌심실로 가는 동맥은 심장의 다른 부위로 가는 분지를 보내게 되고, 그래서 좌심실의 경색은 다른 심강의 작은 부위를 포함하게 된다.

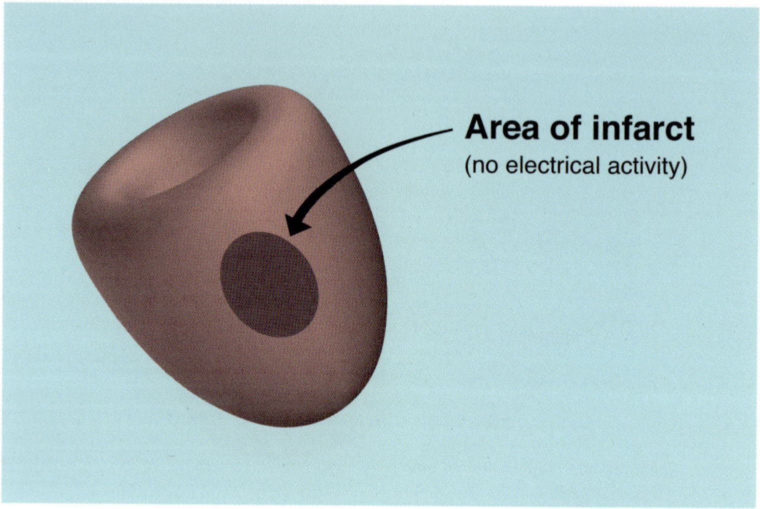

혈액공급이 없는 좌심실의 경색 부위는 전기적으로 죽은 조직이고 탈분극이 일어날 수 없다.

경색은 주로 좌 ________ 의 벽에 흔히 나타난다. (심실)

경색 부위는 ________ 공급이 되지 않으면 세포가 기능적으로 죽은 상태이기 때문에 탈분극이 되지 않는다. (혈액)

참조

(적절한 혈액공급이 되는) 심장의 나머지 부분이 보통처럼 기능할 때에도 경색부위는 전기적으로 진공상태이다. 경색부위는 탈분극이 되지 않고 수축하지 않아서 좌심실의 근육기능에 장애가 발생한다. 또한, 저산소 상태의 심실 병변은 종종 심각한 심실 부정맥의 근원이 된다.

Infarction

- **Ischemia**
- **Injury**
- **Necrosis**

심근경색의 3대 특징(triad)은 허혈(ischemia), 손상(injury), 그리고 괴사(necorosis)이다. 그러나 이 셋 중에 어느 것이든 단독적으로 일어날 수 있다.

참조

심실벽의 괴사(죽음)로 심근 세포가 탈분극되지 못한다.

심근경색의 3대 특징은 ________ 경색을 인지하고 진단하는데 기본이 된다.

(심근)

저산소(hypoxia)는 산소가 감소된 것을 의미하고, 심장에서 ________ 공급이 감소됨(감소된 혈류)을 의미하는 허혈(ischemia)에 의해 보통 발생된다.

(혈액)

참조

허혈, 손상, 그리고 괴사는 심근경색증의 진단을 내릴 때 한꺼번에 다 있을 필요는 없다. 심전도 판독은 이들 심근경색 진단 기준을 점검하는데 필요하다.

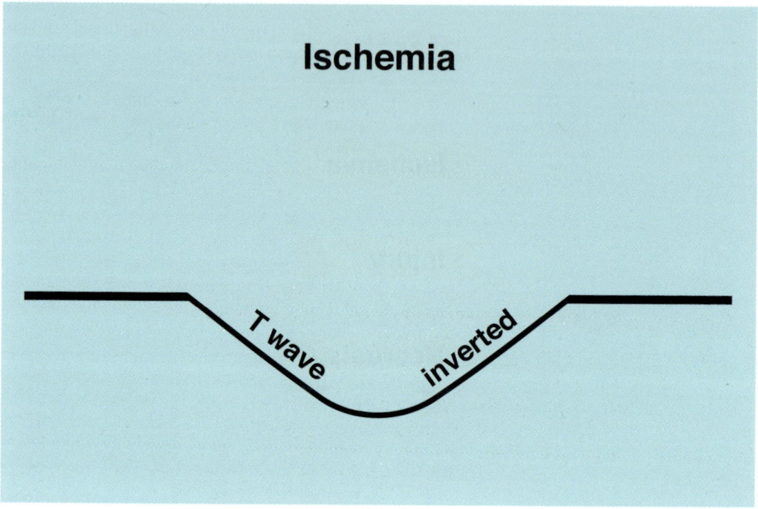

허혈(감소된 혈액공급)은 뒤집어진 T파가 특징이다.

허혈은 ________ 공급이 감소(관상동맥으로부터)되거나 혹은 정상적인 공급보다 감소된 것을 의미한다. (혈액)

T파 ________ 는 허혈의 특징적 증후이고 약간 평평하거나 함몰된 것에서부터 깊게 역위된 것까지 여러 가지이다. (역위)

역위된 ________ 파는 심근경색증이 없는 허혈을 의미하기도 한다. 경색없이도 심장으로 가는 혈액공급의 감소가 있을 수도 있다. (T)

참조

심장 허혈만으로도 협심증(angina)으로 알려진 흉통이 있을 수 있고 일시적인 T파의 역위와 보통 연관되어 나타난다.

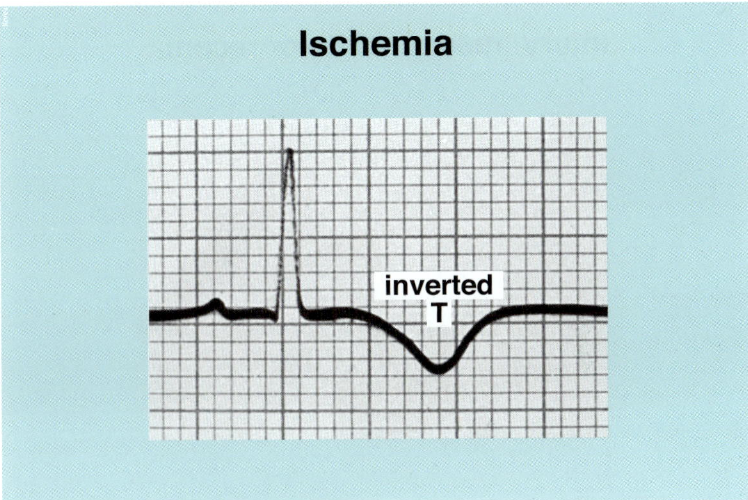

전형적인 허혈성 T파는 대칭성으로 역위된 모양이다.

참조

모든 심전도에서 T파 역위는 항상 점검해야 한다. 흉부유도가 심실과 가장 가까우므로, T파의 변화는 이 흉부유도에서 가장 잘 나타난다. 항상 V_1–V_6로 읽어 내려가고 관상동맥혈류 감소가 있는지 T파 역위를 점검한다.

허혈의 T파는 역위되고 ________ 성이다.
즉, 역위된 T파의 오른쪽과 왼쪽은 거울상(mirror image)을 나타낸다. (대칭)

참조

성인에서 평평한 T파 또는 미미한 T파 역위는 사지유도에서는 정상변이일 수 있다.
그러나, 유도 V_2에서 V_6에 보이는 T파역위는 어떠한 모양이라도 병적인 것으로 간주한다. 특히, Wellens 증후군의 특징인 유도 V_2와 V_3의 현저한 T파역위는 좌전하행지의 협착을 경고한다.

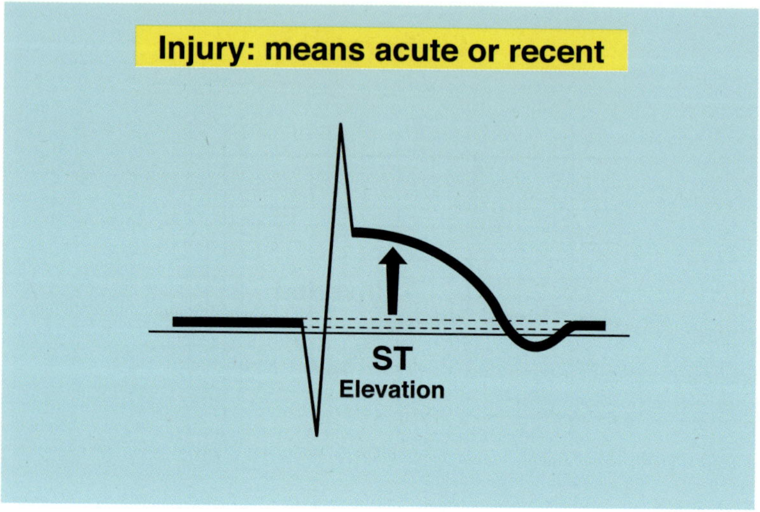

손상은 경색이 급성임을 가리킨다. ST분절의 상승은 손상을 말해주며, 때로는 현재의 손상을 말한다.

참조

급성은 '최근의, 새로운'을 의미한다.

ST분절은 QRS군과 ________ 파 사이의 기저선의 일부이다. (T)

ST분절의 상승은 손상을 의미한다. ST분절은 약간 상승할 수 있고, 혹은 ________ 위로 10(혹은 그 이상)mm 만큼 상승할 수도 있다. (기저선)

ST분절의 상승은 경색이 ________ 이라는 증거이다. 이것은 심전도에 나타나는 심근경색의 가장 초기의 신호이다. (급성)

참조

운동성 협심증, 프린쯔메탈(변이형) 협심증에서도 심근경색 없이 일시적인 ST분절 상승이 일어날 수 있다.

ST Elevation

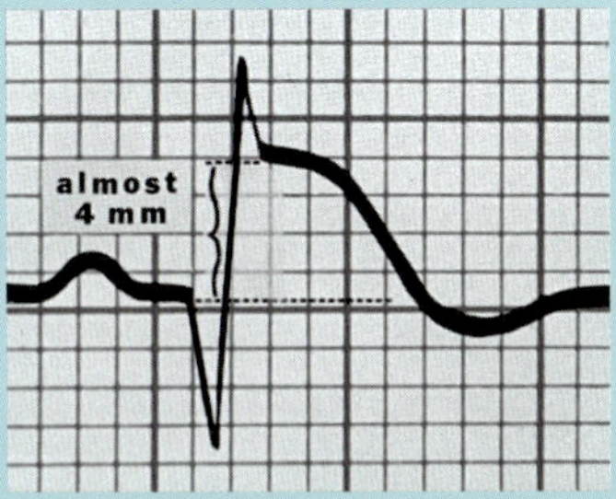

ST상승이 있으면 경색이 급성이라는 것을 의미한다. ST상승은 단독으로도 경색을 의미할 수 있다.

참조

일단 경색을 진단하려면, 경색이 방금 발생하여 즉각적인 치료를 필요로 하는지 아니면 오래된 것인지 수년된 것인지를 알아야 한다.

ST ________ 은 급성경색시에 기저선위로 상승하고, 나중에는 기저선 위치로 돌아온다. (분절)

참조

ST분절이 Q파를 동반하지 않고 상승하면 비 Q파 심근경색을 의미한다. 이것은 보통 작은 경색을 의미하고 뒤에 더 큰 경색이 닥쳐올 수 있음을 의미한다. 그러므로, 의미있는 ST변화는 심근효소 검사와 면밀한 조사를 필요로 한다.

참조

심실동맥류(ventricular aneurysm, 심실의 벽이 밖으로 부풀어 나온 것)도 대부분의 흉부유도에서 지속적인 ST상승을 일으킬 수 있으나, 이 경우 ST분절은 시간이 흐름에 따라 기저선으로 돌아오지 않는다. 심낭염(pericarditis) 때는 ST분절이 상승할 수 있으나 T파는 기저선 위로 역시 상승하는 것이 보통이다.

Brugada Syndrome

- **RBBB pattern QRS with ST elevation in V_1 - V_3**
- **sudden cardiac arrest (in absence of coronary obstruction)**

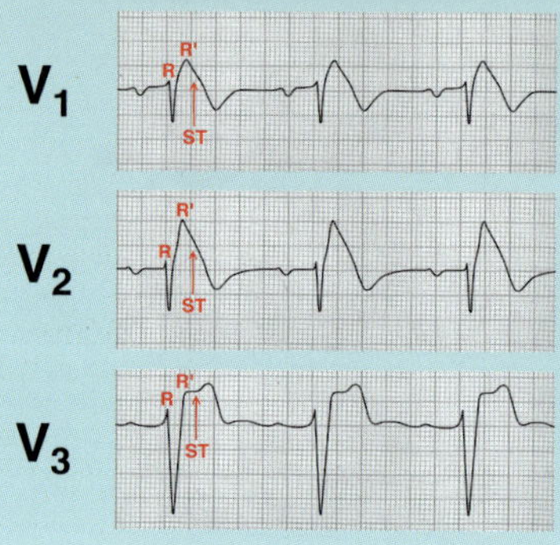

브루가다(Brugada) 증후군은 심장병이 없는 사람에서 급사를 일으킬 수 있는 유전적인 상태이다. 이 증후군은 유도 V_1에서 V_3에 ST상승을 동반한 우각차단이 특징이다. 이 병은 드물지 않다.

급성 심장사(심장마비)는 브루가다 ________ 을 갖는 환자에서 저절로 일어날 수 있다. (증후군)

브루가다 증후군에서 유도 V_1~V_3에 우각차단과 ST상승이 나타난다. 상승된 ________ 분절은 특히 유도 V_1과 V_2에서 독특하게 뾰족한 모양으로 아래 경사를 이룬다. (ST)

참조

브루가다 증후군은 심장 Na^+ 채널의 이상 기능에 의한 가족성 질환이다.
치명적인 부정맥에 의한 사망을 예방하기 위해서는 심실세동 등 심장마비를 즉각 치료할 수 있는 삽입형 제세동기(ICD)의 삽입이 필요하다.

참조

구조적인 심질환이 없던 건강한 젊은 사람의 급사의 반정도는 이 증후군 때문이다.

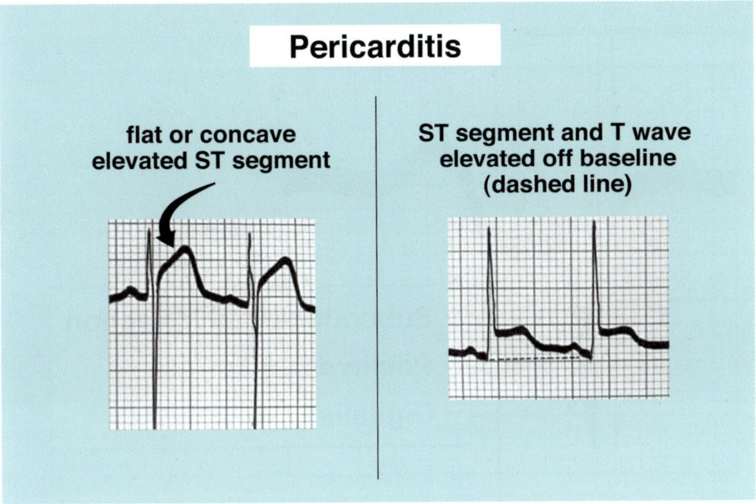

심낭염(pericarditis)이 있으면, ST분절은 상승하고 보통 평평하거나 오목한 모양을 띤다. 전체 T파는 기저선보다 상승한다.

참조

심낭염은 심장을 둘러싸고 있는 막(심낭)에 염증이 있는 상태이다. 심낭염은 바이러스, 세균, 악성 종양, 또는 심근경색을 포함한 다른 여러 염증 원인에 의해 발생한다.

심낭염은 ________ 분절을 상승시킬 수 있다. 보통 상승된 ST분절은 평평하거나 약간 오목한(중간이 아래쪽으로 함몰되는) 모양을 나타낸다. 이것은 시간이 지나면 없어진다. (ST)

심낭염은 전체 ________ 파가 기저선보다 상승한다. 이것은 종종 P파를 포함하여 점차적으로 내려오며 다음에 오는 QRS군에 다다른다. (T)

참조

왼쪽 그림에서 보여주는 특징은 QRS군이 보통 음의 방향일 때(우측 흉부유도에서와 같이)의 특징이다. 오른쪽 그림에서 보여주는 특징은 QRS군이 양의 방향일 때 (측벽과 하벽의 사지유도에서와 같은)의 특징이다. 때때로 심실기외수축(PVC's)이 나타나기도 한다.

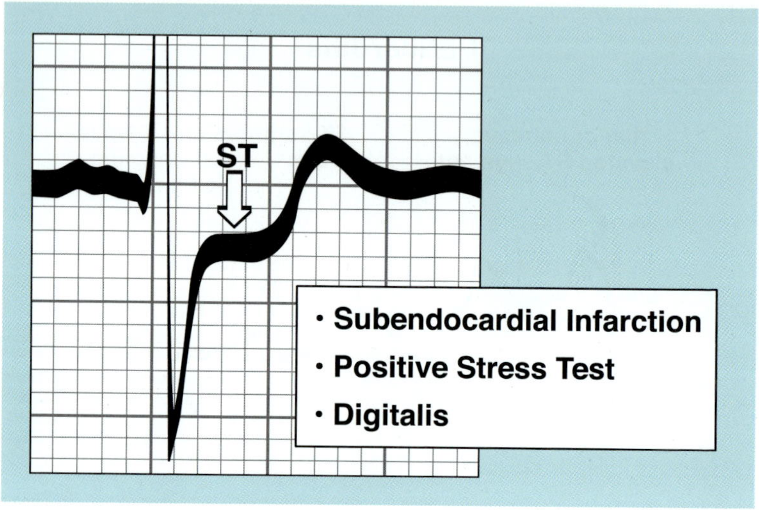

ST분절은 어떤 경우에는 하강(depression)될 수 있다.

참조

협심증 발작*이 있는 동안, ST분절은 일시적으로 하강할 수 있다.

심내막하 경색(subendocardial infarction)은 _________ 심실의 전체 두께를 포함하지 않는 경색이며 ST분절을 하강시킨다. (좌)

관상동맥이 좁아진 환자가 운동을 하면, 심근은 관상동맥이 공급할 수 있는 것보다 더 많은 혈액공급을 요구하게 된다. 부하(또는 운동) 검사는 이런 환자에서 심전도상 _________ 분절의 하강을 기록할 수 있다. (ST)

디지털리스(digitalis)는 ST분절의 _________ 을 가져올 수 있지만, 독특하고 잊을 수 없는 특징적인 모양을 보인다(P 337을 보라). (하강)

* 흉통은 관상동맥의 감소된 혈류(경색이 없이도)에 의해 발생한다.

Subendocardial Infarction

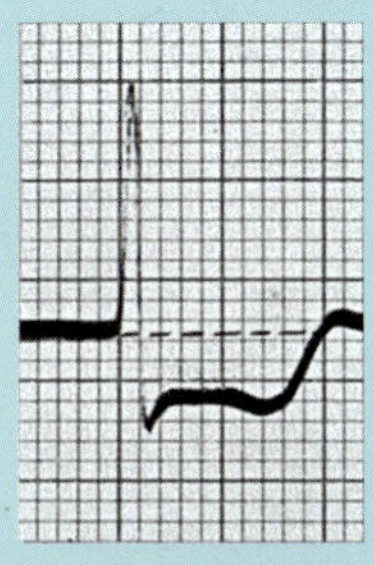

(flat) ST depression

심내막하경색은 ST분절의 평평한 하강을 일으킨다. 그러나 의미있는 ST분절하강(QRS군이 위로 향하는 유도에서)은 다른 원인이 증명될 때까지는 감소된 관상동맥 혈류를 의미한다.

심내막하경색(종종 심내막하 손상으로도 일컬어지는)은 평평한 ST ________ 하강으로 나타나며, 이것은 수평하거나(horizontal) 또는 아래로 경사진(down-sloping) 모양을 띤다. (분절)

참조

심내막하경색은 비 Q파 경색의 일종이며 심내막 바로 밑 심근의 작은 영역만을 침범한다. 고전적인 심근경색은 전층(transmural) 심근경색을 말하며, 이것은 경색 부위에서 좌심실 벽의 전체 두께가 손상을 받는 것이다. 심근의 작은 영역만 포함된 심내막하경색이더라도 진정한 심근경색으로 여겨져야 한다. 심내막하 심근경색은 더 커지고 확장될 수 있어 더 치명적일 수 있다.

참조

급성 ST하강(또는 상승)이 있는 환자는, 특히 지속적이라면, 심근효소검사를 포함하여 즉각적이고 완벽한 검사가 시행되어야 한다.

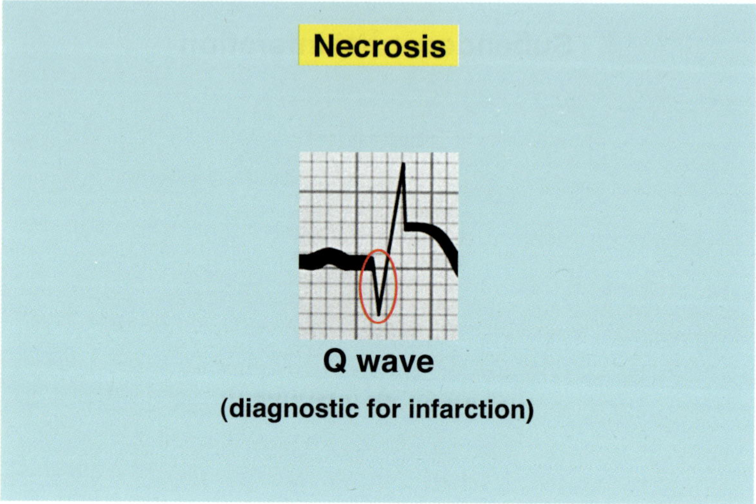

Q파는 괴사(necrosis)를 의미하며 경색의 진단을 내려준다.

심근경색의 진단은 좌심실 벽의 괴사에 의해 생성되는 의미있는 ________ 파가 있으면 가능하다. (Q)

참조

Q파는 QRS군의 첫번째 하강부위이고 그 군의 어떤 부위보다 앞선다. 만일 하강파 이전에 QRS군에서 비록 작더라도 – 양(positive)파가 있으면, 그걸을 S파로 불러야 한다(그전에 상승파가 있으면 R파이다).

의미있는 Q ________ 는 정상인의 심전도에서는 없다. 대문자 Q는 의미있는 Q파에 사용하고 소문자 q는 의미없는 경우에 사용한다. (파)

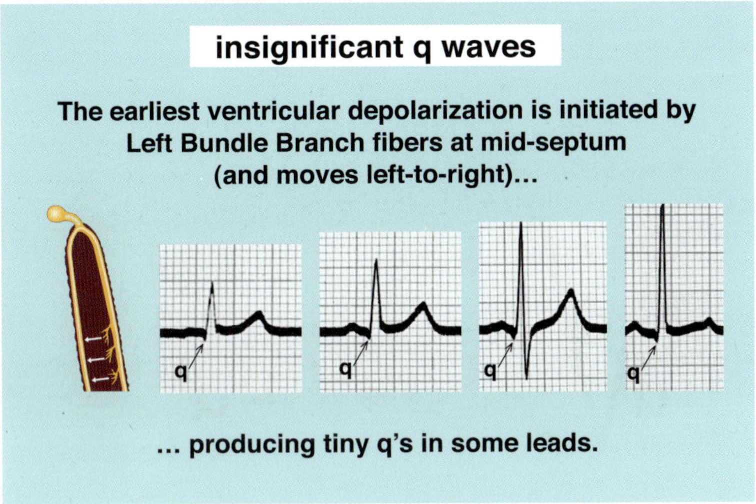

정상적으로 심실의 탈분극은 심실사이 중격(interventricular speptum) 중간에서 아래방향으로 시작한다. 중격의 탈분극(좌각에 의해 중격중간에서 시작되는)은 왼쪽에서 오른쪽으로 진행되고 이러한 오른쪽으로 향하는 심실의 활성은 QRS군이 보통 위를 향하는 유도에서 작은 무의미한 q(small q)파를 만들 수 있다.

우각은 분지를 내지 않고 수직으로 중격을 가로질러 가지만, ________ 각은 중격 중간에서 말단의 푸르키니에섬유(Purkinje filaments)를 분지한다. (좌)

처음의 중격 중간의 탈분극은 왼쪽에서 오른쪽으로 이동하며 다음으로부터 멀어진다.

- 측벽 유도인 I과 aVL 등 양의 왼팔 전극
- 하벽 유도인 II, III, aVF 등 양의 왼발 전극
- 왼쪽 흉부유도인 V_5, V_6 등 양의 흉부 전극

종종 이들 유도에서는 작은 무의미한 ________ 파가 기록된다. (q)

참조

이 중격중간의 탈분극은 유효한 심실 전도계가 양쪽 심실의 심내막 표면으로 탈분극이 빨리 전달되기 때문에 짧다. 이러한 짧은 중격 중간의 탈분극으로 0.04초 보다도 짧은 매우작은 q파로 나타나는 것이다. 무의미한 q파는 정의상 1 밀리미터(0.04 초)보다 짧은 것이다.

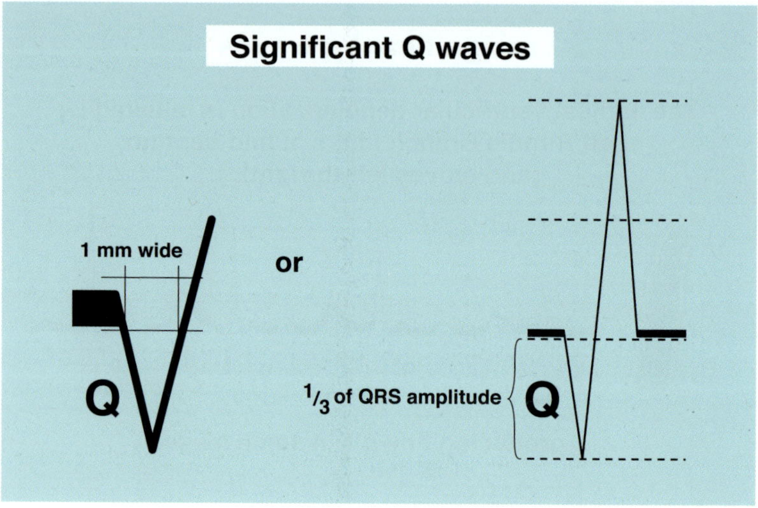

의미있는 Q파는 작은 입방체 한 개너비(0.04 초) 혹은 QRS군의 진폭의 1/3 이상이다. 의미있는 Q파는 심근 경색의 괴사를 의미한다.

의미있는 Q파는 심근 ________ 에서 괴사를 나타내는 지표이다. (경색)

의미있는 Q파는 작은 입방체 한 개너비(1 mm) 이상이며, 그러므로 적어도 ________ 초 이상인 것을 말한다. (0.04)

오래되었지만 변하지 않는 의미있는 Q파에 대한 기준 중 하나는 Q파가 전체 QRS군의 진폭(높이 또는 깊이)의 ________ 이상인 것이다. (1/3)

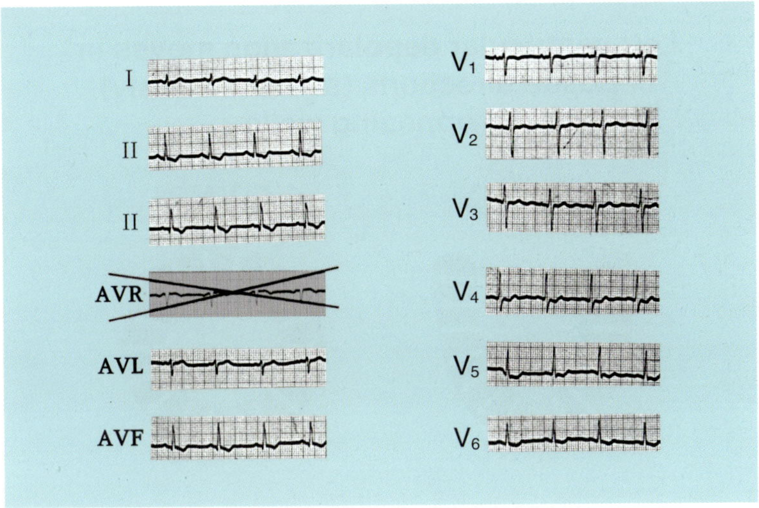

심전도를 볼 때는 의미있는 Q파를 발견할 수 있는 유도를 유의해서 본다. aVR은 생략하고 측벽, 하벽, 흉부 유도를 관심있게 보라.

경색을 점검하기 위해서는 ________ Q파의 존재를 모든 유도(aVR은 제외)에서 찾아야 한다.

(의미있는)

참조

유도 aVR은 Q파의 자료가 신빙성이 없으므로 생략한다. 유도 aVR을 유심히 관찰하면 유도 II가 거꾸로 된 것 같다는 것을 알게된다. 그래서 aVR에서 주로 보이는 큰 Q파는 실제로는 유도 II에서 R파가 거꾸로 된 것이다. aVR의 Q파의 이론을 이해하지 못했더라도 경색의 증후로 aVR을 점검하지 마라.

심전도를 점검할 때는, 긴 연속 심전도이든 오려붙인 조각이든 어느 ________ 에서 의미있는 Q*파, ST분절 상승이나 하강을 발견했는지 정확히 기록해야 한다.

(유도)

* 더 올바른 기록을 위해서는, 무의미한 q파도 또한 잘 기록해야 한다.

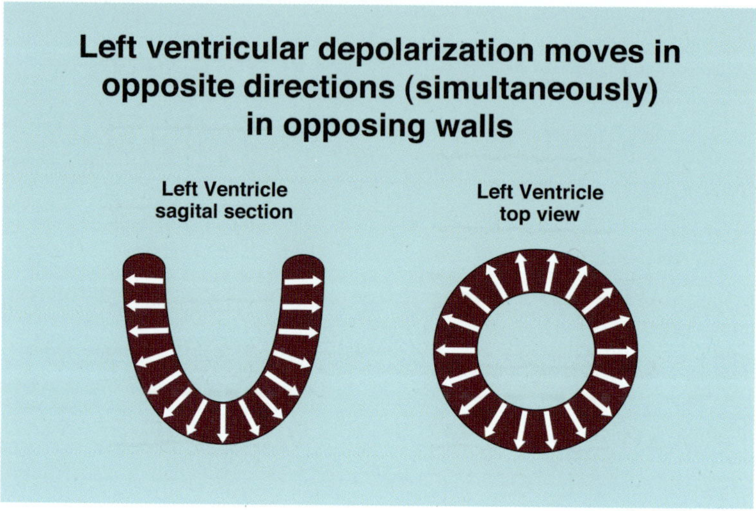

푸르키니에섬유(Purkinje fibers)는 빠르게 전도하여 좌심실을 둘러싸는 심내막 표면을 거의 동시에 탈분극시킨다. 그래서 탈분극은 모든 좌심실 부위에서 한번에 심내막에서부터 심외막으로 지나간다.

참조

위 그림의 벡터들은 심내막에서 심외막으로의 심근의 전도 방향을 나타내고 있다.
즉, 좌심실의 탈분극은 반대쪽 벽에 반대방향으로 동시에 이동한다.

좌심실에서 측벽(lateral wall)의 탈분극은 환자의 왼쪽으로 이동하고, 중앙(중격)벽(medial, septal wall)의 탈분극은 ________ 으로 이동한다. (오른쪽)

좌심실의 전벽(anterior wall)의 탈분극은 앞쪽으로 이동하고, 반면 뒷벽(posterior wall)의 탈분극은 ________ 으로 이동한다. (뒤쪽)

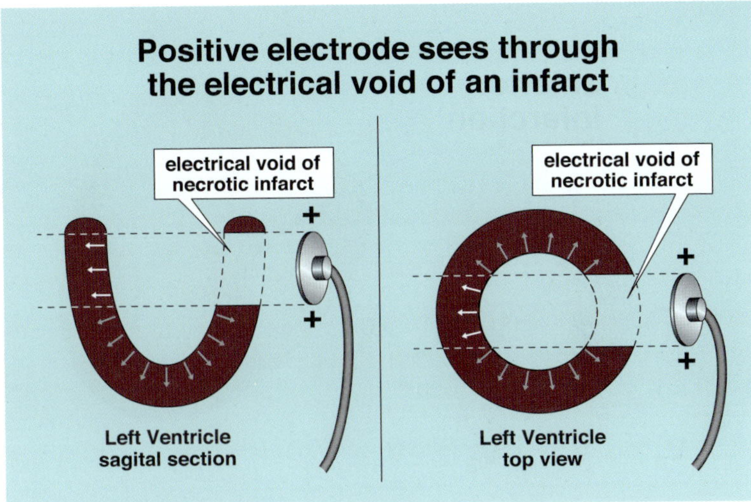

경색은 괴사된 상태여서 탈분극이 일어날 수 없고 벡터를 갖지 못한다. 그래서 경색의 주위의 양의 전극은 가까이 오는(toward) 벡터를 잡을 수 없고, 단지 반대벽으로 부터 멀어지는(away) 벡터만을 보인다. 그러므로, 양의 전극을 갖는 유도에서 심전도상에 Q파가 보이게 되는 것이다.

참조

양의 전극으로부터 멀어지는 방향으로 일어나는 탈분극은 음의 파(여기서는 Q파)로 심전도 상 기록된다.

참조

좌심실의 탈분극을 기록할 때,

- 전벽 심근경색에서는, 양의 흉부전극은 반대쪽으로 멀어지는 벡터만 갖게되어 유도 V_1–V_4에서 Q파가 기록된다.
- 측벽 심근경색에서는, 양의 왼팔 전극은 반대쪽으로 멀어지는 벡터만 갖게되어, 유도 I과 aVL에서 Q파가 기록된다.
- 하벽 심근경색에서는 양의 왼발 전극은 반대쪽으로 멀어지는 벡터만 갖게되어 유도 II, III, aVF에서 Q파가 기록된다.

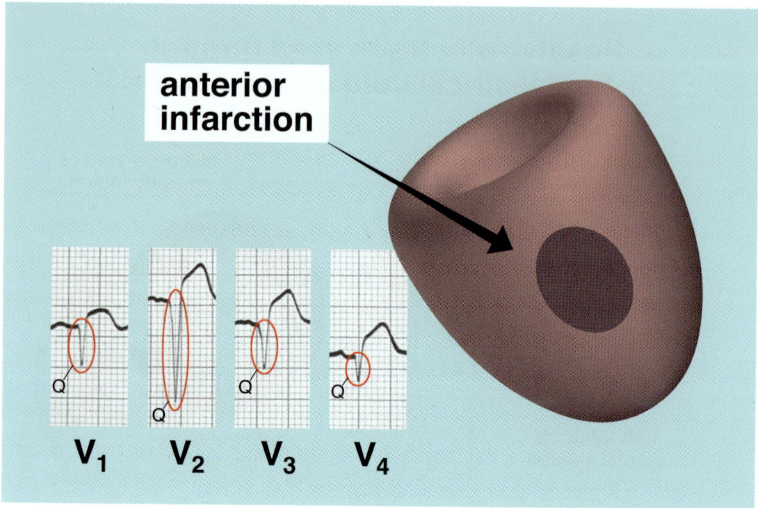

V_1, V_2, V_3, V_4에서의 Q파는 전벽경색(anterior infarction)을 의미한다. 경색은 이들 네 유도 모두에서 ST상승이 있기 때문에 급성이다.

참조

흉부유도는 대부분 앞쪽으로 위치하므로 전벽경색을 보는데 유용한 유도임을 기억하라.

V_1, V_2, V_3, V_4에서 Q파가 있음은 ________ 심실의 전벽에 경색이 있음을 의미한다.

(좌)

참조

좌심실의 전방부위는 심실간 중격(interventricular septum)의 일부를 포함한다.
몇몇 심장학자들은 Q파가 V_1과 V_2에서 나타나며, 이 경색은 중격을 포함하고, 그러므로 중격(septal) 경색이라고 부른다. 실제적인 목적으로, 의미있는 Q파가 (V_5와 V_6는 작은 Q파를 정상적으로 가질 수 있는 것을 기억하라) 흉부유도에서 나타나면 전벽경색을 의미한다.

참조

통계적으로, 전벽경색은 매우 치명적이지만, 운이 좋게도 정맥 혈전용해요법이나 스텐트를 이용한 혈관성형술을 즉각적으로 시행하면 실제로 생존율을 향상시킬 수 있다.

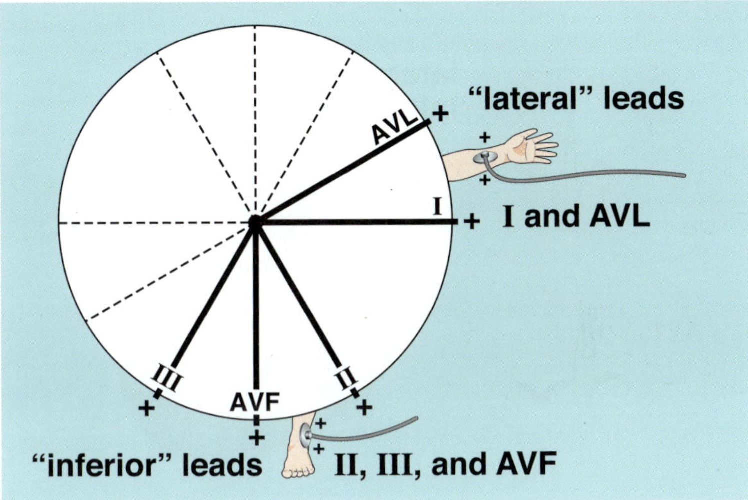

측면 사지유도인 유도 I과 aVL을 기록하기 위해서는 양의 전극을 왼팔에 위치시킨다. 하벽 사지유도인 유도 II, III, aVF를 기록하기 위해서는 왼발에 양의 전극을 위치시킨다.

측면 사지유도는 유도 I과 aVL이다. 이들 유도는 양의 왼팔 ________ 에 의해 기록된다.

(전극)

따분하겠지만,

하벽 사지유도는 유도 II, III, aVF이다. 이들 유도는 양의 왼 ________ 전극에 의해 기록된다.

(발)

참조

자, 이 페이지가 필요하다는 것을 잠시 후에 알게 될 것이다.

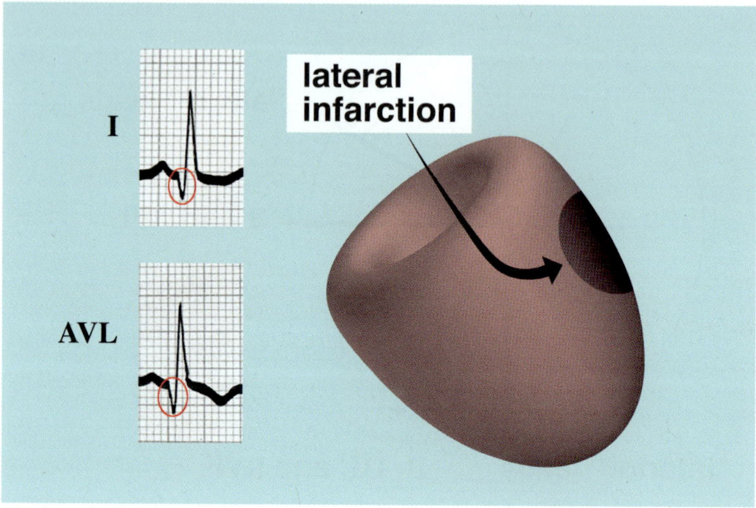

유도 I과 aVL에서 Q파가 있으면 측벽경색(lateral infarction)이다.

참조

양의 전극으로부터 멀어지는 방향으로 일어나는 탈분극은 음의 파(여기서는 Q파)로 심전도상 기록된다.

측벽경색은 ________ 심실의 측면부분을 침범한다. (좌)

측벽경색에서, 양의 왼팔 전극은 반대(중격) 벽으로부터 멀어지는 벡터만을 감지하게 되어 측면 ________ 인 I과 aVL에서 Q파를 기록하게 된다. (유도)

측벽경색이 일어나면, 측면유도인 I과 ________ 에서 Q파를 일으킨다. Q파는 괴사된 측벽경색 부위의 전기적 성질이 없어짐으로써 양의 왼팔 전극에 의해 기록되는 초기의 멀어지는 벡터에 의해 생성된다. (aVL)

참조

측벽경색을 L.I.라고 축약해서 쓸 수도 있다. 이것은 유도 aVL과 I으로 진단할 수 있다.
(측벽경색을 나타내는 유도를 기억하는 데 쉬운 방법이다)

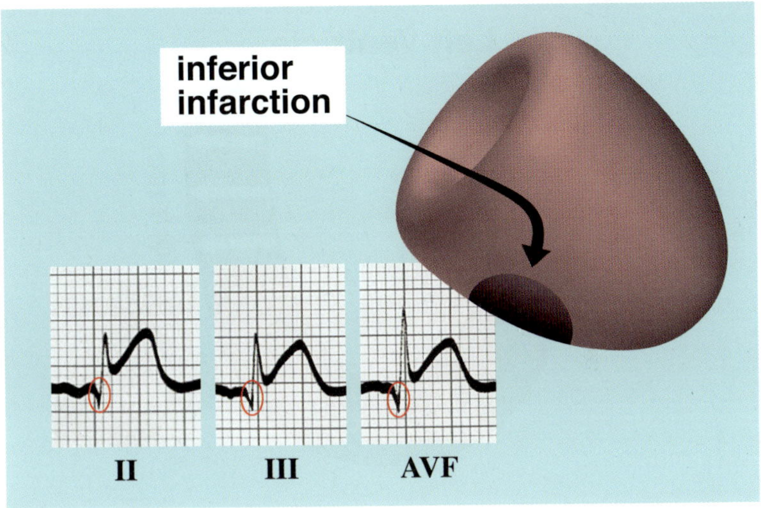

하벽경색은 하벽유도인 II, III, 그리고 aVF에서 Q파로 나타날 수 있다. ST분절을 점검해 보면 이 경색은 급성이다.

참조

양의 전극으로부터 멀어지는 방향으로 일어나는 탈분극은 음의 파(여기서는 Q파)로 심전도 상 기록된다.

심장의 하벽은 횡경막 위에 기대 있어서 횡경막경색이란 용어는 하벽 ________ 이라는 말 대신으로 종종 쓰인다. (경색)

하벽경색에서는 양의 왼발 유도에서 초기에 가까이 오는 벡터가 없고 반대쪽 벽으로 멀어지는 벡터만을 감지하여 II, III, aVF와 같은 하벽 ________ 에서 Q파가 기록된다. (유도)

하벽경색에서는 하벽유도인 II, III, ________ 에서 의미있는 Q파가 나타난다. Q파는 괴사된 하벽경색 부위에 전기적 성질이 없어짐으로써 양의 왼발 전극에 의해 기록되는 초기의 멀어지는 벡터에 의해 생성된다. (aVF)

참조

부검 자료를 보면 하벽경색의 약 1/3에서 우심실의 일부도 포함하고 있음을 알 수 있다.

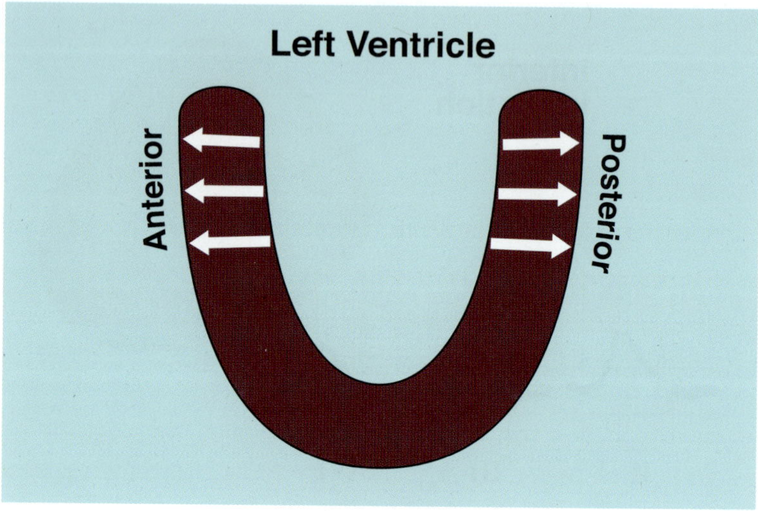

좌심실의 전방 부위와 후방 부위의 탈분극은 반대 방향임을 유념하라.

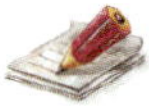

참조

좌심실의 탈분극은 심내막(안쪽 막)에서 심외막(바깥 표면)으로 진행한다.

좌심실 전방벽의 탈분극은 안쪽 심내막으로부터 심실벽의 전체 두께를 통하여 바깥쪽 표면인 ________ 으로 진행한다. (심외막)

마찬가지로, ________ 심실의 후방벽의 탈분극도 심내막으로부터 심외막으로 진행한다. (좌)

그러므로 좌심실의 전방과 후방벽의 탈분극을 나타내는 벡터는 ________ 방향을 가리킨다. (반대)

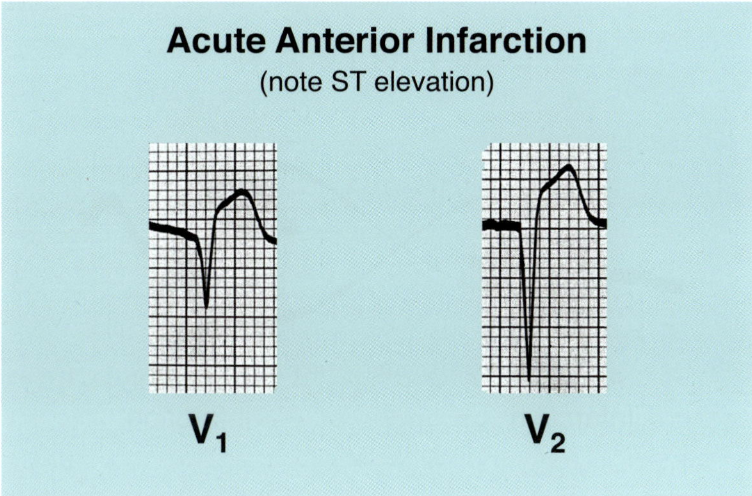

급성전벽경색 시 V_1과 V_2에서 Q파와 ST상승을 보이고, 후벽경색에서는 반대로 나타난다.

급성전벽경색은 의미있는 Q파를 흉부유도에서 보이며 ST ________ 이 같은 유도에서 보인다. (상승)

V_1과 V_2를 생각할 때, 의미있는 Q파와 ST상승은 급성 ________ 경색의 지표가 된다. (전벽)

참조

좌심실의 급성후벽경색은 급성전벽경색과 정확히 반대로 나타나며 그것은 좌심실의 전후방벽이 반대방향으로 탈분극되기 때문이다. 이는 뒷장에서 더 명확해 질 것이다.

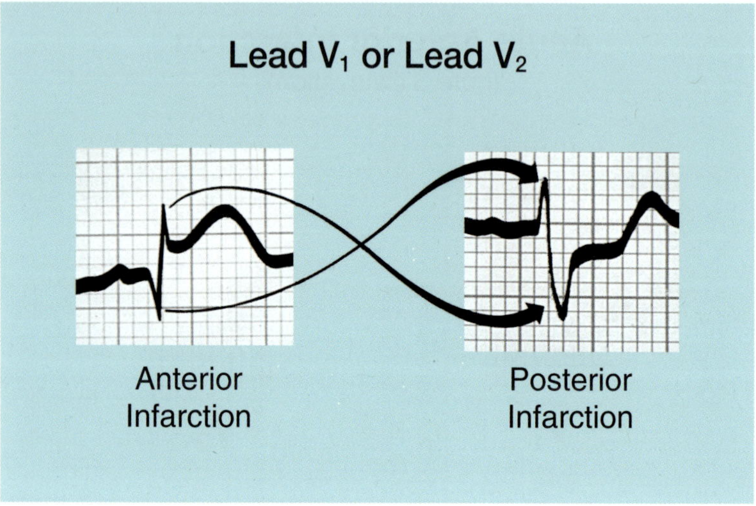

급성후벽경색에서는 V_1과 V_2에서 큰 R파(Q파의 반대)가 있다.

참조

유도 V_1에서, 거꾸로 바뀐 Q파가 R파 같이 나타난다(그리고 돌이켜보면, R파는 V_1에서 매우 작다).

의미있는 Q파가 ________ 심실의 후벽경색 시 유도 V_1에서 큰 R파(양성편위)를 일으킨다. (좌)

큰 ________ 파를 V_1이나 V_2에서 볼 때, 우심실 비대 때도 일어날 수 있지만, 후벽경색을 의심할 수도 있다. (R)

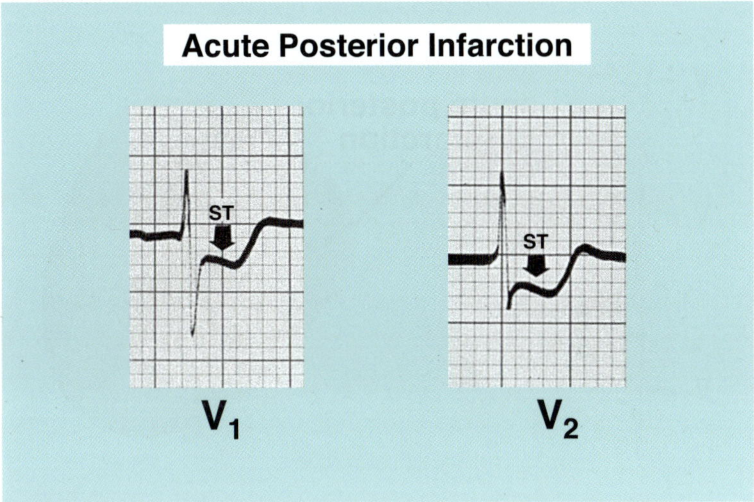

급성후벽경색 시, ST하강(일반적으로 손상시 나타나는 ST상승과는 반대로)이 V_1 또는 V_2에서 나타난다.

급성전벽경색 시 흉부유도에서 Q파가 있고 ST분절이 ________ 된다.

(상승)

참조

좌심실의 후방벽이 전방벽의 방향과 반대로 탈분극되므로, 급성후벽경색 시는 V_1이나 V_2에서 ST하강이 있게 된다.

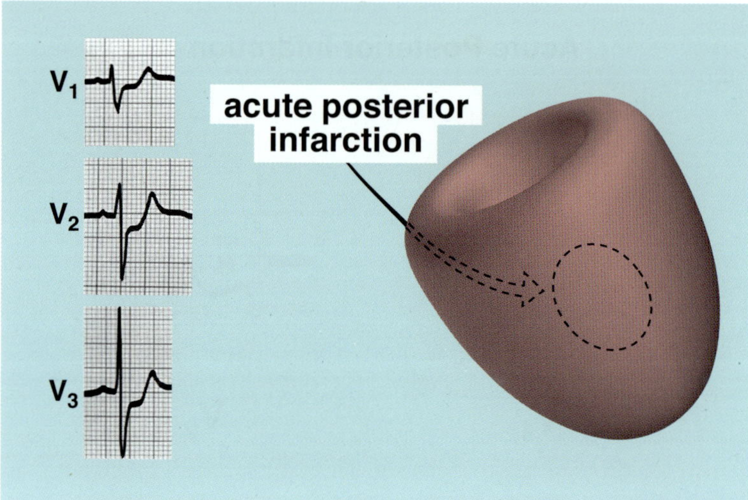

요약하면, 급성후벽경색은 V_1, V_2 혹은 V_3에서 큰 R파와 ST하강으로 특징지어 진다.

참조

우측 흉부유도에서 ST분절의 하강을 항상 의심하라.
진짜 후벽경색을 가리킬 수 있기 때문이다.
(만일 ST하강을 일으키는 것을 기억할 수 없으면 P 288로 돌아가라)
전방 심내막하경색의 진단(흉부유도에서 ST분절이 하강되었으므로)은 진짜 급성후벽경색을 나타낼 수도 있으므로 주의를 기울여 내려야 한다.
때때로 역변화(reciprocal change)는 V_6에서 의미있는 Q파를 발생시킬 수 있다.

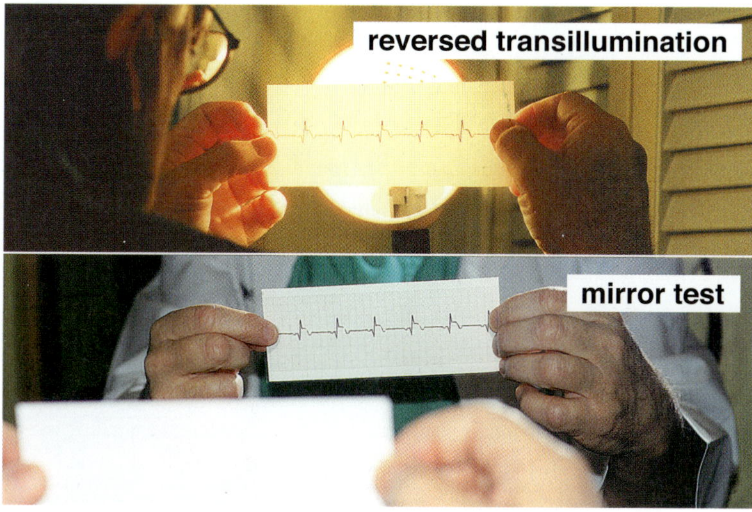

만약 급성후벽경색(acute posterior infarction)이 의심되면(V_1 혹은 V_2에서 거대 R파와 ST하강) 거꾸로 하는 투사진단법(reversed trans-illumination)이나 거울검사법(mirror test)을 해보기 바란다.

참조

만약 후벽경색이 V_1 혹은 V_2에서 거대 R파와 ST하강으로 의심되면 거꾸로 하는 투사진단법이나 거울검사법을 해본다. 이 두 가지 검사법 모두 위아래를 거꾸로 놓고 인쇄되지 않은 면을 얼굴 방향으로 향하게 잡는 과정이 필요하다.

- 거꾸로 하는 투사진단법(Reversed trans-illumination) : 첫째로, 심전도를 위아래를 거꾸로 놓고, 강력한 빛에 대해 거꾸로 든 심전도를 비춘다. 위아래가 거꾸로 놓인 V_1과 V_2에서 Q파와 ST상승이 관찰될 것이다.

- 거울검사(Mirror test) : 첫째로, 심전도를 위아래 거꾸로 들고, 이것을 거울로 관찰한다. 급성후벽경색이 있으면 거꾸로 된 V_1과 V_2가 거울에 반사되어 Q파와 ST상승의 전형적인 모양을 볼 수 있을 것이다.

참조

이 두 가지 방법 모두, 첫번째 단계는 위아래를 거꾸로 해야 함을 기억하라.
그리고 나서 거울검사법에서는 거울에 비춰보면 되고, 거꾸로 하는 투사진단법에서는 강력한 빛에 맞서 심전도 뒷면을 통해 보면 된다.

Always Check V_1 and V_2 for:

1. ST elevation and Q waves
   (Anterior Infarct)

2. ST depression and large R waves
   (Posterior Infarct)

후벽경색은 심하더라도 지나쳐 버리기 쉽다.

일상적으로 심전도를 판독할 때 경색증후가 있는지를 찾기 위해 V_1과 ________ 유도에 대해서는 특별히 주의해야 한다. (V_2)

참조

V_1과 V_2에서의 ST변화는 상승 또는 하강 어느 쪽이든 의미가 있고 중요한 소견이다.

V_1과 V_2에서 Q파를 찾아보는 것은 물론 그때의 ________ 파의 높이도 측정하여야 한다. (R)

참조

모든 유도에서 T파 역위의 중요성을 기억하라.

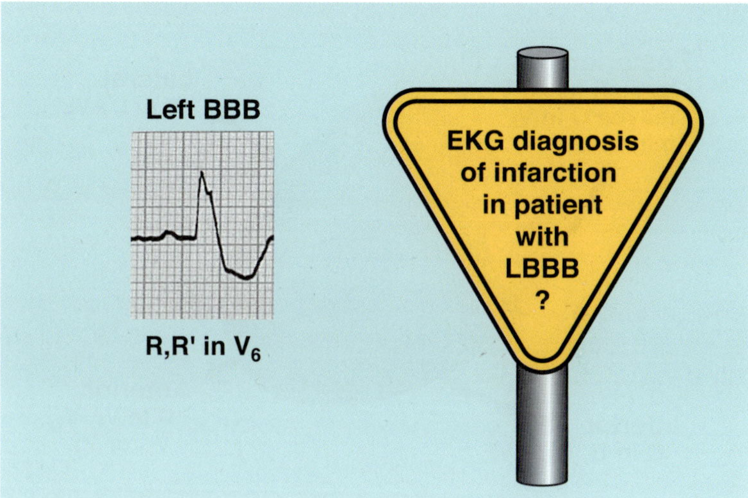

좌각차단(left bundle branch block)이 있을 경우는 심전도상 경색이라는 진단은 일반적으로 의미가 없다.

좌각차단의 경우에는 좌심실(경색이 일어나는 유일한 장소)이 ________ 심실 다음으로 탈분극이 된다. (우)

그러므로 좌심실로부터 생기는 Q파는 좌각차단의 경우에 QRS ________ 의 시작에 나타날 수 없다. 그리고 QRS군의 도중 어딘가에 하강이 있게 된다. 그러므로 의미있는 Q파를 찾아낸다는 것은 불가능하다. (군)

참조

특별한 하나의 예외가 있다. 좌심실과 우심실은 심실간 중격을 공유하므로 중격의 경색은 우심실(좌각차단 때 먼저 탈분극하는)에도 경색을 초래한다. 이것으로 말미암아 폭이 넓은 QRS의 시작에 Q파가 출현한다. 그러므로 좌각차단이 있을 때라도 흉부유도의 Q파는 중격경색 혹은 전중격경색을 의심하게 한다.

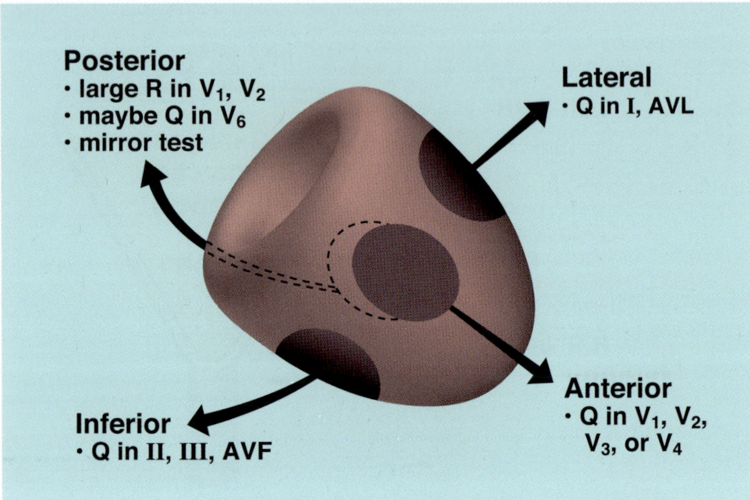

경색 부위를 찾아내는 것은 중요하다. 왜냐하면 예후가 경색의 위치에 따라 달라지기 때문이다.

흔히 경색이 일어나는 ________ 심실에는 네가지의 경색부위가 있다. (좌)

참조

한 경색 부위 이상에서 경색이 일어날 수 있다. 한곳은 오래 전의 경색일 수 있고 또 한곳은 최근의 것일 수 있다. 이것은 경색 부위에 대한 적절한 유도를 사용하여 ST상승을 관찰하면 알아낼 수 있다. 만약에 ST상승이 Q파 없이 존재한다면, 비Q파경색을 의심해 보아야 한다.

________ 각차단이 있을 때는 경색이라고 진단내리는데 주의하여야 한다. (좌)

참조

국한된 영역의 허혈로 T파역위만 있거나 Q파 없이 ST상승만 있는(비Q파경색) 경우도 같은 방법으로 위치를 알아낼 수 있다.

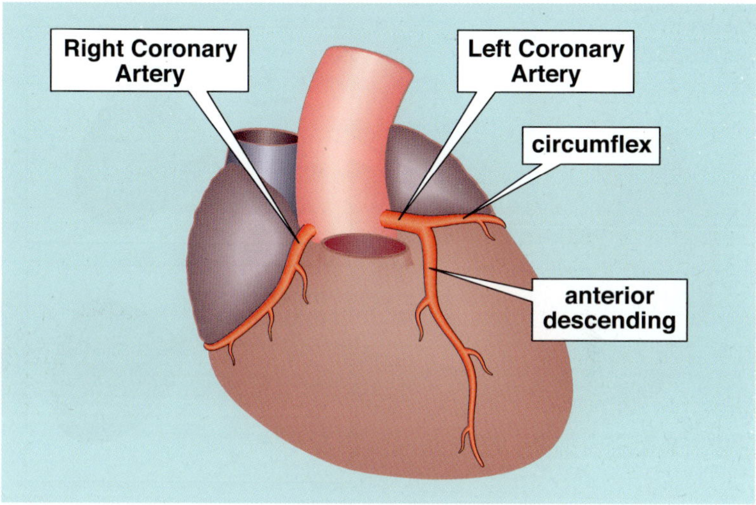

경색부위를 찾는 것은 흔한 일이다. 그러나 심장의 관상동맥의 혈류공급*에 대하여 해부학적 지식이 부족하다면 진단에 있어서 더욱 혼란을 초래할 수 있다.

심장에 산소가 풍부한 ________ 을 지속적으로 공급해 주는 두개의 관상동맥이 있다. (혈액)

위 그림을 빨리 검토에 보자. 좌측 관상동맥에는 큰 두개의 주된 가지가 있다. 하나는 회선지(circumflex branch)이고 또 하나는 ________ 하행지이다. (전)

우측 관상동맥은 우 ________ 을 따라 커브를 그린다. (심실)

* 이 그림에서는 대동맥에서 관상동맥의 기시부를 잘 보이게 하기 위해 폐동맥은 인위적으로 제거하였다.

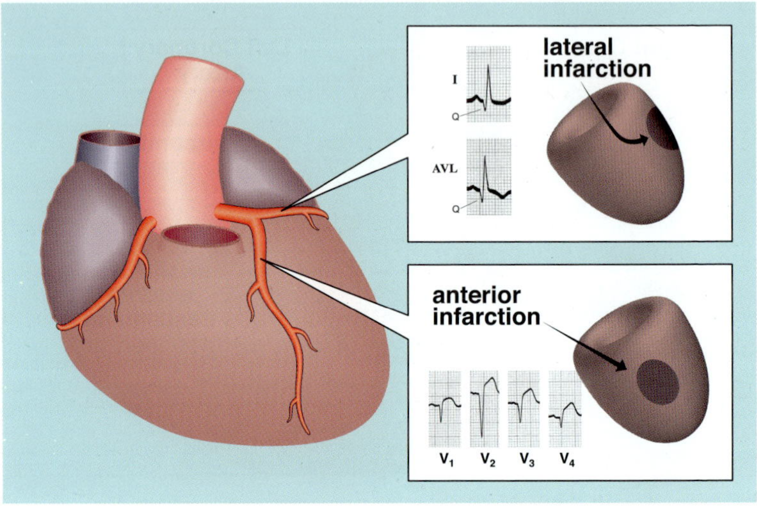

측벽경색(lateral infarction)은 좌측 관상동맥의 회선지(circumflex branch)의 폐색에 의해 일어난다. 전벽경색(anterior infarction)은 좌측 관상동맥의 전하행지(anterior descending branch)의 폐색에 의한 것이다.

좌측관상동맥의 회선지는 좌심실의 ________ 에 혈류를 공급한다. (측벽)

좌측관상동맥의 전하행지는 ________ 심실의 전벽에 혈류를 공급한다. (좌)

회선지와 전하행지는 ________ 관상동맥의 두 주된 가지이다. (좌측)

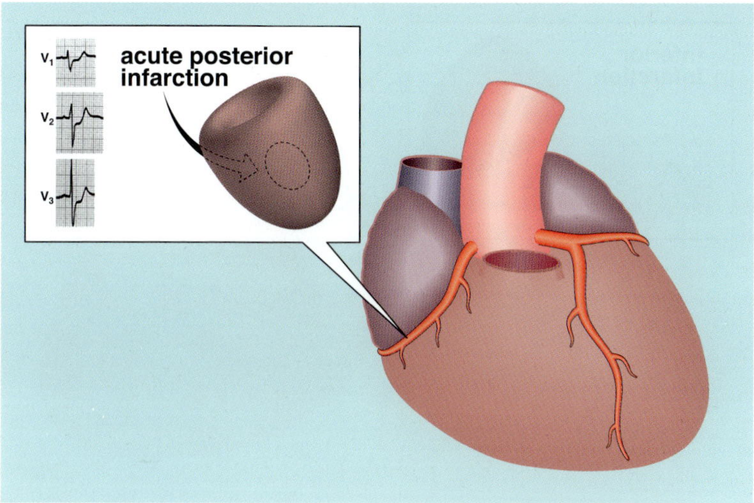

진정한 의미의 후벽경색(posterior infarction)은 일반적으로 우측관상동맥, 또는 그것의 가지 중의 하나가 막혀서 일어난다.

우측관상동맥은 우심실의 후방으로 감아 돌아가며 좌심실의 ________ 부위에 혈류를 공급한다. (후벽)

즉, 후벽경색은 보통 ________ 관상동맥의 가지가 막혀서 일어난다. (우측)

참조

오랫동안 우측관상동맥은 심장의 혈류공급에 있어서 작은 역할밖에 못한다고 여겨져 왔다. 그러나 심도자(cardiac catheterization)와 관상동맥 조영술(coronary angiography)이라는 고급 기술에 의해 우측관상동맥은 동방결절(SA node), 방실결절(AV node), His 속(Bundle of His)에 혈류를 공급한다는 것이 밝혀졌다.

급성후벽경색은 위험한 부정맥과 잘 동반되므로 현명한 의료진이라면 후벽심근경색에 대해 더 잘 치료하도록 노력해야 한다.

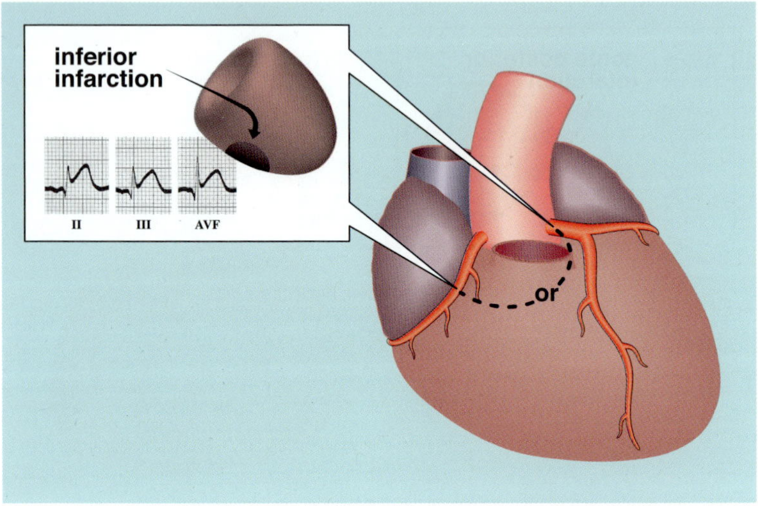

좌심실의 기저부는 좌측 혹은 우측관상동맥 중 더 큰 동맥에 의해 혈류공급을 받는다.

하벽(또는 횡격막) 경색은 우측 혹은 좌측관상동맥의 말단 분지의 ________ 에 의하여 일어난다. (폐색)

그러므로 하벽경색이라는 진단은 환자에 있어서 하벽을 어느 ________ 동맥이 공급하는가를 아는 관상동맥조영술이 없이는 어느 동맥이 폐색되었는지를 알려주지 못한다. (관상)

참조

좌측 또는 우측관상동맥 우위성(dominance)은 그 환자에 있어서 좌심실의 하벽의 혈류공급에 어느 동맥이 더 큰 비중을 차지하고 있는가에 따라 결정한다.
인간에서는 우측관상동맥 우위성이 훨씬 더 많다.

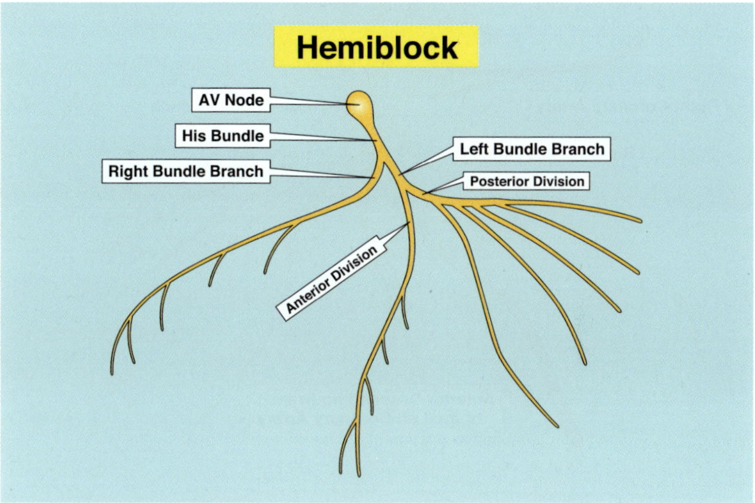

분지차단(Hemiblock)은 경색과 잘 동반되고 좌각(left bundle branch)의 두 부분 중 하나에 혈액공급이 감소하는 것과 흔히 연관되어 있기 때문에 경색을 다루는 이 장에서 설명하기로 한다.

참조

좌각은 두 부분으로 나눠진다.

분지차단은 ________ 각의 전지(anterior division) 혹은 후지(posterior division)의 차단이다. (좌)

분지차단은 흔히 좌각의 전지 혹은 ________ 로 가는 혈류공급의 감소에 의해 일어난다. (후지)

참조

우각(right bundle branch)은 임상적으로나 심전도 상으로 의미있거나 인식될만한 분지를 가지고 있지 않다.

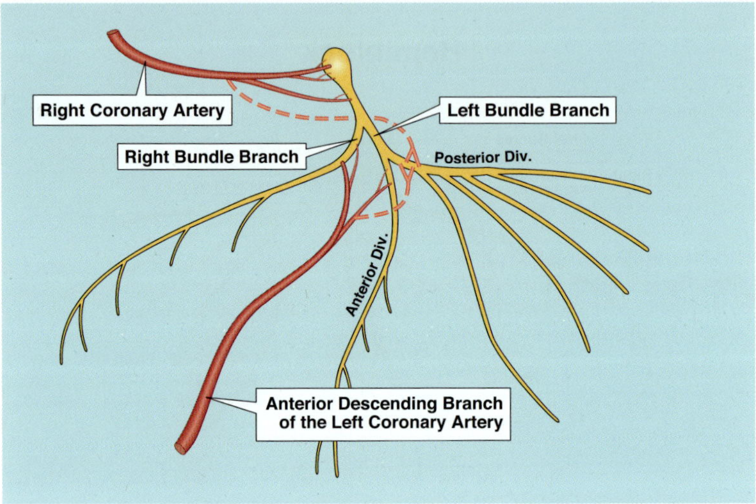

분지차단을 이해하려면 심실의 각전도계(bundle branch conduction system)에 가는 혈류공급에 대해 알아야 한다.

우측관상동맥은 대개 방실결절(AV node), His 속(bundle of His), 그리고 ________ 의 후지(posterior division)에 혈류를 공급한다. (좌각)

좌측관상동맥도 좌각의 후지에 여러 갈래의 ________ 를 공급한다. (혈류)

좌측관상동맥의 전하행지의 완전한 폐색은 우각 ________ 과 좌각 전지의 분지차단을 일으킨다. (차단)

참조

분지차단을 이해하는 데 있어서 그 열쇠가 되는 것은 경색이 혈관의 폐색에 의하여 일어나며 그로 인하여 각(bundle), 분지(division) 혹은 복합적인 각계의 차단이 일어난다는 것을 이해하는 것이다. 관상동맥 폐색은 완전한 차단보다는 간헐적인 차단을 일으킬 수 있다.

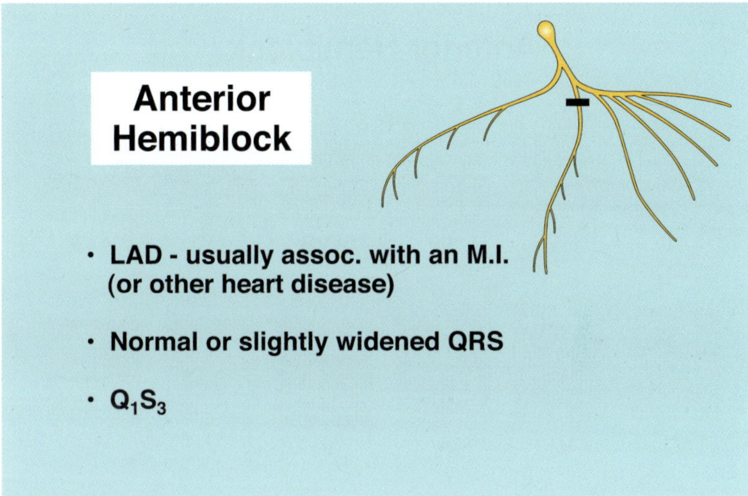

전지 분지차단(anterior hemiblock)은 좌각 전지의 차단을 말하며 위와 같은 진단 기준이 있다.

좌심실의 전측(anterior), 외측(lateral), 상측(superior) 부위로 향하는 전도의 지연은 좌측으로의 방해받지 않는 탈분극을 일으키게 되는데 이것을 좌 ________ 편위 (left ________ deviation)라 한다. (축), (axis)

전지 분지차단 자체만 있을 때는 QRS가 0.10에서 0.12로 사이로 넓어지지만 다른 ________ 계(________ branch system)의 차단과 동반될 경우는 QRS가 더욱 넓어질 수 있다. (각), (Bundle)

전지 분지차단은 대개 유도 I에서 Q파를 발생하며 유도 III에서 넓고 깊은 ________ 파를 발생한다(Q_1S_3). (S)

참조

상기한 것들은 전지 분지차단(혹은 다른 분지차단)의 진단에 필수적이다. 그러나 좌심실 비대(left ventricular hypertrophy), 횡위심(horizontal heart), 하벽경색(inferior infarction) 등에서처럼 기존하는 좌측편위의 원인이 있나를 검사해봐야 한다.

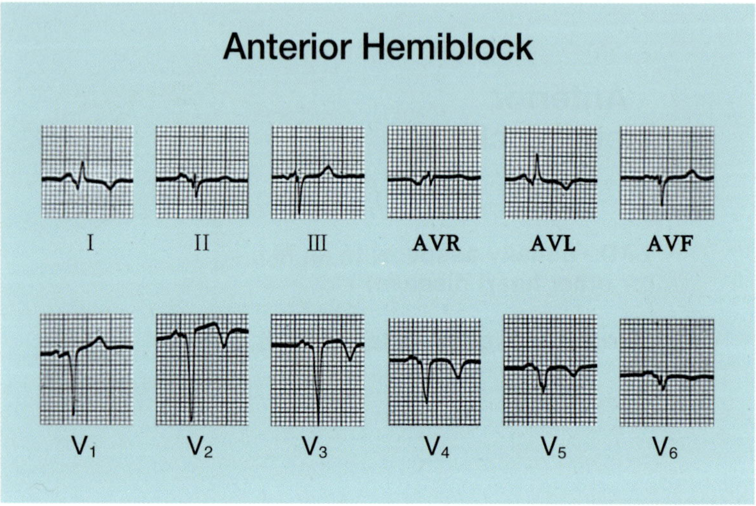

좌전하행지의 폐색은 전벽경색을 만들고 이들 환자의 반수에서 전지 분지차단이 발생한다.
P 315의 그림을 복습해라.

전지 분지차단이란 좌각의 전지의 차단으로 말미암아 좌심실의 그 부위(전측, 외측, 상측)의 탈분극이 지연되어 좌축 ________ 가 일어나는 것이다.

(편위)

좌전하행지의 폐색은 전벽경색을 만들고 전지 ________ 을 종종 일으킨다.

(분지차단)

전벽경색이 있는 환자가 정상에서 −60도 사이의 축변화가 있다면 전지 ________ 을 의심해야 한다(Q1S3를 찾아보라).

(분지차단)

그러나 하벽경색이 있는 환자에서 좌축편위가 발생한다면 조급하게 결론짓지 말아라. 하벽경색은 좌축편위를 일으킬 수 있으므로 ________ 분지차단은 원인이 아닐 가능성이 많다.

(전지)

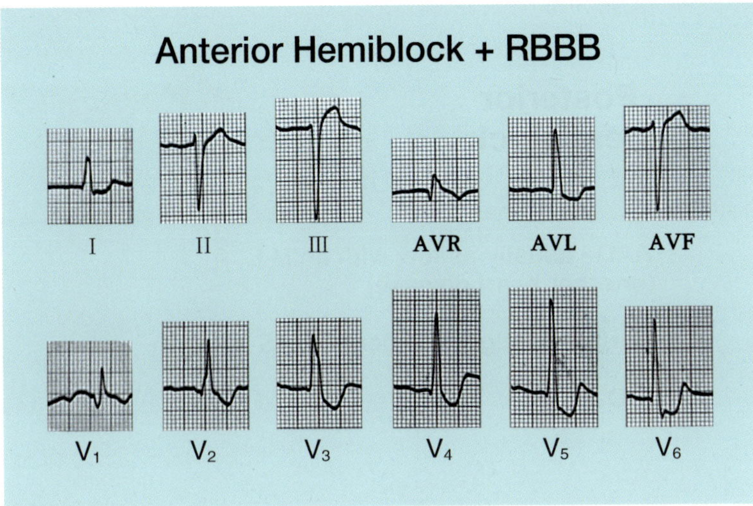

좌측관상동맥의 전하행지의 폐색에 의한 좌심실의 전벽경색은 전지 분지차단과 우각차단을 함께 일으킬 수 있다.

참조

전하행지가 우각으로도 혈류공급을 보내므로 어느 부위가 폐색되었나에 따라서 전벽경색이 우각차단과 동반될 수 있다는 것을 잊어서는 안된다.

우각차단이 있으면 평균 QRS 벡터는 정상범주 내에 있거나 약간의 우축 ________ 를 보인다. (편위)

그러나 좌축편위를 보이며 우각차단이 발생한 환자는 특히 전벽 ________ 이 있다면 전지 분지차단에 의한 것일 수 있다. (경색)

Posterior Hemiblock

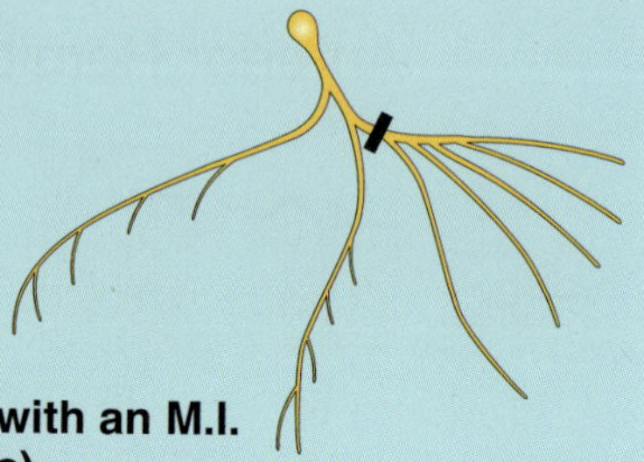

- **RAD - usually assoc. with an M.I. (or other heart disease)**
- **Normal or slightly widened QRS**
- **S_1Q_3**

순수한, 독립된 후지 분지차단(posterior hemiblock)은 드물다. 왜냐하면 후지는 짧고, 굵으며, 두 군데에서 혈류공급을 받기 때문이다.

하벽경색은 좌 ________ 의 후지로 가는 혈액공급을 차단시킨다. (각)

후지 분지차단은 우측으로 향하는 후지의 방해받지 않는 탈분극을 일으켜 우축 ________ 를 일으킨다. (편위)

후지 분지차단이 의심될 때는 후지 분지차단의 ________ 을 확실시하게 하는 깊거나 혹은 비정상적으로 넓은 유도 I에서의 S와 유도 III에서의 Q(S_1Q_3)를 찾아본다. (진단)

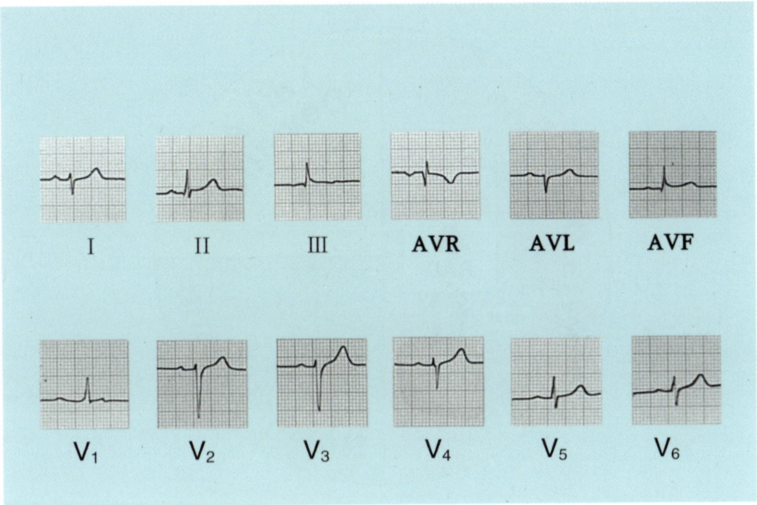

후지 분지차단은 항상 중시해야 하며 모든 하벽경색의 경우에 그것을 배제하기 위해 유심히 관찰해야 한다.

측벽경색은 그것이 최근에 생겼던지, 오래전의 것이던지 간에 우축편위를 일으킬 수 있으며 그로 인하여 후지 분지차단과 혼돈하기 쉽다. 그래서 심전도상 ________ 경색이 있을 경우는 후지 분지차단이라는 진단을 피하는 것이 좋다는 것이 전문가들의 견해이다. (측벽)

과거력이나 지난번 기록된 심전도를 참조하여 ________ 축편위가 마른체형, 우심실비대 또는 폐질환 등 어느 것 때문인지 감별해야 한다. (우)

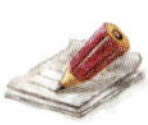

참조

후지 분지차단은 중시되어야 하고 우각차단과 동반될 경우 방실차단(AV block)을 일으키는 요인이 되므로 매우 위험한 것이다.

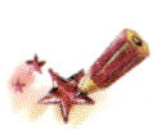

중요

방실차단(AV block)은 심방-심실 차단(atrio-ventricular block)을 말하며, 이것은 심방의 탈분극과 심실의 탈분극간에 차단이 있는 것이다. 이때, 우리는 보통 방실결절(AV node)이나 His속(His bundle)의 차단으로 생각한다. 그러나, 양각차단이 동시에 일어나면 방실전도가 차단될 수 있고 또한, 우각차단이 좌각 양분지의 차단과 동시에 일어나면 방실전도의 차단을 일으킬 수 있다. 시간을 두고 잘 생각해 보라.

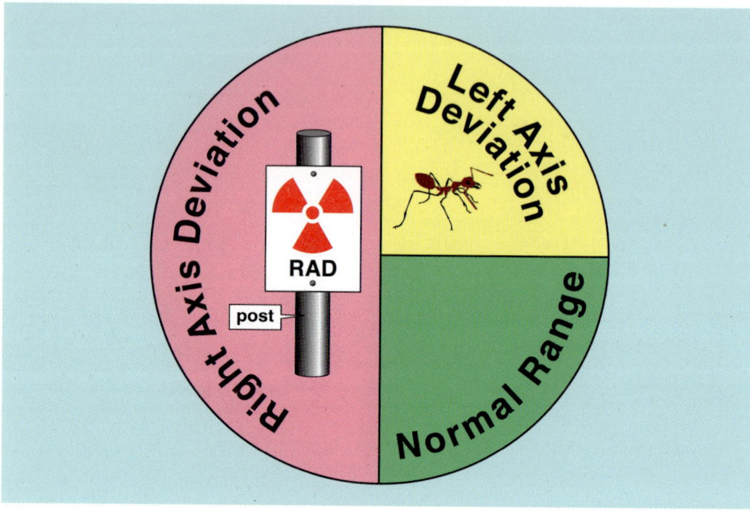

자, 좌축편위 사분면에 있는 개미(ant)를 보고 좌축으로 이동하면 전지(anterior) 분지차단임을 기억하라. 그리고 post라고 쓰여있는 rad(radiation:방사선의 약자)는 후지(posterior) 분지차단을 시사하는 우축편위(Right Axis Deviation)로 이동을 나타낸다. 유치하고 어이없는 그림이지만 기억하는데 많은 도움이 될 것이다.

정상 축을 갖던 환자가 비정상 축으로 이동했을 때, 특히 심각한 심장사건과 연관되어 있다면 ________ 을 의심해야 한다. (분지차단)

정상축에서 우축편위(Right Axis Deviation) (rad post를 기억하라)로 이동하는 것은 후지 ________ 의 특징이다. (분지차단)

정상축에서 좌축편위(Left Axis Deviation) (이 그림에서 개미로 표현)로 이동하는 것은 전지 ________ 의 특징이다. (분지차단)

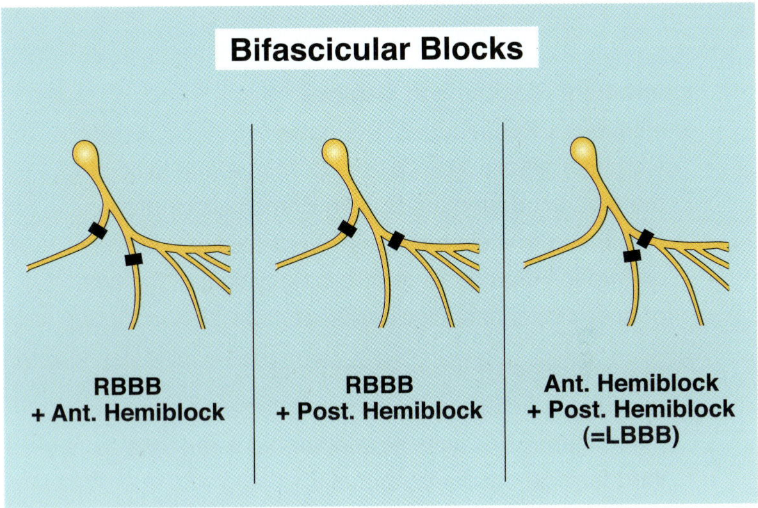

섬유속(fascicle)은 각(bundle: 푸르키니에섬유의 bundle)을 의미하며 심실전도계의 어떤 분지도 섬유속이 된다. 좌각의 양분지 뿐 아니라 양쪽 각분지들이 다 섬유속이다.

참조

오랫동안 각(bundle)은 좌각 혹은 우각에 사용되어졌다. 그러나, 차단의 복합적인 형태(예를 들어 분지차단+각차단)에 대해서는 혼동을 피하기 위해 보다 총괄적인 단어인 섬유속차단(fascicular block)이라는 단어를 사용하며, 이것은 분지차단이 있는 각차단을 말한다.

참조

이지차단(bifascicular block)은 두 개의 섬유속이 차단되었다는 것을 의미한다.
전지차단 + 후지차단은 좌각차단과 구분이 안되므로 이지차단은 일반적으로 우각차단 + 전지분지차단, 우각차단 + 후지분지차단을 지칭한다.

참조

우각과 좌각이 양쪽 다 차단되는 것은 완전 방실차단(complete AV block)이다.
우각차단에 더하여 좌각의 전지분지와 후지분지가 둘다 차단되는 것 또한 완전 방실차단이다. 완전 방실차단은 심실에서만 심실을 느리게 박동시키기 때문에 매우 심각한 것이다. 많이 느려지면 실신이 일어나고 환자의 생명이 위험해지게 된다.

참조

각차단 또는 섬유속차단이 간헐적일 때는, 모니터나 심전도에서 지속적으로 보이지 않고, 이따금씩 볼 수 있다.

Intermittent Block

Intermittent Block of one fascicle:

continuous EKG pattern of normal --

- with Intermittent wide QRS pattern characteristic of the type of intermittent Bundle Branch Block present.
- or with Intermittent change of QRS Axis(i.e., QRS orientation changes Intermittently) typical of the type of intermittent hemiblock present.

Permanent block + Intermittent block:

- continuous EKG signs of one permanent block with intermittent EKG signs of another block, as iong as third fascicle conducts normally.

다행히도 복합적인 섬유속차단은 종종 간헐적인 양상을 띠므로 다른 차단들과 동반될 경우 명백해진다. QRS축의 간헐적인 변화(예를 들어 위로 향하는 축의 QRS가 일시적으로 아래로 향한다면)가 보통 간헐적인 분지차단의 지표가 되며, 일시적으로 넓은 QRS를 보이는 경우는 간헐적인 각차단을 시사한다.

때로는 한 환자에서 한번에 하나 이상의 섬유속의 간헐적 차단이 존재하여 일시적이고 다양한 ________ 축의 변화를 보인다. (QRS)

심전도나 모니터에서 일시적으로 나타나는 넓은 QRS는 간헐적인(좌 또는 우) ________ 의 특징이다. 이러한 간헐적인 변화는 무시하면 안되며 기록을 남겨서 알맞게 보고해야 한다. (각차단)

참조

간헐적으로 불이 켜지지 않는 느슨한 전구처럼 섬유속에도 간헐적 차단이 있을 수 있다. 그러나 느슨한 전구와는 달리 간헐적인 섬유속차단은 영구차단의 경고가 될 수 있다. 다른 섬유속의 영구차단이 기존하고 있을 경우에는 심박동기(pacemaker)의 사용을 꼭 고려해야 한다. 그러므로 이 페이지의 머리글자에 '다행히도'라는 말을 사용하게 된 것이다.

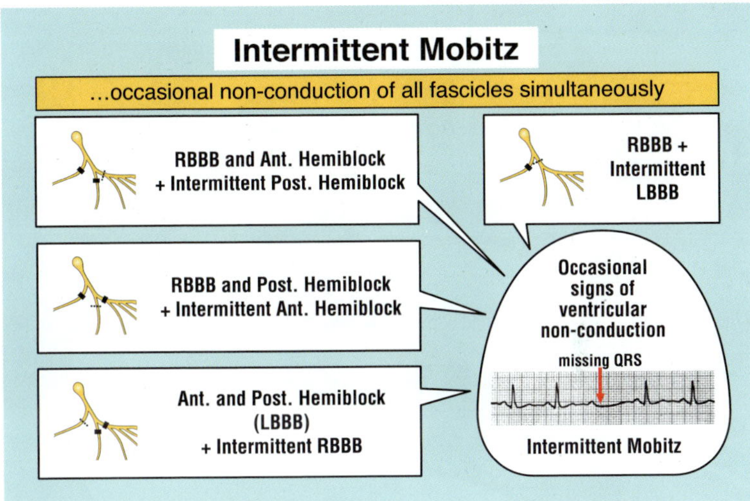

심실탈분극의 세 가지 경로를 고려해 볼 때 최소한 하나의 섬유속은 방실전도를 위해 간헐적으로라도 기능이 남아있어야 한다.

삼지차단(trifascicular block)이라는 진단은 하나 이상의 섬유속차단이 ________ 일 경우에만 사용한다. 그렇지 않으면 방실전도가 없는 것이다. (간헐적)

양측성(bilateral, 좌측과 우측) 각 ________ 이라는 진단도 하나 혹은 두 각이 간헐적 차단이 있을 경우에만 사용한다. 그렇지 않으면 방실전도가 없는 것이다. (차단)

참조

하나를 제외한 모든 섬유속이 영구적으로 차단되고 그 하나는 간헐적으로 차단되면 Mobitz 형태(심실로의 간헐적인 전도 소실)가 생긴다. 만약 Mobitz 형태가 더 자주 일어나면 지속적인 Mobitz 2:1 형태가 나타나게 되고, 더 심해지면 지속적인 고도의 Mobitz 차단이 되며 이것은 완전 방실차단이 되기 쉬운 상태로 영구심박동기 삽입이 절박해지게 된다. 이 경우 박동상태를 잘 파악하고 경계하는 것이 필요하다.

중요

Mobitz가 있으면 QRS가 나오지 않는 주기가 규칙적이고 정상적인 P파를 보이며 기외(premature) P파(P 134를 보라)는 보이지 않는다.

참조 P 313을 빨리 복습하라.

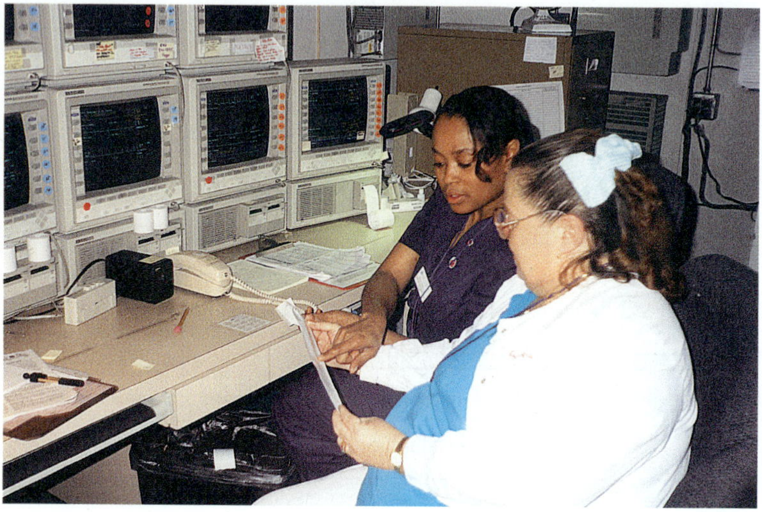

많은 병원에서 급성 심근경색을 앓는 환자들을 관상동맥질환 집중 치료실(coronary care unit)에 옮겨놓고 계속적으로 모니터링(monitoring)하고 있다. 대부분의 병원에서는 심근경색의 증상(만)으로도 같은 치료를 하고 있다. 심근경색의 진찰소견이나 증상이 없더라도(무증상 심근경색) 급성심근경색의 명확한 심전도를 보이면 입원 및 모니터링이 필요하다.

참조

부정맥의 치료 방법은 시간에 따라 변하며, 인공 심박동기의 삽입, 스텐트를 이용한 관상동맥 성형술, 관상동맥 우회로술, 혈전용해요법 등의 적응증은 끊임없이 변하고 있다. 그러므로 의료진은 최근에 통용되는 지식을 알고 있어야 한다.

심근경색이 있을 때 경색의 부위가 어디인지, 관련된 관상동맥이 어느 혈관인지, ________ 이 동반되지는 않았는지를 알고 있어야 한다. (분지차단)

심근경색이 있는 환자에서 포착하기 힘든 축(axis)의 변화 (동일 유도에서 QRS의 방향의 변화)에 대해 주시해야 하며, 곧 발생할 ________ 방실차단의 징조가 있는지 점검해야 한다. 경계가 꼭 필요하다. (완전)

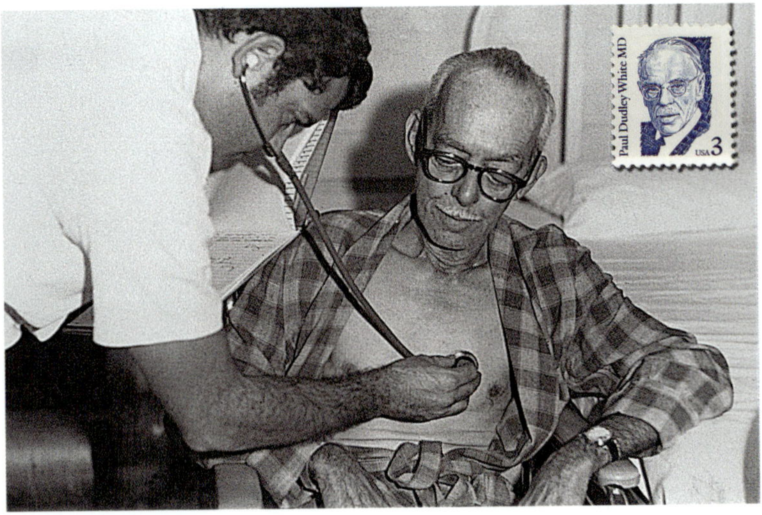

임상적인 진찰과 과거력이 급성심근경색을 진단하는 데 있어 아직도 가장 중요한 지표가 되고 있다는 것을 기억해야 한다.

심전도는 어떤 다른 진단방법보다도 중요한 ________ 정보를 주기때문에 유용하다. (심장)

환자의 정확한 ________ 을 얻어내고(특히 심장 사건의 목격자가 있다면 더 좋다) 평가하는 것은 매우 중요하다. (병력)

실험실 검사는 환자 상태를 파악하는 데 많은 도움을 줄 지 모르나, 정확한 ________ 판독이 무엇보다도 필수적이다. (심전도)

참조

심전도는 유용한 진단적 도움을 주며 그 가치는 그 환자의 이전 심전도와 비교함으로써 몇 배나 커진다.

참조

P366~367에 있는 Personal Ouick Reference Sheets로 가서 경색부분을 복습해라. 간단하게 정리되어 있다.

1. Rate

2. Rhythm

3. Axis

4. Hypertrophy

5. Infarction

심전도를 판독할 때는 지식과 흥미와 열의가 있어야 하며, 어떤 순서를 가지고 해야 한다.

참조

맥박(rate)을 확인하는 것으로 시작해서 율동(rhythm)을 확인하고, 축(axis), 비대(hypertrophy), 경색(infarction)을 확인하도록 한다.
이와 같은 방법은 일상적으로 익숙해져야 할 것이다.

10

잡동사니

Miscellaneous

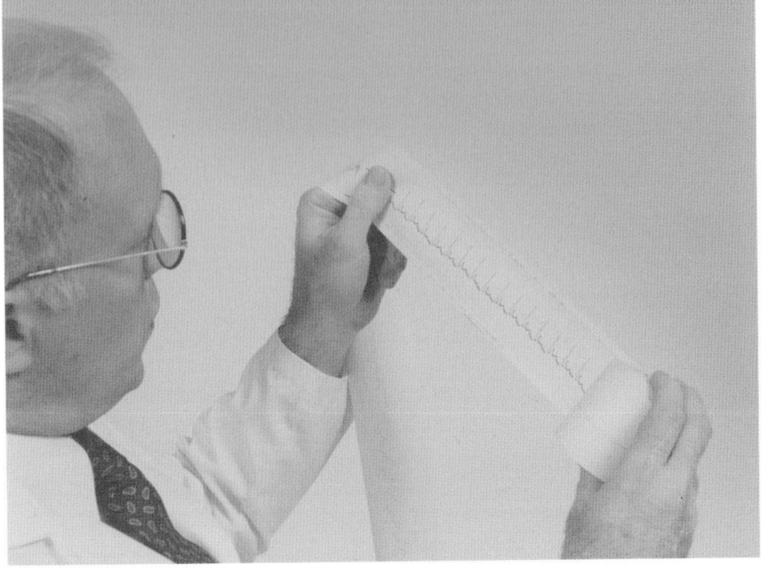

Miscellaneous Effects

Pulmonary

Electrolytes

Medications

Artificial Pacemakers

Heart Transplants

상기한 것들은 어떤 특정한 상황에 대하여 진단적이지는 못하지만 흔히 관찰되는 심전도 상의 변화를 초래한다.

참조

이러한 효과는 심전도 상의 특징적인 형태로 인식된다. 이 장에서 다루는 대부분의 상황에 있어서 이런 심전도 형태의 어떤 병리(pathology), 약물(drug) 혹은 전해질(electrolyte) 효과를 단지 의심하는 데 도움을 준다. 이런 경우에 있어서 그 의심을 확인하려면 더 많은 진단적 검사를 시행해야 한다. 드물게 어떤 심전도 형태가 존재하는 것만으로 진단이 얻어질 수도 있다.

Three Important Syndromes
detection can save a life

Brugada Syndrome
- RBBB with ST elevation in V_1, V_2, and V_3 (see page 268)
- susceptible to deadly arrhythmias

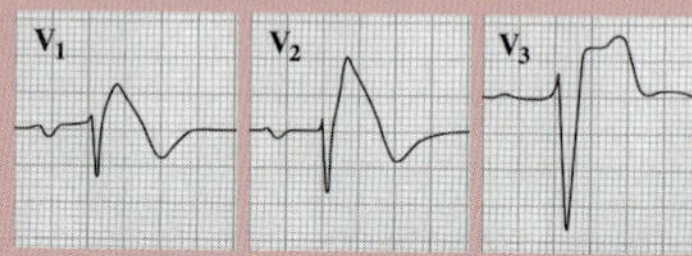

Wellens Syndrome
- marked T wave inversion in V_2 and V_3
- Ant. Descending Coronary stenosis

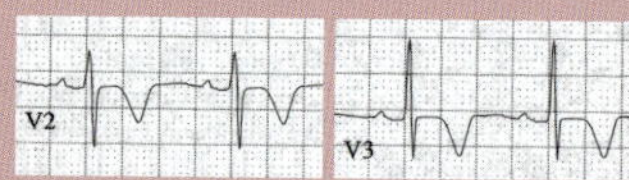

Long QT Syndrome
- QT interval longer than $\frac{1}{2}$ of the cardiac cycle
- predisposed to ventricular arrhythmias

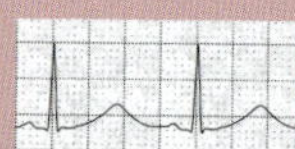

이들 위험한 증후군들은 비교적 무증상의 환자들에서 종종 발견된다. 이들 특징적인 형태를 보이는 심전도를 검사하는 것으로 피할 수 없는 사망을 막을 수도 있고, 적절한 치료로 환자의 수명을 보장할 수 있게 된다. 환자의 수명이 당신 손에 달려있을 수 있다.

브루가다(Brugada) 증후군이 있는 환자는 가족성을 가지며 치명적인 부정맥이 발생할 수 있다. 삽입형 제세동기로 ________ 를 예방하여야 한다. (급사)

웰렌(Wellens)증후군은 좌전하행지의 협착에 의해 발생하며 쉽게 알아볼 수 있다. 스텐트를 이용한 관상동맥 성형술이나 관상동맥 우회로술로 다가올 심근 ________ 의 위험을 방지할 수 있다. (경색)

여섯가지 형태의(유전적) 긴 QT(long QT) 증후군이 알려지고 있다. 이들 환자들은 위험한 심실 부정맥이 발생하기 쉽다. 긴 QT 간격은 그 ________ 주기의 반을 넘는 것을 말한다. (심장)

참조

이 책을 읽은 사람이라면 모두 이런 중요한 진단적 징후를 통상적으로 확인해야 할 것이다. 우측 흉부유도를 훑어보고 QT 간격을 관찰하는 것으로도 충분하다.

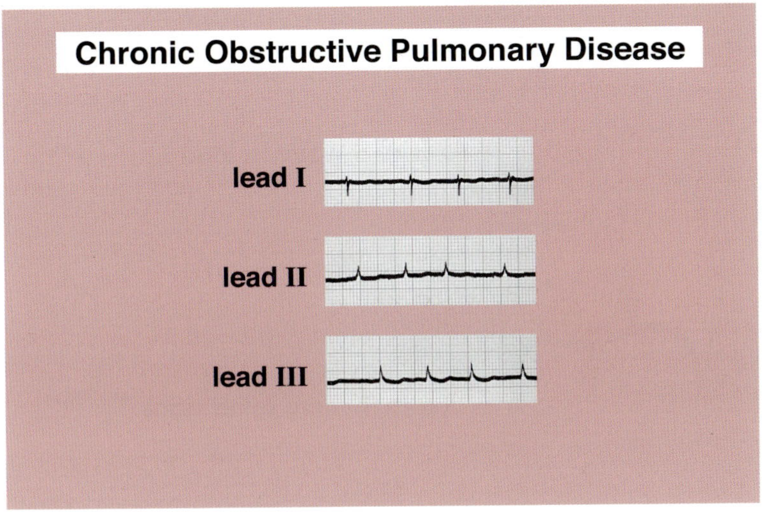

만성폐쇄성 폐질환(Chronic obstructive pulmonary disease:COPD)이 있는 환자는 종종 모든 유도에서 낮은 전압(low voltage)을 나타내고 보통 우측편위를 보인다.

만성폐쇄성 폐질환은 모든 유도에서 작은 크기*의 QRS군을 형성하는 것이 일반적이다. 사실, 심전도상의 모든 파가 ________ 에서는 최소화된다.

(만성폐쇄성 폐질환)

만성폐쇄성 폐질환이 있으면, 우심실은 적지않은 저항에 대응하여 일을 하게 되어 어느 정도 우심실 비대가 생기고 그래서 ________ 축편위가 나타날 수 있다. (유도 I에서 음의 QRS를 확인하라)

(우)

참조

만성폐쇄성 폐질환에서 다소성 심방빈맥(Multifocal atrial tachycardia)이 보이기도 한다.

* 모든 유도에서 낮은 전압이 보이는 현상은 갑상선 기능 저하증(hypothyroidism)이나 만성 교착성 심낭염(chronic constrictive pericarditis)에서도 보일 수 있다.

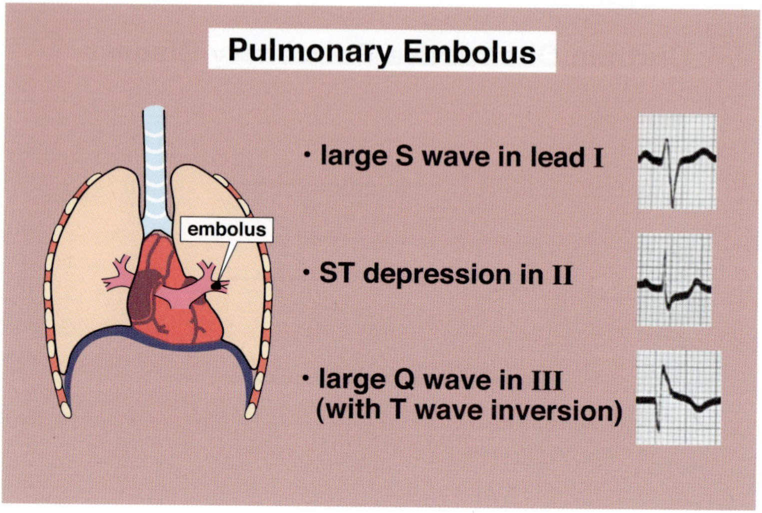

폐색전(Pulmonary embolus)이 있으면 유도 I에서 거대 S파와 유도 III에서 Q파와 역위된 T파를 볼 수 있다 ($S_1Q_3T_3$).

$S_1Q_3T_3$ 증후군은 폐색전에 의해 발생하는 급성 폐성심의 특징이다. 이것을 $S_1Q_3T_3$이라고 하는데 유도 I 에서 거대 S파와 유도 ________ 에서 Q파와 역위된 T파가 보이기 때문이다. (Ⅲ)

참조

우축편위의 전형적인 경향에 주목하라(유도 I).

또한 보통 유도Ⅱ에서 ST분절 ________ 이 있다. (하강)

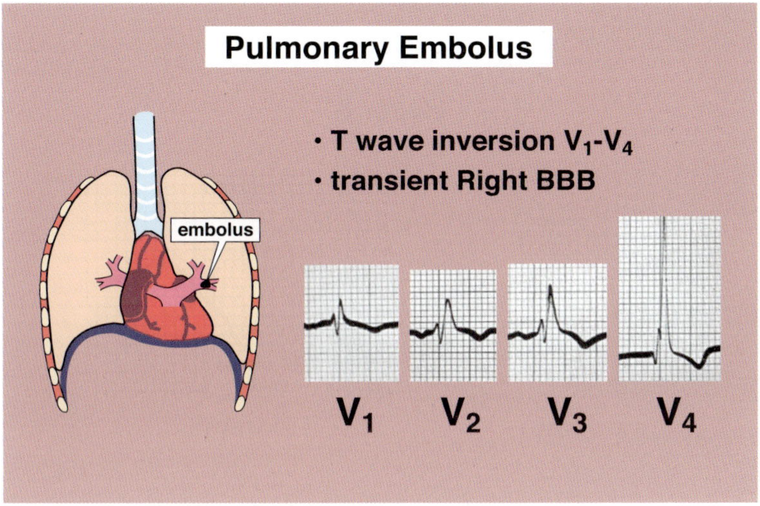

폐색전의 경우에는 대개 V_1~V_4에서 T파 역위를 보이며 종종 우각차단이 있게 된다.

흉부유도(특히 V_1~V_4)에서 역위된 T파는 폐 ________ 의 매우 중요한 진단적 징후이다. (색전)

폐색전은 ________ 각차단을 일으킬 수 있다. 이는 환자가 호전되면 사라지게 된다. (우)

우각차단이 있다는 것은 ________ 유도에서 R, R'를 보이는 것으로 알 수 있다. (흉부)

참조

때로는 우각차단이 "불완전"(QRS는 정상이나 R, R'를 보이는 것)할 수 있다.

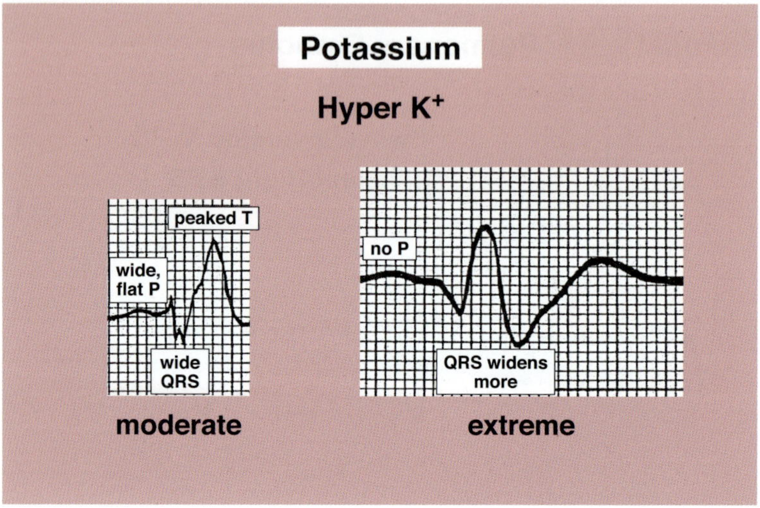

혈청 칼륨(potassium)이 올라간 경우는 P파는 편평해지고 QRS군은 넓어지고 T파는 첨예화된다.

참조

칼륨이온은 심장전기생리에서 매우 중요한 역할을 한다. 정상 혈청 칼륨의 범위는 매우 좁다. 의학용어에서 이온이름 뒤에 붙는 접미사"-emia"는 "혈중의"라는 의미이다. 그러나 "potassium"에 적용시키면 듣기에 웃겨서 이온의 약자인 "K"로 발음하게 되었다. 접두사인 "hyper(고)"는 증가되었다는 의미이고 "hypo(저)"는 감소되었다는 의미로 통용된다. 이런 의미로 "hyperkalemia(고칼륨혈증)"와 hypokelemia(저칼륨혈증)를 이해하면 된다. kalemia는 kay-LEE-mia로 발음한다.

혈청 칼륨이 올라간 경우 T파는 ________ 된다. (첨예화)

P파는 극단적인 고칼륨혈증으로 ________ 파가 소실될 때까지 계속 편평해진다. (P)

고칼륨혈증 환자의 경우 심실탈분극에 소요되는 시간이 길어져 결과적으로 QRS군은 ________ 진다. (넓어)

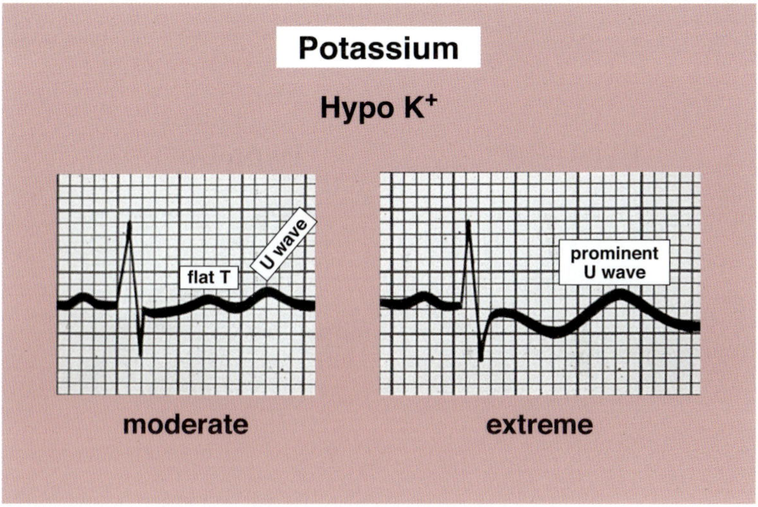

혈청 칼륨이 정상 이하로 떨어지면 T파는 편평 혹은 역위를 나타내며 U파가 생기게 된다.

저칼륨혈증의 경우 칼륨이 떨어짐에 따라 ________ 파는 편평해지며 칼륨이 더 떨어지면 T파는 역위를 나타낸다. (T)

참조

T파는 칼륨이온을 넣어두는 텐트처럼 여겨진다. 즉, 칼륨이 정상이하로 떨어지면 T파는 편평해지고 반대로 칼륨이 올라가면 T파는 첨예화된다.

저칼륨혈증이 있으면 ________ 파가 나타날 수 있다. 이 파는 칼륨이 낮아질수록 더 뚜렷하게 보인다. (U)

참조

칼륨은 혈청 전해질 중의 하나로만 생각해서는 안된다. 칼륨은 재분극(repolarization)과 적절한 안정시 전위(resting potential)를 유지시키는데 있어 중요한 역할을 한다. 칼륨의 감소는 심실의 자동능을 매우 불안정하게 한다. 실제로 낮은 칼륨은 Torsades de Points(다형성 심실빈맥)를 시작하게 할 수 있다. 이것은 매우 위험한 심실 부정맥의 일종이다. 저칼륨혈증은 또한 디지털리스(digitalis)의 독성작용을 증강시킬 수 있다.

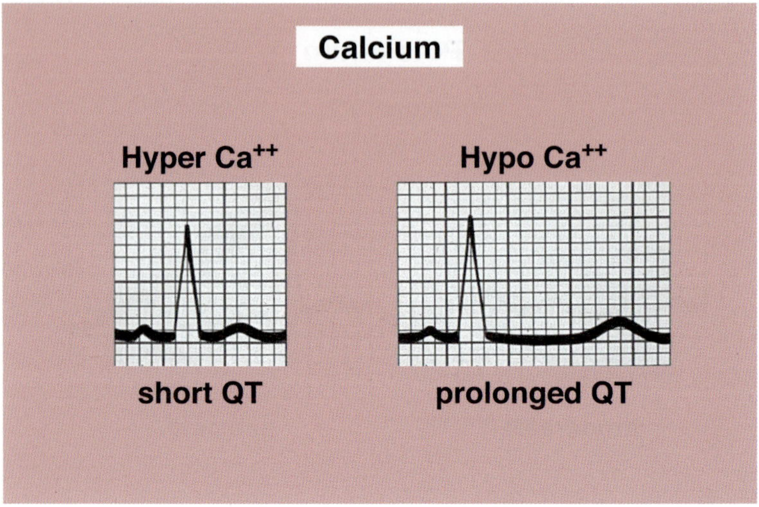

고칼슘혈증(hypercalcemia)의 경우에는 QT 간격이 짧아지고, 저칼슘혈증(hypocalcemia)에서는 QT 간격이 늘어난다.

참조

이미 고(hyper-)와 저(hypo-)에 대해서는 이해했을 것이고, -calcemia는 cal-SEE-mia로 발음하면 된다.

저칼슘혈증은 ________ 간격을 연장시킨다. (QT)

참조

QT 간격은 Q파의 시작에서부터 T파의 끝까지의 거리를 측정한 것이다.
정상적으로 QT 간격은 그 주기 간격의 반을 넘어서는 안된다.

칼슘(Ca^{++})이온이 증가하면 양 심실의 탈분극(depolarization)과 재분극(repolarization)을 증강시킨다. 이것이 짧은 QT ________ 으로 표현된다.

(간격)

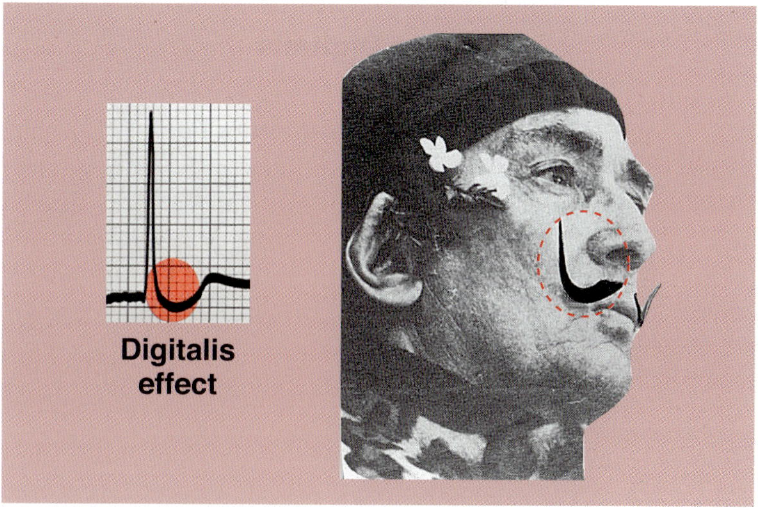

디지털리스(Digitalis)는 ST분절을 점진적으로 아래로 경사지게 하여 살바도르 달리(Salvador Dali)의 콧수염과 같은 모양을 나타낸다.

디지털리스는 일정하게 점진적으로 ________ 분절을 아래로 경사지게 한다. 이를 디지털리스 효과(Digitalis effect)라고 한다. (ST)

참조

이런 전형적인 형태를 찾기 위해서 S파를 볼 수 없는 유도를 찾아야 한다. R파의 아래 부분이 점진적으로 두꺼워지고 ST분절이 약간 하강하면서 아랫쪽으로 쳐지는 모양을 하는 것을 관찰해야 한다. 이런 형태는 디지털리스를 사용하는 대부분의 환자에서 발견할 수 있다.

참조

치료용량의 디지털리스는 부교감 효과(parasympathetic effect)를 갖는다. 동성맥에서 디지털리스는 동방결절(SA node)의 박동속도를 느리게 한다. 방실결절(AV node)도 느려지는데, 디지털리스가 또한 방실결절에서 다양한 신호를 받는 능력을 억제하여 심실로는 극히 일부의 신호만 도달하게 하여 (이것은 심방조동이나 심방세동에서 필요하다) 좀더 생리적이고 효과적인 심실 반응이 일어나게 한다. 디지털리스는 매우 좁은 범위의 치료용량을 갖고 이 치료용량보다 과도하면 다양한 부작용이 나타날 수 있다. 다음 두 장을 보라.

Excess Digitalis

- atrial & Junctional premature beats
- PAT with block
- Sinus block
- AV blocks

과량의 디지털리스(Excess Digitalis)는 여러형태의 방실차단 (AV block)을 일으키며 동방차단(SA block)을 일으킬 수 있다.

참조

상심실(특히, 심방)성 중추는 특히 디지털리스에 민감하다. 조기심방박동(premature atrial beats)이 나타나는 것은 디지털리스의 농도가 상승했음을 경고하는 신호일 수 있다.

과다한 디지털리스는 일시적인 동율동 ________ 을 일으킬 수 있다. (차단)

디지털리스는 방실결절을 통한 탈분극 전도를 지체시킨다. 그래서 과도해지면 여러형태의 ________ 차단, 특히 속도의존형(rate-dependent) 방실차단을 유발한다. (방실)

심방의 자동능 중추와 방실 접합은 ________ 가 과도한 농도가 되면 과민해질 수 있다. (디지털리스)

참조

낮은 혈중 칼륨은 치료농도에 있더라도 디지털리스 독성을 증폭시킬 수 있어 혈중 칼륨이 낮으면 디지털리스 독성에 의한 원치 않는 징후가 나타날 수 있다.

Digitalis Toxicity

- atrial & Junctional tachy-arrhythmias
- PVC's
- Ventricular Bigeminy, Trigeminy
- Ventricular Tachycardia
- Ventricular Fibrillation

심방과 접합부의 자동능 중추는 디지털리스가 과도할 때 매우 과민해진다. 실제로, 심한 디지털리스 독성은 심실 중추를 자극하여 빠르고 위험한 부정맥을 발생시킬 수 있다.

심방과 방실 접합부의 중추는 과도한 디지털리스에 매우 민감하다. 그러나 심한 디지털리스 ________ 이 있을 경우 심실 중추까지도 과민해져서 자발적인 심실조기수축(PVC's)이 나타난다. (독성)

심한 디지털리스 중독은 심실 중추를 매우 과민하게 만들어 갑작스럽게 다발성 신호를 만들어내고, 이것은 위험한 ________ 빈맥형 부정맥을 시작하게 한다. (심실성)

참조

13세기 이후부터 디지털리스제제는 심부전의 치료제로 사용되어 왔다. 그러나 다른 심장약들과 같이 어떤 환경에서는 고농도가 될 수 있어 치명적인 부정맥을 유발할 수 있다.

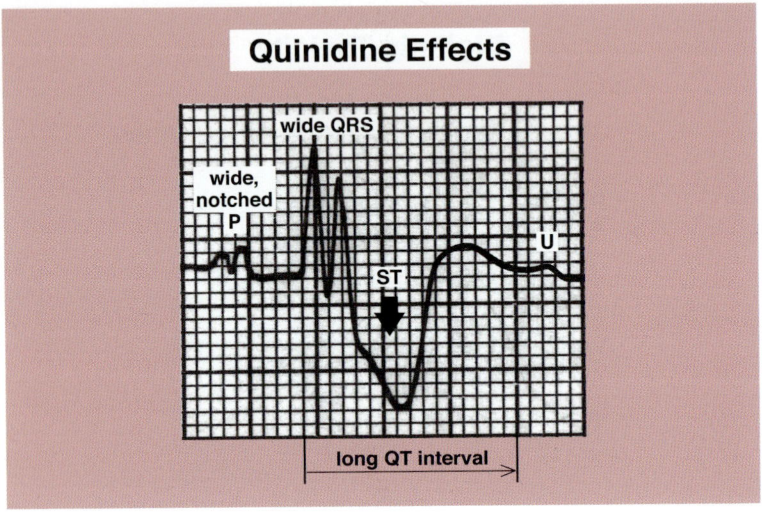

퀴니딘(Quinidine)은 넓은 P파와 넓은 QRS군의 원인이 된다. 또한 연장된 QR를 동반하며 ST하강이 있고 U파가 특징적으로 관찰된다.

참조

퀴니딘은 심방과 심실 근육을 통한 탈분극과 재분극을 느리게 한다. 대부분의 퀴니딘의 효과는 심전도에서 관찰되는데, 이것은 나트륨(sodium)과 칼륨(potassium) 통로에 대한 약리학적 효과때문이다.

퀴니딘은 심전도에서 넓고 분열된 ________ 파을 보이며 QRS군을 확장시킨다. (P)

퀴니딘은 ________ 간격을 연장시키고 ST분절을 하강시킨다. (심실 전도체계의 재분극이 연장되어 나타나는 파형인) U파를 찾아 보아라. (QT)

참조

Torsades de Points(다형성 심실빈맥)은 퀴니딘 독성에 의해서도 발생할 수 있는 빠르고 매우 위험한 심실 부정맥이다.

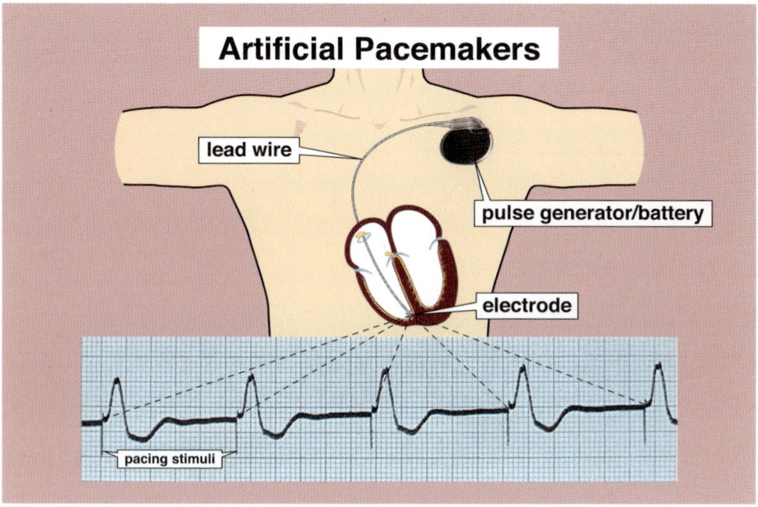

인공심박동기(Artificial pacemakers)는 오래 지속되는 리튬 배터리를 갖는 박동 발생기(pulse generator)이다. 심박동 자극은 심실 또는 심방(또는 양쪽 모두) 박동이 가능하도록 고안되었고 다양한 감지 모양이 다 가능하다.

참조

인공 심박동기는 수술적으로 삽입하면 영구적으로 심장을 박동시킨다. 원래는 완전방실차단(complete AV block)과 동기능부전 증후군(sick sinus syndrome)과 같은 서맥에 대해 고안되었다. 그러나 현재는 다양한 형태의 심박동기가 있으며 인공심박동의 기본 원리에 대해서 살펴보도록 한다. 대부분의 경우 전극 유도 철선이 심장의 오른쪽으로 가로지른다. 그러나 어떤 경우에는 자극을 주는 전극을 심장의 심외막에 수술적으로 부착시킨다.

심박조율기는 규칙적인 심장 박동 자극을 배출해서 좁은 수직의 스파이크를 ________ 에 기록한다. (심전도)

심박동기는 규칙적으로 전기적 ________ 을 만들어서 각각의 자극은 전극과 맞닿아 있는 심근조직에 포획(capture)(즉, 탈분극)을 일으킨다. (자극)

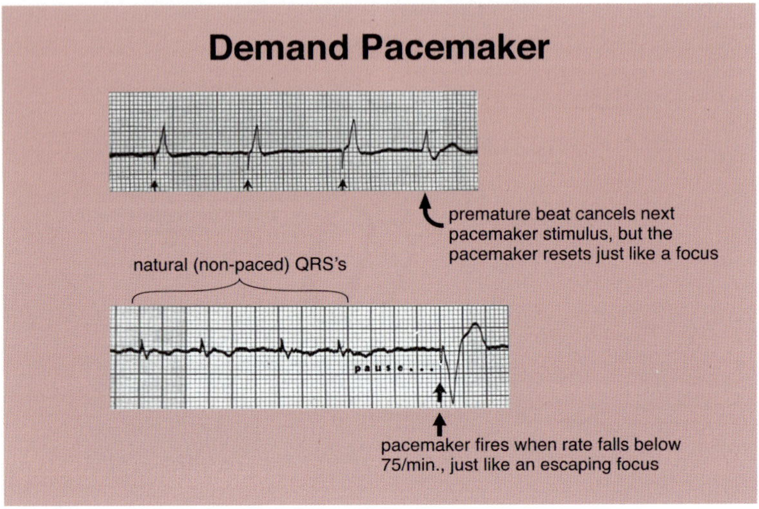

인공심박동기의 요구형(demand feature)은 자동능 중추의 생리적인 기전과 비슷하게 고안된 것이다. 요구형 심박동기(demand pacemaker)는 본래의 율동에 의해 초과박동성 억제(overdrive-suppressed)를 하는, 즉 언제 자극하고 언제 자극하지 말아야 하는지를 본래의 율동에 따라 판단하는 형태이다.

참조

이 그림은 심실 감지 전극과 심실 조율 전극이 있는 요구형 심박동기에 의한 심전도 그림이다.

요구형 심박동기는 정상 동율동 조율에 의해 초과박동성억제를 하지만, 동율동 속도가 심박동기에 설정된 고유 속도보다 떨어지면 심박동기는 더 이상 초과박동성억제를 하지 않고, 심박동기 고유 ________ 에 따라 박동을 일으킨다. (속도)

그러나 ________ 속도가 정상으로 돌아오면(즉, 요구형 심박동기의 속도보다 빨라지면) 요구형 심박동기는 조율을 그만두고 초과박동성억제에 들어간다. (고유)

________ 심박동기는 자동능 중추과 비슷하게 초기상태로 되돌릴(reset) 수 있게 고안되어져 있다. 즉, 요구형 심박동기가 조기심실수축(PVC)을 감지하면, 그 다음번 심박동기의 자극은 reset되어 고유 속도의 주기길이 만큼 뒤에 나타난다. (요구형)

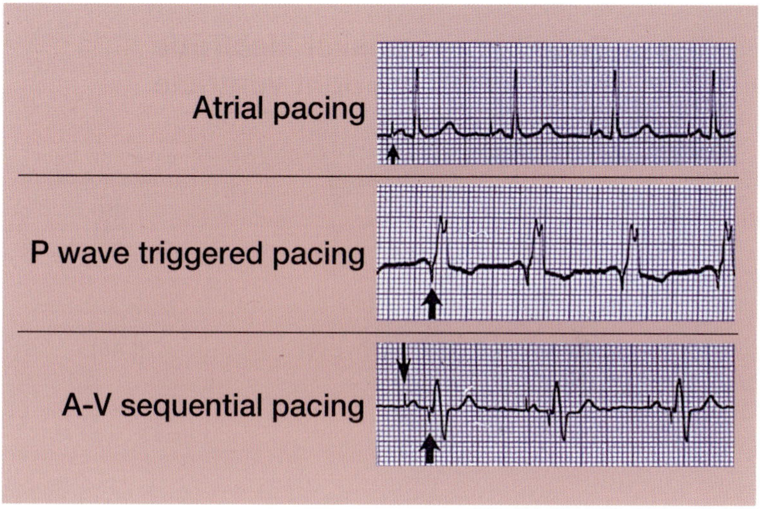

다양한 형태의 심장 기능부전과 병인에 따라 여러가지 종류의 심박동기가 사용되고 있다.

동방결절의 부전이 있으면서 방실결절과 심실전도체계는 정상적인 경우에 심방 심박조율(atrial pacing)이 사용된다. 그러므로 인공적으로 조율되는 심방 자극이 심방으로부터 ________ 로 전도된다. (심실)

완전 방실차단이 있을 때는 P파 발생형 심박 조율(P wave triggered pacing)*이 필요하다. 이는 환자의 ________ 파를 감지하고 짧은 휴식(정상 방실전도를 모방한) 후에 심실 탈분극을 위한 자극이 작동되도록 만든 것이다. (P)

동방결절이 완전 방실차단과 복합되어 있으면 연속성 방실 심박조율(A-V sequential pacing)이 필요하다. 이는 심방 탈분극을 위한 자극이 주어진 후에 짧은 휴식을 거쳐 심실이 ________ 되도록 만든 것이다. (탈분극)

참조

최신의 심박동기는 수면 중의 심박동 감소와 운동 시에 증가되는 심박동 등 생리적인 필요를 감지하고 반응할 수 있도록 고안되어 있다.

* 소위 심방 동시성(atrial synchronous) 또는 심방 추적(atrial tracking)이라고도 한다.

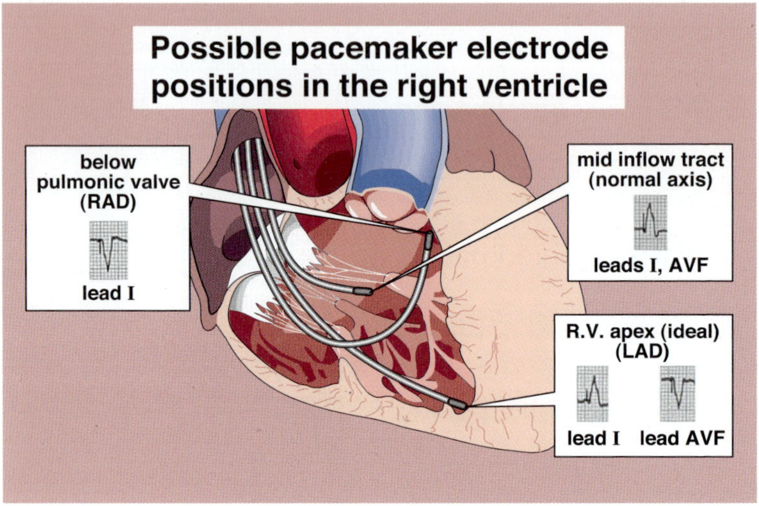

보통 우심실 전극이 심장박동에 사용된다. 유도 전극의 말단부가 우심실 내부에 위치한다. 위의 그림은 유도 전극이 위치할 수 있는 세 가지 위치에 따른 심전도에 기록되는 모양을 보여주고 있다.

참조

우심실 심박동기의 전극 말단부의 이상적인 위치는 우심실의 심첨부(apex)이다. QRS군은 좌각차단형태를 보이게 되며 좌축편위를 보인다.

조율되어 나타나는 QRS가 정상편위에 좌각차단형태로 나타나면 전극의 말단부가 우 ________ 의 중간 유입로(mid-inflow tract)에 있는 것이다. (심실)

그러나, 좌각차단과 우축편위의 조율된 QRS가 나타나면 ________ 의 말단부가 폐동맥 판막의 바로 아래에 위치해 있는 것이다. (전극)

참조

어떤 심장 환자들은 삽입형 제세동기(Implantable Cardioverter Defibrillator(ICD))라고 불리는 심박동기를 삽입받는다(뒷장에 나온다). 이것은 율동의 교란을 감지하고 판독하여 초과박동성 심박조율(overdrive pacing) 또는 심율동전환(cardioversion)을 통하여 빈맥형부정맥을 치료하며, 심실세동(ventricular fibrillation)에 대해서는 제세동(defibrillation)까지 시행한다(놀라운 세상이다).

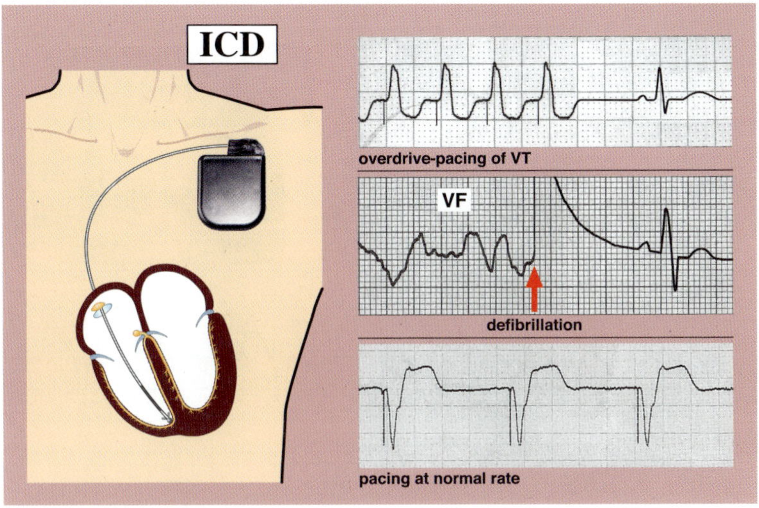

삽입형 제세동기(Implantable Cardioverter Defibrillator(ICD))는 대부분의 위험한 부정맥을 분석해서 치료할 수 있는 컴퓨터화된 장치이다. 이 장치는 정상적인 동율동 조율을 할 수도 있고 심실 빈맥을 치료하기 위해 초과박동성 심박조율을 할 수도 있으며 심율동전환 및 심지어는 심실 세동에 대해 제세동을 할 수도 있다.

삽입형 제세동기는 심율동전환(정확하게 계획된 전기적 충격)으로 어떤 종류의 부정맥을 감지하고 치료할 수 있고...

또한 심실빈맥을 진단하여 원인이 되는 심실 ________ 를 초과박동성 심박조율로 억제할 수 있다. (중추)

삽입형 제세동기는 심실세동을 감지하여 즉각 제세동을 할 수 있고...

제세동 후에 동방결절의 작동이 느릴 때 삽입형 제세동기가 생리적인 ________ 로 심박동 자극을 제공해 주게 된다. (속도)

참조

삽입형 제세동기는 과학 기술의 명작이다!

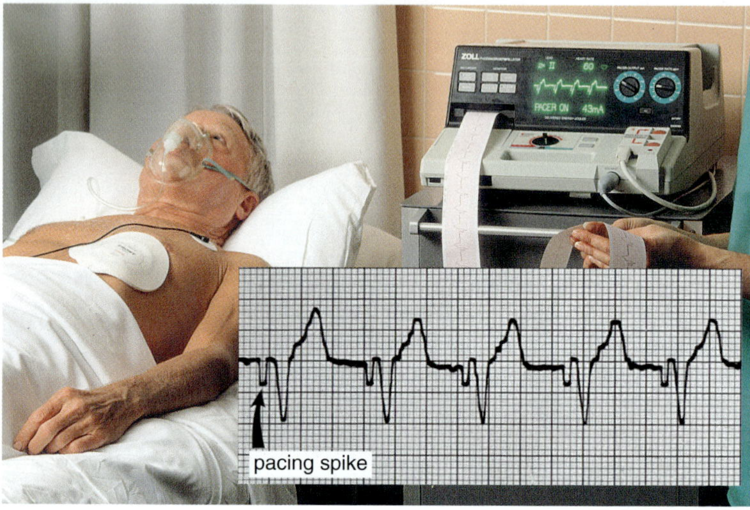

이것은 응급상황에서 심장에 자극을 효율적으로 조율해 줄 수 있는 비침습적인 외부형 심박동 장치 (external non-invasive pacemaking device)이다.

이 심박동기는 부착된 ________ 를 통하여 심장에 고통없이 조율을 해 줄 수 있다. 이것은 외부형, 비침습적인 심장박동기로 일시적인 심박조율에 이상적이다.

(피부)

신체표면을 통해 심장으로 조율이 되려면 심장 내부의 심박동기에서 보다 더 긴 기간동안의 자극이 필요하다. 그래서 조율 스파이크가 더 넓으며 ________ 끝 모양을 하고 있다.

(편평한)

참조

또하나의 다른 외부에서 부착하는 응급 장치가 있는데, 자동 외부형 제세동기 (Automated External Defibrillator(AED))이다. 이것은 환자의 심전도를 기록하고 분석하고 환자에게 치명적인 부정맥이 감지되면 자동적으로 제세동을 가한다.

자동 외부형 제세동기는 매우 정확하게 심실세동과 매우 빠른 심실빈맥을 컴퓨터로 인식한다. 이것은 적절한 훈련을 받으면 다루기 쉽다. 병원 밖에서 특히 자동 외부형 제세동기의 유용성을 증명하는 수많은 시도와 연구가 있다(P170을 보라).

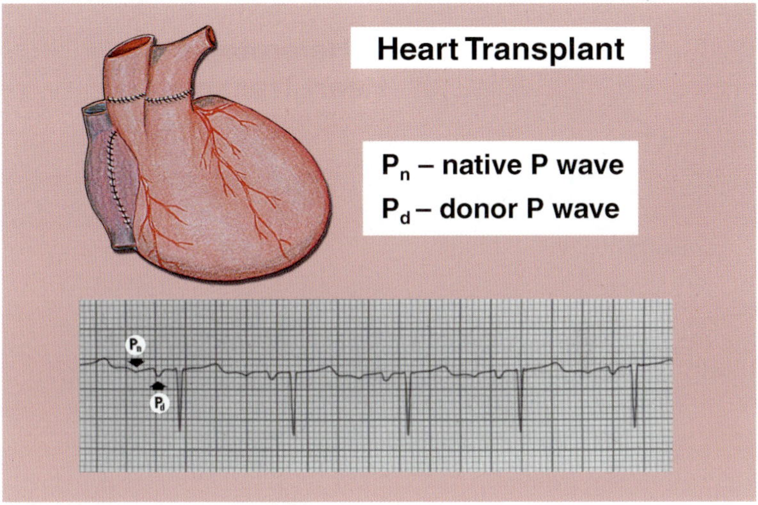

심장이식 수술에는 수여자(recipient)의 본래의 심방의 일부분을 대체하는 과정이 있다. 이 대체되는 심방의 부분에는 환자 자신의 동방결절도 포함되어 있어서 심장이식을 받은 환자는 자신의 동방결절에 제공자(donor)의 동방결절을 가질 수 있다.

참조

심장이식과정을 신속히 하기 위해서 큰 혈관의 입구를 포함하는 본래의 심방 일부분이 남겨지고 이식된 심장의 심방에 봉합된다. 그래서 이식받은 환자는 자신본래의 남아있는 동방결절과 제공자의 심장에서 받은 실제로 기능적인 동방결절을 갖고 있다.

심장이식을 받은 환자는 그러므로 두 개의 동방결절을 가지며 각각의 ________ 파를 만들어낸다. (P)

본래의 동방결절은 탈분극은 되지만(Pn), 봉합선을 넘어가지 못하므로 제공자로부터 받은 ________ 을 탈분극시키기 못한다. (심방)

이식된 제공자의 심장은 기능적인 동방결절을 가지며 우세한 심박동 기능을 갖는다. 이를 P파(Pd)는 ________ 군이 뒤따라 나온다. (QRS)

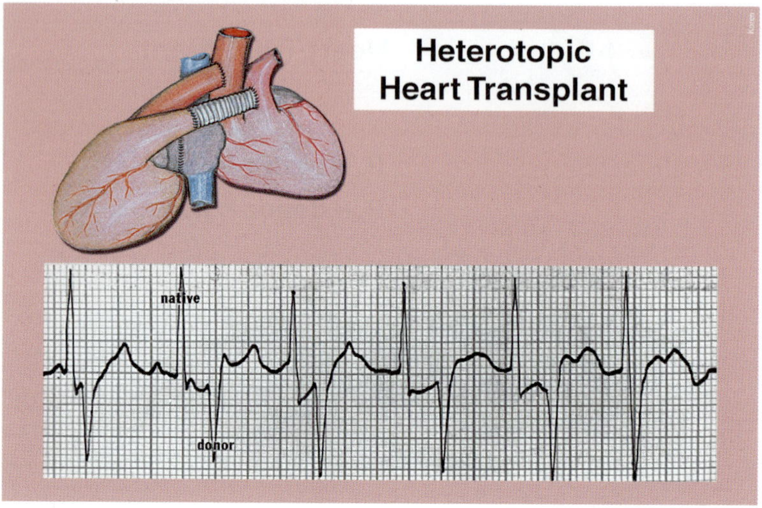

이소성 심장이식은 본래의 심장을 제 위치 그대로 두고, 일시적으로 제공자의 심장이 펌프 능력을 도와주기 위해 수술적으로 연결시키는 수술방법이다.

펌프능력을 도와주기 위해서 이소성 심장이식을 하면 일시적으로 환자는 두 개의 ________ 을 갖게 된다. (심장)

그래서 이러한 일시적인 응급상황에서 심전도는 두 개의 각각의 ________ 의 전기적 활동을 동시에 보여주게 된다. (심장)

참조

의학기술과 생체의용공학의 눈부신 발전에 따라 효과있는 인공심장을 만들고자 하는 노력이 계속되고 있다. 하지만 완전히 인공적으로 만들어진 심장은 자연이 만든 심장의 효율성과 안전성에는 아직 미치지 못한다.

Cardiac Monitor Displays

심장 모니터링이 보여주는 것

심장 모니터링은 표준 12유도 심전도에서 기록되는 것과 같은 정보를 제공해준다. 심전도는 검정 바탕에 밝은 녹색으로 표시되고 파형의 진폭 (높이와 깊이)가 증가되어 나타난다. 심장 모니터의 유도는 멀리서도 잘 보이게 하기 위해 진폭을 증폭해서 나타나게 한 것이다. 그래서 전압 (voltage: 높이와 깊이)는 의미가 없게 된다. 그러나, 심장의 전기적 활동을 보는데는 매우 유용하므로 다음의 사항을 숙지해라

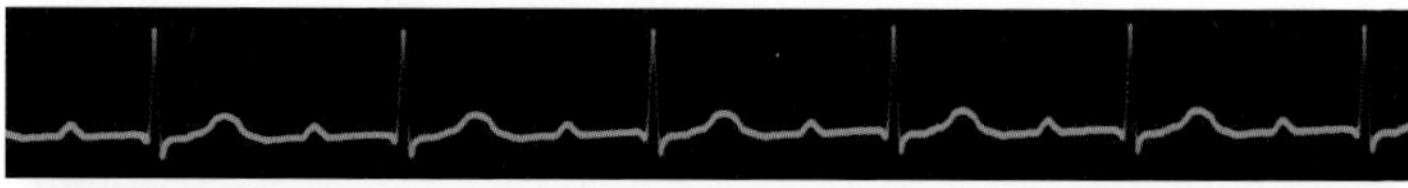

1° AV block

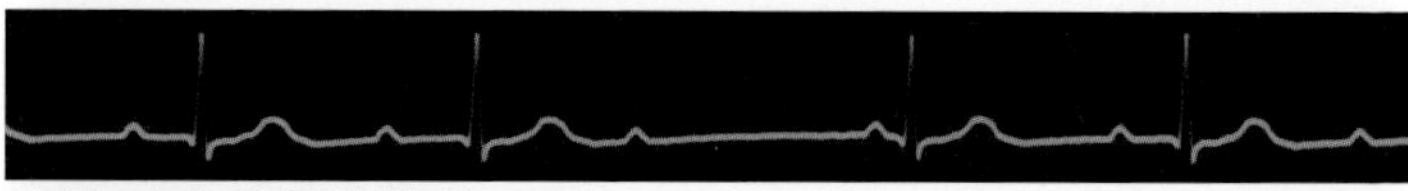

3:2 Wenckebach(2° AV block)

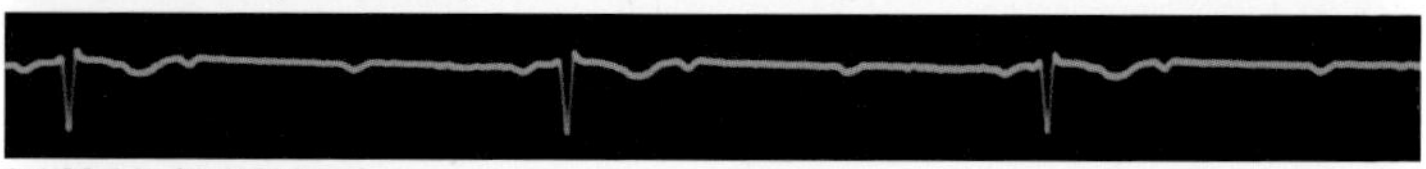

3:1 Mobitz(1° AV block)

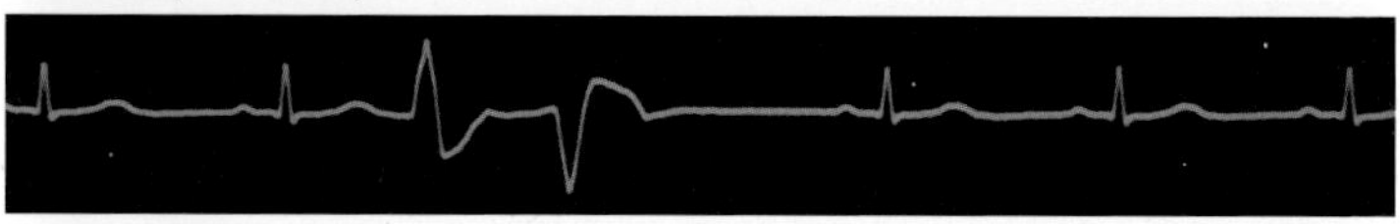

multifocal PVC' s

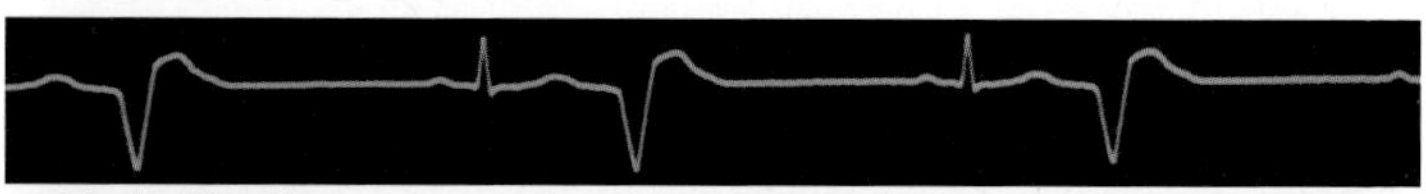

ventricular bigeminy

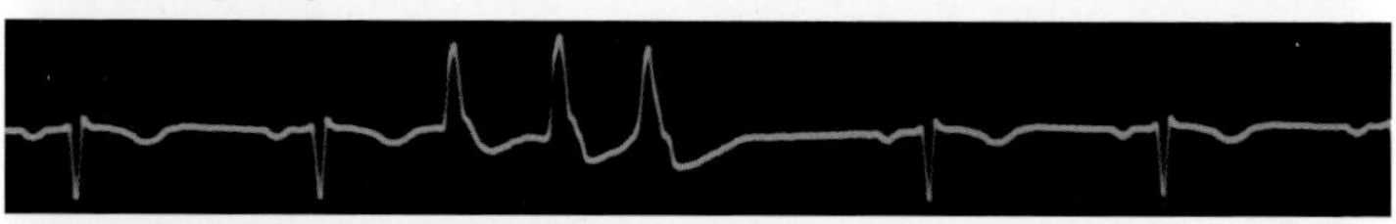

run of PVC' s(ventricular Tachycardia)

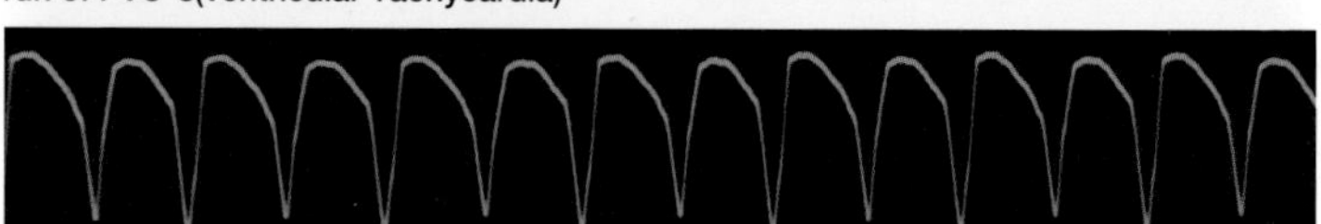

ventricular Tachycardia

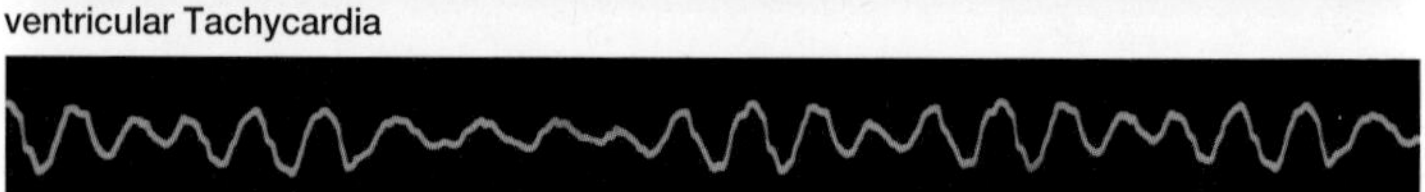

ventricular Fibrillation

Electrocardiography was your challenge; knowledge, your achievement.

Now that you are certainly pleased with your understanding of basic electrocardiography, and proud of your ability to interpret the information on EKG's and cardiac monitors, you realize how logical and marvelously Designed is the heart.

You're probably ready for *Ion Adventure in the Heartland*, Dr. Dubin's work in progress. For your giant leap into the 21st century, when your knowledge will need to be on a molecular level, let Dr. Dubin be your guide and simplify your understanding. Here is an edited summary of the advance pre-publication release.

Ion Adventure in the Heartland is an exciting full-color expedition deep into the secret molecular wonderland of cardiac physiology with a splash of biochemistry. We will explore the vivid inner world of the magnificent "ion movers", a dynamic microcosm of exotic ***ion channels****,* ***ion pumps****,* ***ion exchangers****, the mysterious* ***connexons,*** *and the fast moving ions they control. You will be immersed in this never-before-seen, living wonderland that generates the heart's electrical energy and power, responding to physiological demands. What a performance to behold, as we expose the private activities of these ion movers, exquisitely orchestrated by the autonomic nervous system. Heart is narrated in Dr. Dubin's entertaining, easy to understand style as you discover what really makes the healthy heart tick, yet falter with stress and disease. Though this adventure will likely not become a great movie, it is the beautiful, illustrated story of the intimate lifestyles of the ions and their movers as recorded by the surface EKG.*

***Ion Adventure in the Heartland*, a work in progress, is an exciting adventure in living color, providing vital knowledge for the medical profession in millennium 2000.**

Scientists and researchers in the twentieth century found the micro-structure of the cells of the heart to be an engineering wonder. Research continues to reveal intriguing information, while raising many new questions. Current concepts may seem complex–even intimidating–to medical professionals, although, in reality, they are easy to understand.

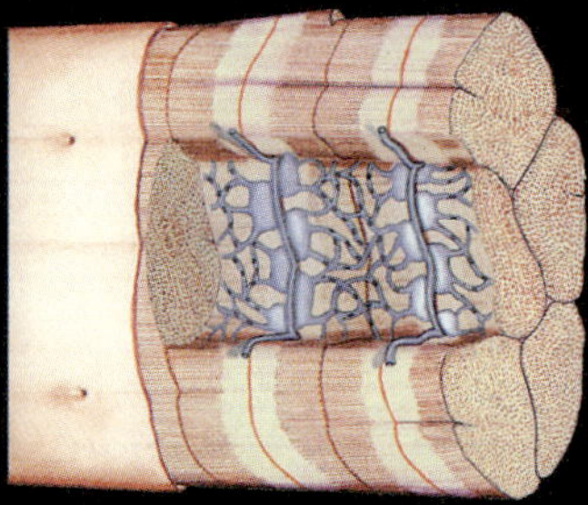

The key to cardiac function is at the ionic-molecular level, where autonomic control occurs, and where medications work. All the electrical and mechanical properties of the heart are due to the movement of only three types of ions…yes, three little ions!

Let me have them come forward to introduce them by name:

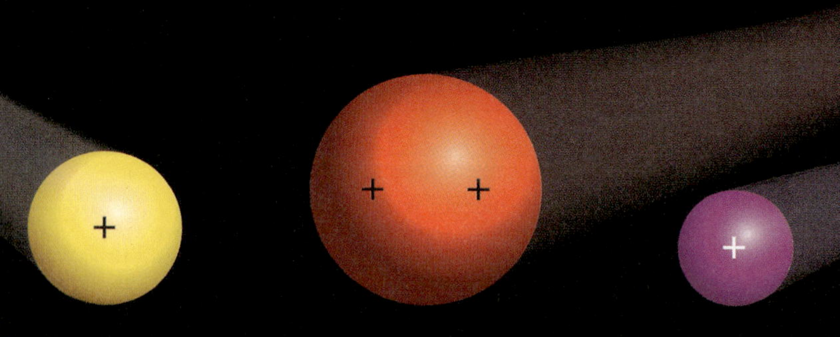

Sodium ion (Na^+) Calcium ion (Ca^{++}) Potassium ion (K^+)

Ion-moving ("ion-kinetic") mechanisms of the cell membrane (and cell interior) create the circumstances that cause ion movement. Most of these mechanisms are sophisticated molecular portals that control and regulate the movement of Na^+, Ca^{++}, and K^+ ions. Each variety of ion-kinetic mechanism has its own unique behavior.

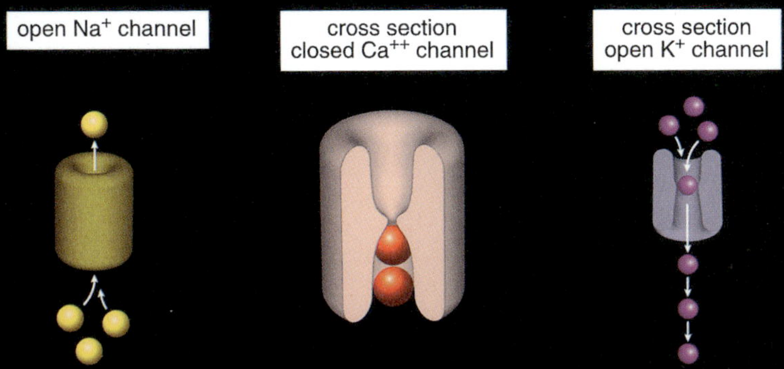

We are launching an expedition to explore this incredible ionic-molecular microcosm to learn just how these mechanisms move Na^+, Ca^{++}, and K^+ ions to govern the heart's function. We would love to have you join us on this fascinating adventure.

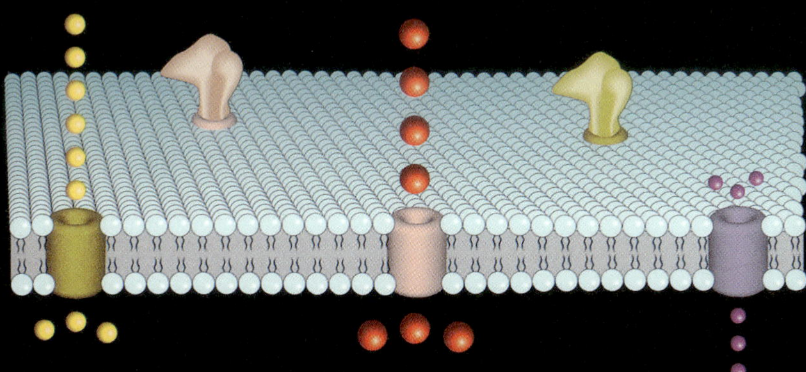

Our fantastic journey is narrated by a five year old boy named Dale, so certainly anyone who has read *Rapid Interpretation of EKG's* can easily master this vital medical knowledge, which is so useful and necessary in millennium 2000.

Hurry… your knowledge is needed!

Personal Quick Reference Sheets
개인용 빠른 참고 시트

from: ***Rapid Interpretation of EKG's***
by Dale Dubin, MD
COVER Publishing Co.,P.O.Box 1092, Tampa, FL 33601, USA

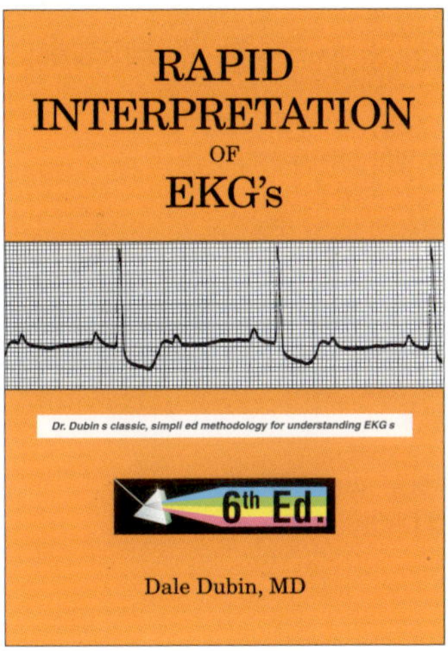

May humanity benefit from your knowledge,

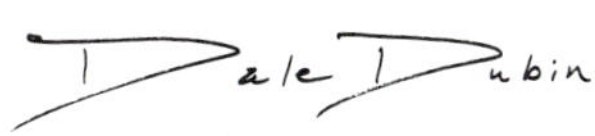

Web Sites:

Physicians and medical students: **www.theMDsite.com**

Nurses and nurses in training: **www.CardiacMonitors.com**

Emergency medical personnel: **www.EmergencyEKG.com**

듀빈의 심전도 판독법

from: ***Rapid Interpretation of EKG's***
by Dale Dubin, MD
COVER Publishing Co.,P.O.Box 1092, Tampa, FL 33601, USA

1. **심박수** (페이지 72–104)

300, 150, 100 ... 75, 60, 50

- 서맥의 경우 :
  심박수 = 주기/6 초 종이 X 10

2. **리듬** (페이지 105–214)

기본 리듬을 파악하고, 미성숙성, 휴지기, 불규칙성, 그리고 비정상 파에 대한 조사를 한다.
각각의 QRS 전에 P파를 검사한다.

- 각각의 P 파 후에 QRS를 검사한다.
- PR 간격(AV 차단을 알기 위해)을 잰다.
  QRS 간격(BBB을 알기 위해)을 잰다.
- 축의 편위가 있는 경우 반차단을 구별한다.

3. **축** (페이지 215–256)

- 축의 사분획을 알기 위해 QRS가 기준선 위에 있는지 아래에 있는지 파악한다.
  (정상 축과 우, 좌 축 편위를 감별)
  축의 정확한 정도를 볼려면, 사지 유도에서 축의 degree 차트를 이용해서 등전기적 QRS 를 찾는다.
- 수평면에서의 축의 회전: (흉부 유도)
  변화하는 (등전기적) QRS를 찾는다.

4. **비대** (페이지 257–274)

V1에서
- 심방 비대를 보기 위해 P파를 본다.
- 우심실 비대를 알기 위해 R 파를 본다.
- 좌심실 비대를 알기 위해서 V_1 에서의 S 파의 깊이와 V_5에서의 R 파의 높이를 살펴본다.

5. **경색** (페이지 275–326)

모든 유도에서 다음 것들을 살펴본다.

- Q 파
- 역위된 T 파
- ST 분절의 상승 혹은 하강

좌심실부위에서 병변의 위치를 파악한 다음 막힌 혈관 부위를 파악한다.

심박수 (페이지 72-104)

from: ***Rapid Interpretation of EKG's***
by Dale Dubin, MD
COVER Publishing Co.,P.O.Box 1092, Tampa, FL 33601, USA

일견 봐서 심박수를 살핀다 (페이지 87–96)

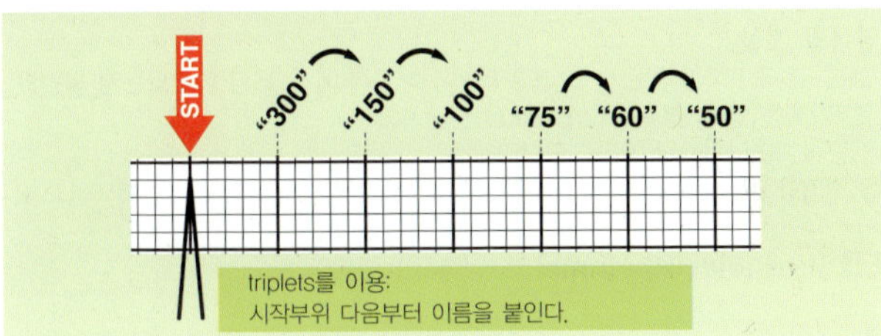

분리/심박수 의 관계를 찾는다 (페이지 97)

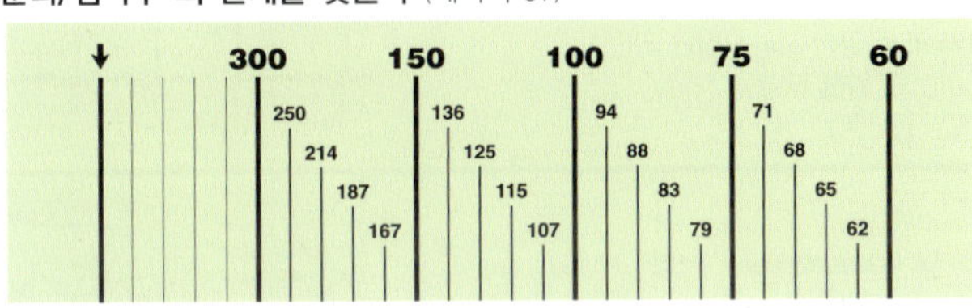

계산식: $\frac{1500}{\text{mm 유사한 파의 간격}}$ = 심박수

서맥 (느린 심박수) (페이지 98–104)

- 주기/6 초 종이 X 10 = 심박수
- 유사한 파형 사이에 10개의 큰 정사각형이 있으면 심박수는 30/분이다.

동성 리듬: 동성 결절에서 시작

- 정상 동성 리듬은 60–100/분이다. (페이지 74)
- 심박수가 100/분 이상이면 = 동빈맥 (페이지 76)
- 심박수가 60/분 이하면 = 동서맥 (페이지 75)

같이 존재하는, 독립적인 (심방/심실) 리듬을 결정

- 해리 리듬: (페이지 198–202)
  동성 리듬 (혹은 심방 리듬) 이 하위 부위의 자동능을 가진 곳에서의 독립적인 리듬과 같이 있을 수 있다. 그런 경우 각각의 리듬을 결정해야 한다.

불규칙적인 리듬: (페이지 117–120)

- 심방세동과 같은 불규칙한 리듬을 가지고 있는 경우 일반적인(평균) 심실 박동수(6초 간격의 QRS수 X 10) 혹은 환자의 맥박수를 기록한다

조율 (Rhythm)

from: ***Rapid Interpretation of EKG's***
by Dale Dubin, MD
COVER Publishing Co.,P.O.Box 1092, Tampa, FL 33601, USA

★ 기본 조율을 파악하라...

그리고 전체 기록을 살펴서 휴지기, 조기수축, 비규칙성, 그리고 비정상적인 파형을 알아내라

★ 항상 명심할 것들.

- 매 QRS 전에 P파가 있는지, 그리고 매번 P파 이후에 QRS가 따라오는지 확인할 것
- PR 간격 확인 (방실 블럭 (AV Blocks) 진단위해)
  QRS 간격 확인 (각차단 (BBB) 진단위해)
- QRS 벡터가 정상범위 밖으로 치우쳤는지 확인 (반차단(Hemibock)을 제외하고자)

불규칙 조율 (Irregular Rhythms) (페이지 117–120)

동성부정맥
(Sinus Arrhythmia) (페이지 110)

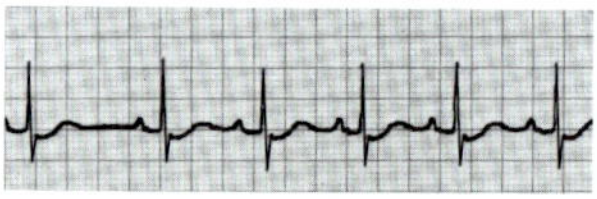

- 호흡에 따라 다양한 불규칙적인 리듬
- 모든 P파는 동일한 모양을 지님
- 정상으로 간주한다

방황성 페이스메이커
(Wandering Pacemaker) (페이지 118)

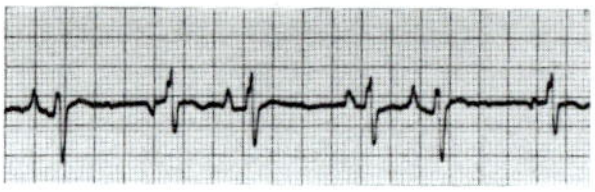

- 불규칙적 리듬
- 심박조율기 위치에 따라 P파의 모양이 다양하게 변함
- 분당 100회 미만의 박동수

그러나 만약 분당 100회를 넘어가면
다음과 같이 부른다.

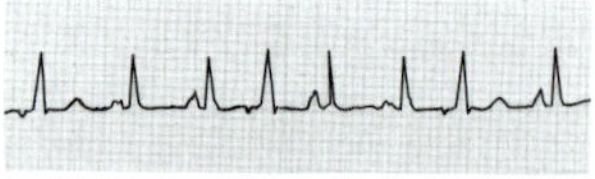

다소성 심방성 빈맥
(Multifocal Atrial Tachycardia) (페이지 119)

심방세동
(Atrial Fibrillation) (페이지 120, 174–176www)

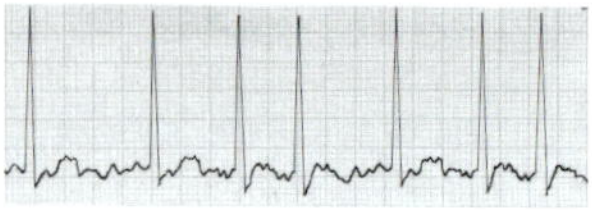

- 불규칙적 리듬
- 규칙성을 벗어난 심방흥분
- 다발성 심방성 자동능의 중추(multiple atrial automaticity foci)으로 인해 구별가능한 P파는 찾을 수 없다.
- 심방성 방출(atrial discharge)은 찾기 힘들 수 있다.

조율 계속 (Rhythm)

from: ***Rapid Interpretation of EKG's***

by Dale Dubin, MD

COVER Publishing Co.,P.O.Box 1092, Tampa, FL 33601, USA

탈출박동 (Escape)

(페이지 122–131) 박동에서 휴지기에 대한 심장의 반응

- 건강하지 않은 동성결절은 박동 자극을 내보내지 못할 수 있다 (동성 블럭(Sinus Block)). 이 휴지기는 자동능성 중추에서 탈출박동을 불러낼 수 있다.

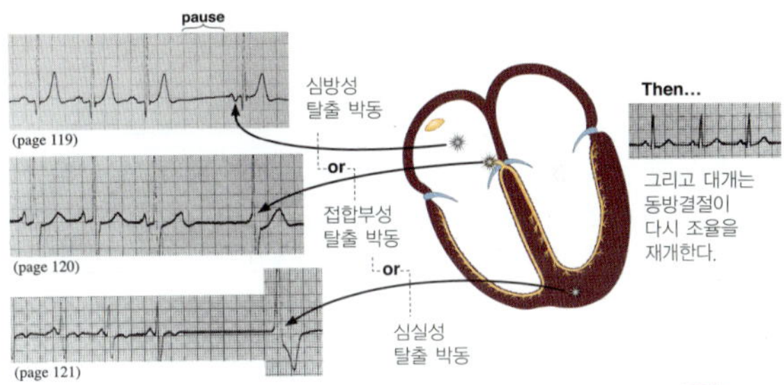

- 그러나 병든 동방결절이 박동개시를 중지할 경우 자동능성 중추가 박동조율기 역할을 떠맡아 탈출박동을 만들어 내기도 한다.

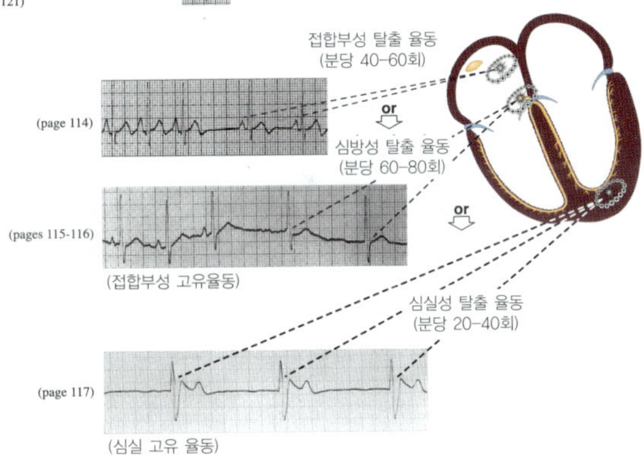

조기 박동 (Premature beat)

(페이지134–154) 과민한 자동능성 중추로부터

- 과민한 자동능성 중추는 갑자기 다음과 같은 박동을 방출할 수 있다.

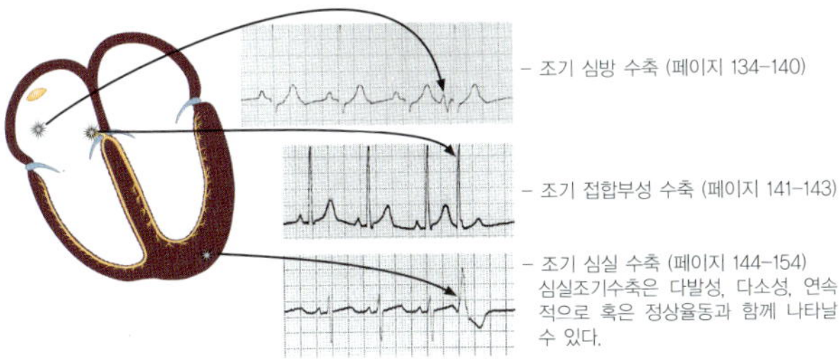

조율 계속 (Rhythm)

from: ***Rapid Interpretation of EKG's***
by Dale Dubin, MD
COVER Publishing Co.,P.O.Box 1092, Tampa, FL 33601, USA

빈맥 (Tacchyarrhythmias)

(페이지156–182) 중심(focus) = 자동능성 중추

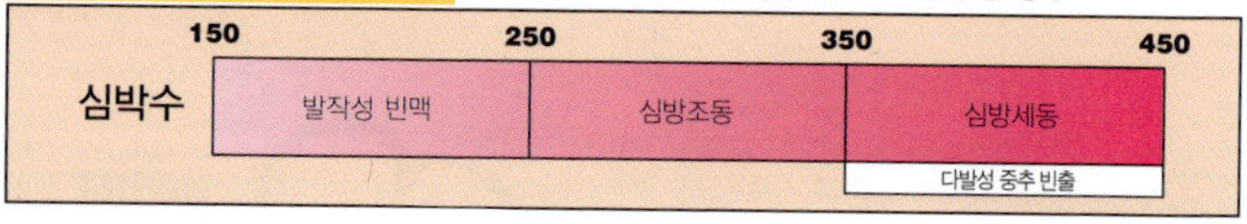

발작성 빈맥 (분당 150–250회) (페이지 157–168)

"Supraventricular Tachycardia"

발작성 심방 빈맥 (Paroxysmal atrial tachycardia)

: 과민한 심방의 중추가 분당 150–250회의 박자로 방출함
만약 P파가 관찰되면 정상파형을 보인다 (페이지 159)

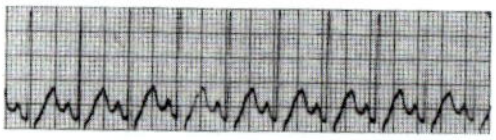

블록을 동반한 심방성 발작성 빈맥 (P.A.T. with Block)

: P.A.T.와 같으나 항상 두번째 P파만이 QRS파를 만든다 (페이지 160)

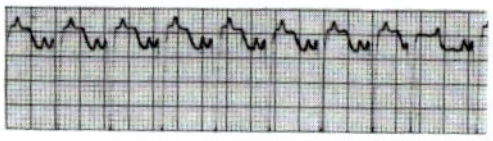

발작성 접합부성 빈맥 (Paroxysmal junctional tachycardia)

: 방실 접합부의 중추가 150–250회의 빠른 QRS–T싸이클을 생성.
QRS파는 약간 늘어나 있다 (페이지 161–163)

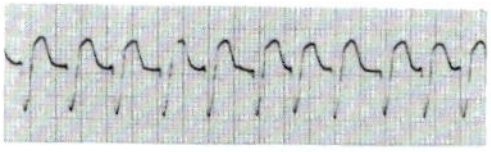

발작성 심실 빈맥(Paroxysmal ventricular tachycardia)

: 심실중추가 150–250회의 빠른 PVC같이 넓은 심실성 복합파동을 연속적으로 만들어냄 (페이지 164–168)

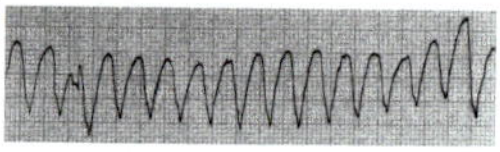

조동 (분당 250 350회) (페이지 169–170)

심방조동

: 연속적인 '톱니 모양'의 빠른 심방 복합파동이 하나의 연속방출하는 심방중추에서 생성. 여러 번의 조동파가 간신히 한번의 심실의 수축을 유도한다 (페이지 159,160)

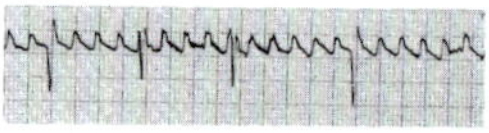

심실조동 (페이지161,162)–**Torsades de Pointes 참조** (페이지171, 172)

: 연속적인 부드러운 싸인 파형의 빠른 심실복합파동이 하나의 연속방출하는 심실중추에서 생성. 대개 짧은 조동 후 금방 심실세동으로 바뀐다.

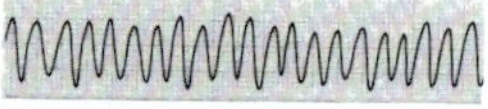

세동 (불규칙적인 다소성 빈출(erratic multifocal rapid discharges) 분당 350–450) (페이지 174–182)

심방세동 (페이지 175–176)

: 다발성 이소성 심방흥분이 지그잭의 기준선에 작은 스파이크들을 일으킴. 심실반응에 의한 QRS 파는 불규칙적이다.

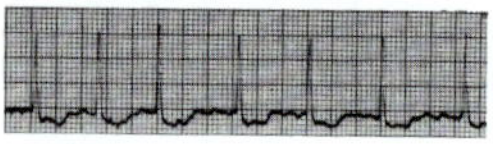

심실세동 (페이지 177–180)

: 다발성 이소성 심실흥분이 완전히 불규칙적인 심실 리듬을 일으켜서 정확한 파형의 구분이 힘들다. 즉각 치료를 요함

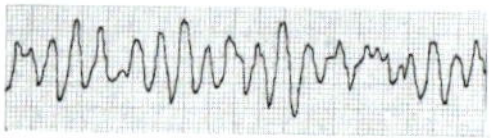

조율: 심장 차단들

from: ***Rapid Interpretation of EKG's***
by Dale Dubin, MD
COVER Publishing Co.,P.O.Box 1092, Tampa, FL 33601, USA

동방차단 (페이지186)

건강하지 않은 동방 결절이 하나 혹은 그 이상의 싸이클을 놓침(동방 휴지기) :

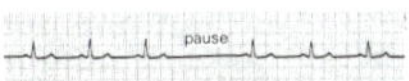

동방결절은 대개 박동을 재개하나 휴지기가 자동능성중추의 탈출박동을 유발할 수 있다 (페이지119-121)

방실차단 (AV Block) (페이지 188-202)

* 명심할 것 - 1. PR 간격이 큰 칸 한 개 이상인지? 2. QRS반응이 항상 P파 다음 따라 오는지?

심방의 자극이 심실에 늦게, 혹은 도달하지 못하도록 하는 블럭들

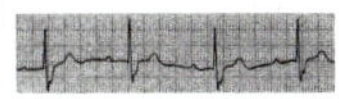

1도차단

긴 PR 간격 (페이지189-190) ;
PR간격이 0.2초 이상 (큰 칸 한 개 이상)

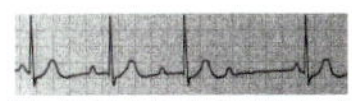

2도차단

가끔 QRS반응이 없는 P파들 (페이지 191-196)

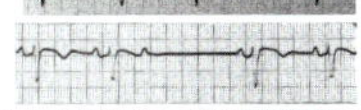

Wenckebach (페이지 192, 194-195) - PR간격이 각 싸이클마다 점점 길어져서 마침내 마지막 싸이클의 P파는 QRS파를 생성하지 못함.

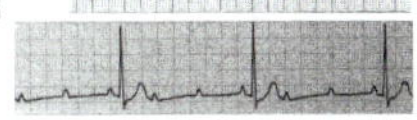

Mobitz (페이지193-195) - 어떤 P파는 QRS를 생성하지 못함.
만약 이게 간헐적으로 일어나면 종종 QRS파는 유발되지 않음.
더욱 발달된 Mobitz 블록은 3 :1혹은 그 이상의 블럭을 만든다(페이지 181)

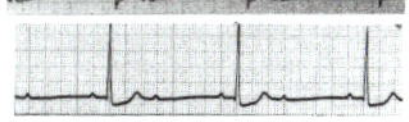

2:1 방실 차단 (페이지 194-195) - Mobitz 혹은 Wenckebach
PR 길이, QRS 넓이 혹은 미주신경 자극법이 감별에 도움된다.

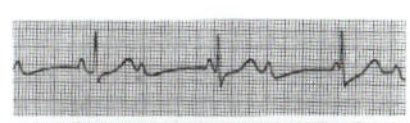

3도(완전)차단

P파가 전혀 QRS를 유발하지 못함 (페이지 198-202)

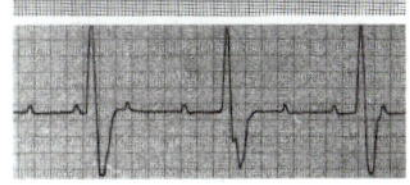

3도차단 (페이지 200) - P파는 동방결절에서 기원
QRS가 좁으며 심실 박동수가 분당 40-60회이면 접합부중추에서 기원.

3도차단 (페이지 201) - P파는 동방결절에서 기원
QRS가 PVC같으며 심실 박동수가 분당 20-40회이면 심실중추에서 기원.

각차단 (Bundle Branch Block)

우측,혹은 좌측 흉부전극의 R,R'을 발견할 것

* 명심할 것
QRS가 작은칸 3칸 이내인지?

우각차단 (페이지 203-208)

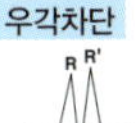

QRS in V_1 or V_2

각차단이있는경우 심실비대의 기준은 불명확함

좌각차단 (페이지 203-209)

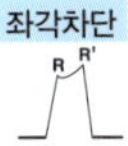

QRS in V_5 or V_6

좌각차단이 경색과 공존시 구별힘듬

반차단 (Hemiblock)

좌각의 전방 혹은 후방 섬유속차단 (페이지 313-322)

* 명심할 것
축이 정상범위를 벗어났는지?

전반차단
축이 좌측이동 → L.A.D.
Q1S3 주의관찰
(페이지 315-317)

후반차단
축이 우측이동 → R.A.D.
S1Q3 주의관찰
(페이지 318-320)

축 (Axis)

from: ***Rapid Interpretation of EKG's***
by Dale Dubin, MD
COVER Publishing Co.,P.O.Box 1092, Tampa, FL 33601, USA

전기축의 개괄적인 결정 (페이지 217–256)

1번 유도와 AVF유도에서 QRS가 양( ) 혹은 음( )인지?

축은 정상인가? (페이지 241)

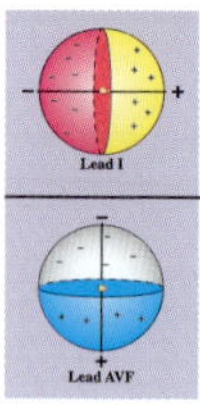

1번유도의 QRS (페이지 233–234)
만일 QRS가 양이면(주로 기준선 위)
벡터는 양성인 쪽(환자의 좌측)을 가리킨다.

정상 : 1번, AVF 유도의 QRS가 똑바로 윗방향
two thumbs-up sign

AVF 유도의 QRS (페이지 237–240)만일 QRS가 주로 양이면 벡터는 구의 양반구를 향해 아래쪽을 가리켜야 한다.

우선 축의 사분역을 결정한다 (페이지 245)

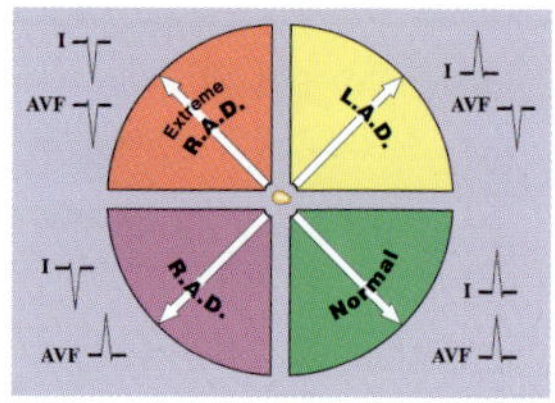

축의 각도 (페이지 247–249) (전면)

축의 사분역에 위치한 후, QRS가 가장 등전위인 사지유도를 결정하라.

극단적인 우축편위

lead	Axis
I →	–90°
AVL →	–120°
III →	–150°
AVF →	–180°

좌축편위

lead	Axis
I →	–90°
AVR →	–60°
II →	–30°
AVF →	0°

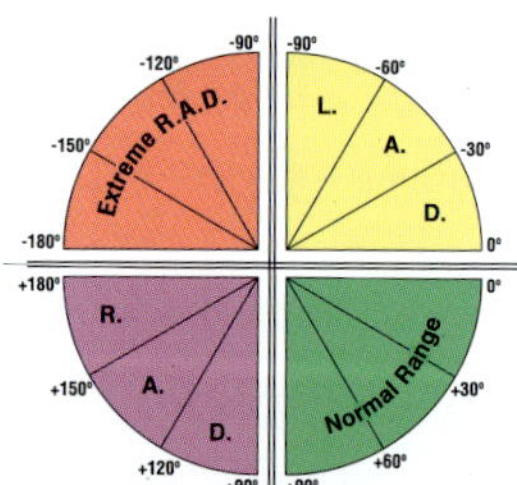

우축편위

lead	Axis
AVF →	+180°
II →	+150°
AVR →	+120°
I →	+90°

정상

lead	Axis
AVF →	0°
III →	+30°
AVL →	+60°
I →	+90°

수평에서의 축의 회전(좌/우) (페이지 250–256)

Transitional QRS is "isoelectric"

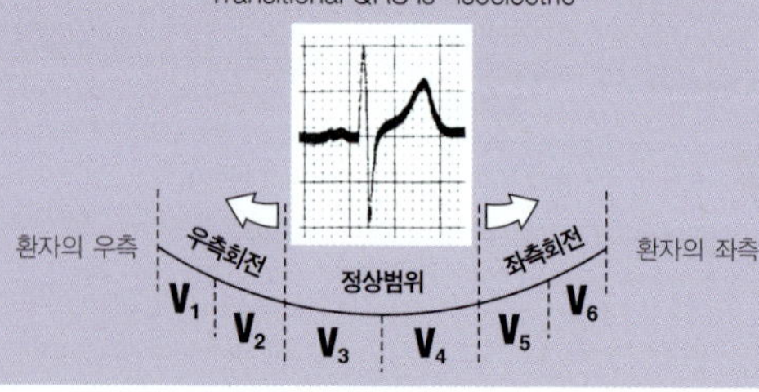

비대 (Hypertrophy) (페이지 259–274)

from: ***Rapid Interpretation of EKG's***
by Dale Dubin, MD
COVER Publishing Co.,P.O.Box 1092, Tampa, FL 33601, USA

심방비대 (페이지 261–265)

우심방 비대 (페이지 264)

큰, 이상성 P파, 초기 부분이 클 때

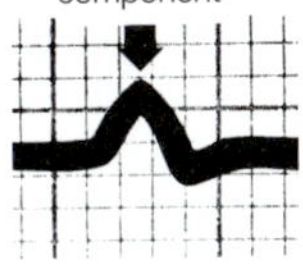

좌심방 비대 (페이지 265)

큰, 이상성 P파, 끝 부분이 넓을 때

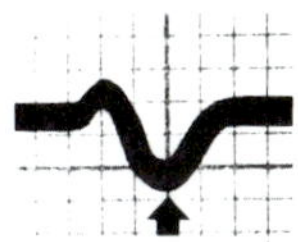

심실비대 (페이지 266–274)

우심실비대 (페이지 267–268)

- R파가 V_1에서는 S파보다 크나 점점 V_1에서 V_6로 갈수록 점차 작아짐
- S파는 V_5와 V6에서 계속 지속됨
- 우편위소견과 함께 QRS가 넓어짐
- 수평면에서 우측편향됨

좌심실 비대 (페이지 269–272)

V_1의 S파와 V_5의 R파의 합이 35mm 이상이며 좌심실비대의 소견이 동반

- 좌편위소견과 함께 QRS가 넓어짐
- 수평면에서 좌측편향됨

역위된 T파
: 천천히 떨어졌다가

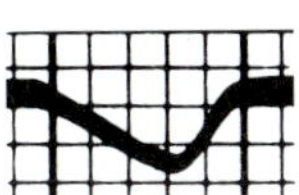

급속히 되돌아옴

경색 (Infartion) (페이지 277–326)

from: ***Rapid Interpretation of EKG's***
by Dale Dubin, MD
COVER Publishing Co.,P.O.Box 1092, Tampa, FL 33601, USA

Q파 = **경색** (유의한 Q만 의미있음) (페이지 290–293)

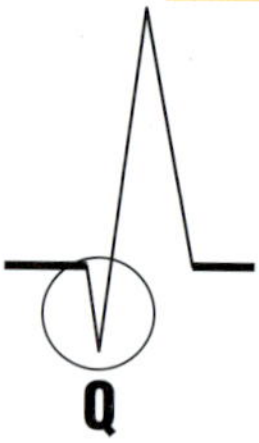

- 유의한 Q파 :1mm넓이로(작은 칸 한칸) 시간으로는 0.4초이거나 QRS파의 1/3크기 혹은 이상인 경우이다.
- AVR을 제외한 다른 유도에서 유의한 Q파를 찾으면 다음페이지에 경색 위치와 관련된 관상동맥을 결정하는 법이 나와있다.
- 오래된 경색: 유의한 Q파는 평생 지속되므로 급성인지 알기위해 다음을 참조.

ST 분절 상승 = **급성 손상** (페이지 284–289) **(하강도 포함)**

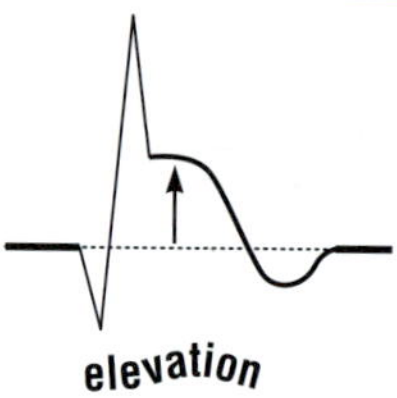

- 급성 경과를 의미, 시간이 지나면 기준선으로 돌아온다.
- 유의한 Q를 동반한 경우 급성(최근)경색을 의미한다.
- 작은 "Q파가 없는 경색"은 유의한 Q파 없이 ST분절의 상승이 있다. 이는 ST분절 상승이 있는 유도들에 따라 위치가 결정된다. (다음 페이지)
- ST하강(지속적인)은 심내막하 경색 : 좌심실을 덮는 심내막 바로 밑의 작고 얕은 부위에 일어난 경색 위치 결정은 경색위치 결정방법과 같다.(다음 페이지)

역위된 T파 = **허혈** (페이지 282–283)

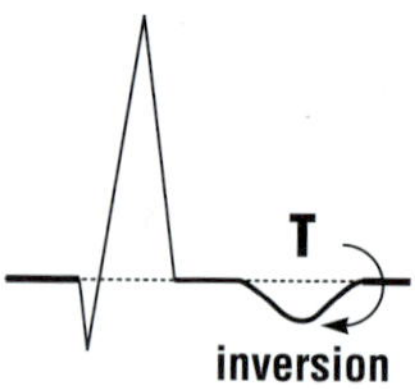

- 좌우가 대칭적인 T파가 뒤집어진 형태 정상적인 T파는 QRS가 똑바로 위에 있는경우 같은 방향이고 그 반대의 경우도 동일하다.
- 대개 급성 경색의 신호를 보이는(Q파와 ST분절 상승) 같은 유도에서 나타남
- 독립된 허혈(비경색)이 위치할 수 있음 : T피 역위가 있는 유도들을 파악하고 어느 혈관이 좁아져 있는지 알아볼 것. (다음 페이지)

* 주의! 항상 환자의 이전 심전도를 비교 목적으로 확보할것!

경색 부위와 연관된 관상동맥 (페이지 308–312)

from: ***Rapid Interpretation of EKG's***
by Dale Dubin, MD
COVER Publishing Co.,P.O.Box 1092, Tampa, FL 33601, USA

관상동맥 구조도 (페이지 309)

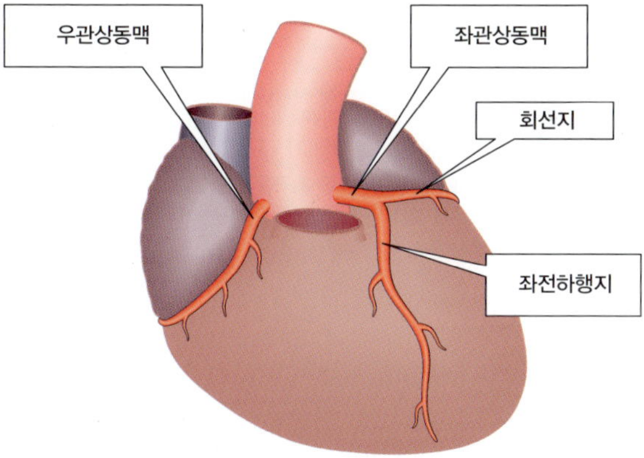

경색 부위와 연관된 관상동맥 (페이지 308)

후벽

- V_1과 V_2에서 큰 R파와 ST분절 하강
- 거울 테스트혹은 전위투과테스트 (우관상동맥) (페이지 302–305)

측벽

- I 과 AVL사이의 Q파 (좌회선지) (페이지 297–298)

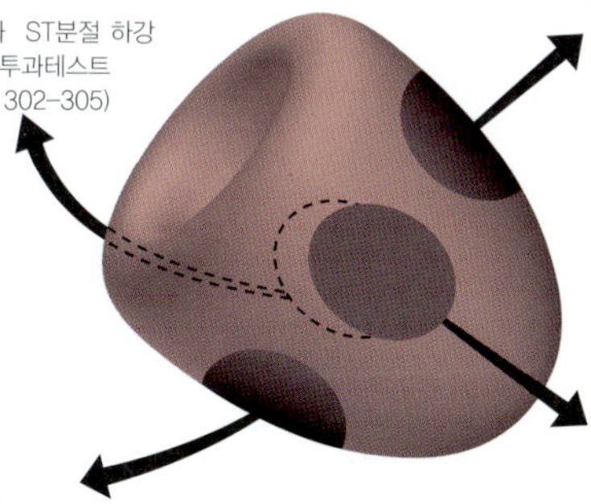

하벽

- II III, AVF에서의 Q파 (우측 혹은 좌측 관상동맥) (페이지 299)

전벽

- V_1, V_2, V_3, V_4에서의 Q파 (전 하행지) (페이지 296, 301)

기타 (Miscellaneous)

from: ***Rapid Interpretation of EKG's***
by Dale Dubin, MD
COVER Publishing Co.,P.O.Box 1092, Tampa, FL 33601, USA

폐색전 (페이지 332–333)

- S1Q3L3 – I에서 넓은 S파, III에서 큰 Q파와 T파 역위
- 급성 우각차단(일시적, 혹은 불완전)
- 우편위와 시계방향 회전
- V1에서 V4까지 T파 역위, ST분절 하강이 II에서 보임

인공심박동기 (페이지 341–346)

근대의 인공심박동기는 감지기능과 규칙적인 박동 자극을 제공한다.
이 전기자극은 심전도 상에 포착되는 심장의 반응 직전에 작은 스파이크로서 나타난다

심장박동기 필요상황

- 환자의 고유 조율이 멈추거나 현저히 늦어질 때 자극된다.
- 환자의 고유 조율이 재개되면 박동기가 멈춘다.
- 조기박동과 동조하고자 같은 박자로 재가동한다.

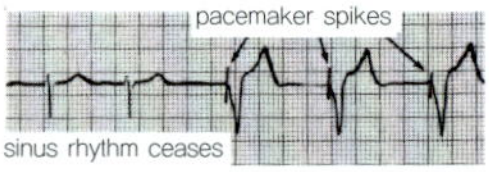

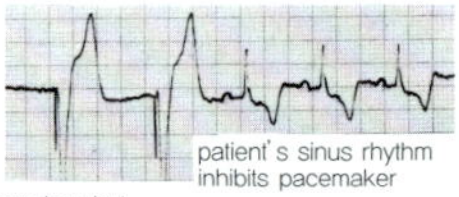

PVC stops pacemaker, but...

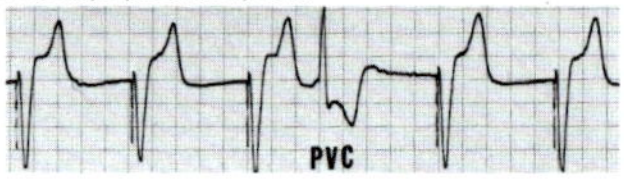

pacemaker resumes in step with premature beat.

심장박동기 자극 (전달 방법들)

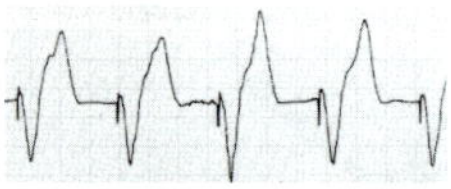

- 심실 박동기 (페이지 323)
  - 우심실에 전극이 위치

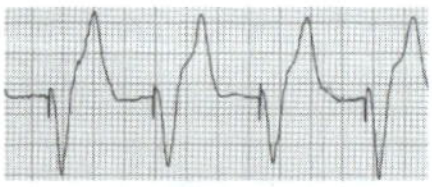

- (비동조적인) 심첨 심박동기
  - 심실의 자극이 심방의 자극과 관계없다.

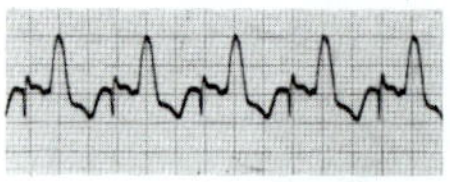

- 심방 박동기 (페이지 323)

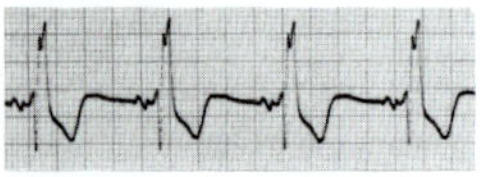

- 심방 동조성 박동기 (페이지 323)
  - p파가 감지되면 잠시후 심실자극을 전달

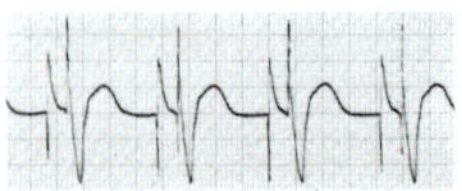

- Dual Chamber (방실연속성) 박동기 (페이지 323)

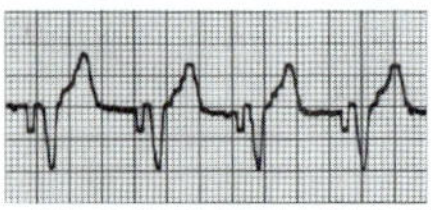

- 외부 비 침습적 박동기 (페이지 326)

기타 계속 (Miscellaneous)

from: ***Rapid Interpretation of EKG's***
by Dale Dubin, MD
COVER Publishing Co.,P.O.Box 1092, Tampa, FL 33601, USA

전해질

칼륨 (페이지 334–335)

과칼륨증 (페이지 334)

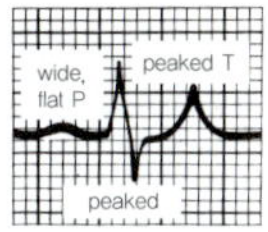

중등도

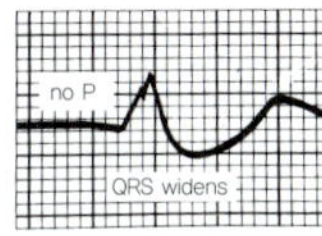

심한 경우

저칼륨증 (페이지 335)

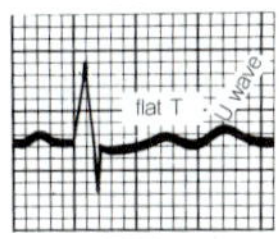

중등도

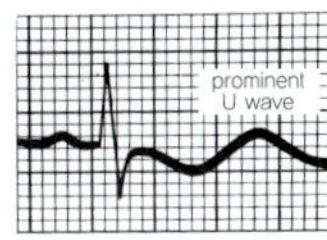

심한 경우

칼륨 (페이지 336)

과칼륨시

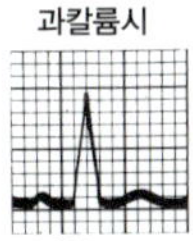
짧은 QT

저칼륨시

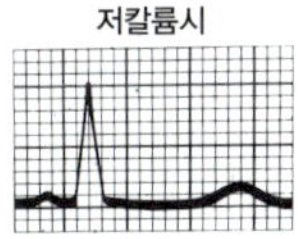
긴 QT

디지탈리스 (페이지 337–339)

디지탈리스 영향시 심전도 양상 ("디지탈리스 효과")

- Salvador Dali.를 기억!
- T 파가 하강하거나 역위
- QT간격이 짧아짐

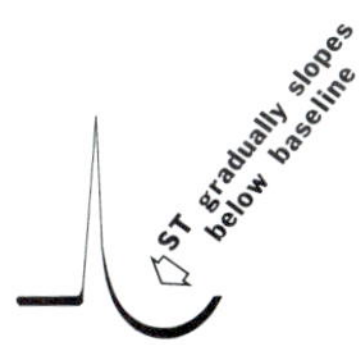

디지탈리스 과량 (블럭) ——〉 디지탈리스 중독(과민한 중추가 빨리 분극)

- 동방블럭
- 조기심방빈맥
- 방실 블럭
- 방실 해리
- 심방 세동
- 접합부 혹은 심실성 빈맥
- 다발성 조기 심실 수축
- 심실 세동

퀴니딘 (페이지 340)

- 퀴니딘 시 심전도 양상(페이지 340)

Quinidine Effects

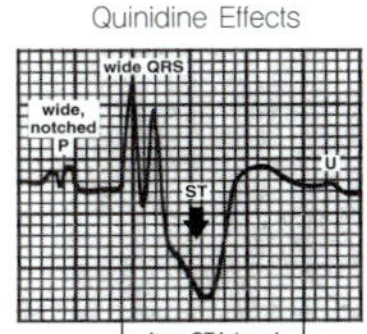

- 퀴니딘 과량 혹은 다른 칼륨채널을 막는 약물들 (심지어 낮은 혈중 칼륨농도)이 다음을 일으킬 수 있다. (페이지 168)

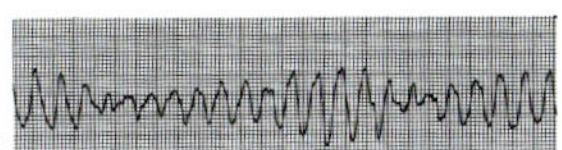
Torsades de Pointes

유용한 팁들 (Practical Tips)

from: ***Rapid Interpretation of EKG's***
by Dale Dubin, MD
COVER Publishing Co.,P.O.Box 1092, Tampa, FL 33601, USA

두빈의 쉬운 계산법
(환자의 체중을 파운드에서 킬로그램으로 전환시)

환자의 체중(kg) = 환자 체중(lb)의 반 − 그값의 1/10
예) 180lb = 90 − 9= 81kg
140lb = 70 − 7 = 63kg

심장 모니터링을 위해 개선된 유도들

위치는 유사하나 몇몇 사소한 전극 위치의 재조정이 좋은 기록을 얻고자 필요

	Identification	
감지 전극	글자	색상(일정치 않음)
+	R (RA)	red
−	L (LA)	white
G	G (RL)	다양

Modified Lead I

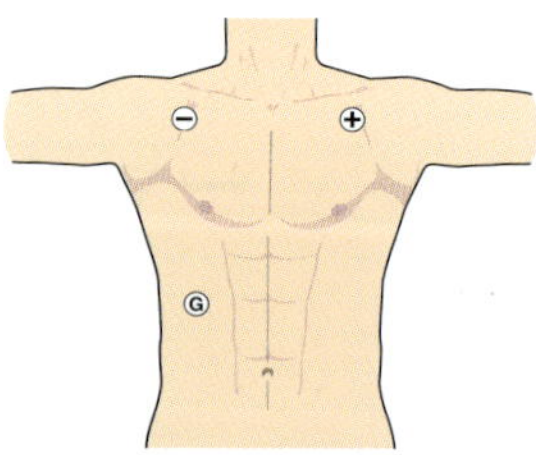

Modified Lead II

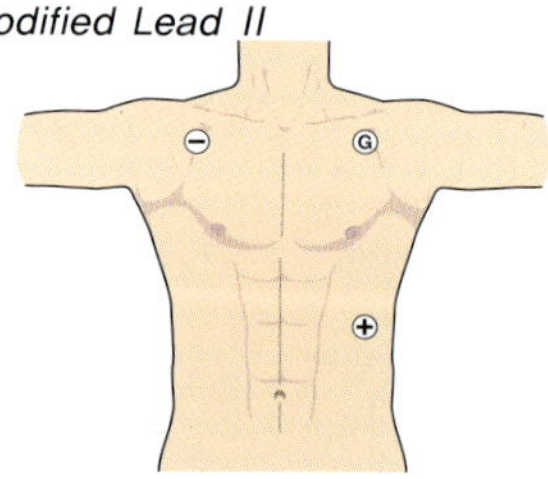

Conventional Lead

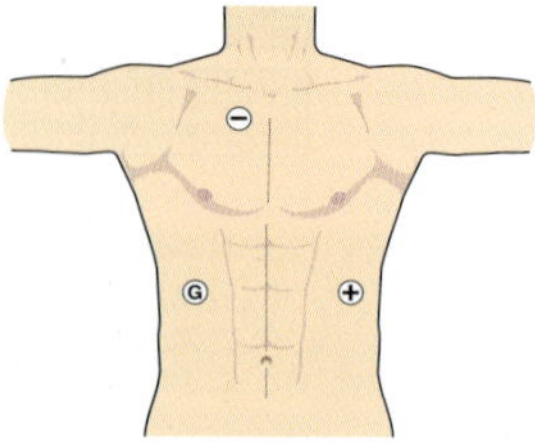

MCl1

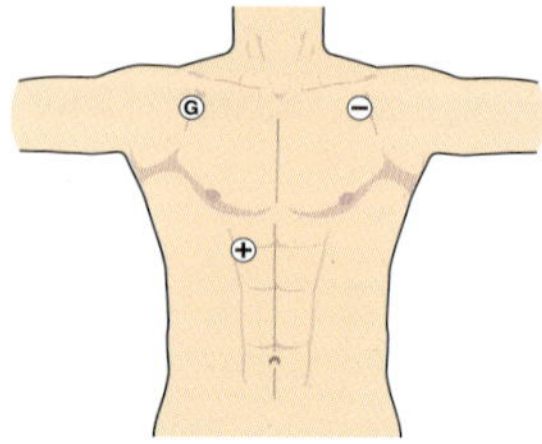

EKG Tracings

이 난에서는 여러 다양한 환자들의
심전도와 이에 대한 판독이 있다.
이 심전도와 판독은 심전도를 읽는 방법을
어떻게 실제로 사용하는가 하는 것에 대해서 알려준다.
몇 개의 예를 풀어보라.
그러면 체계적인 접근법에 더욱 친숙하게 될 것이다.
한번 심전도를 체계적으로 판독하는 방법을 배우면
기본 심전도 판독에 있어서 금방 능숙하게 될 것이다.

29세 백인 남자가 아주 많은 증세를 호소하는 건강 염려증이 있다.

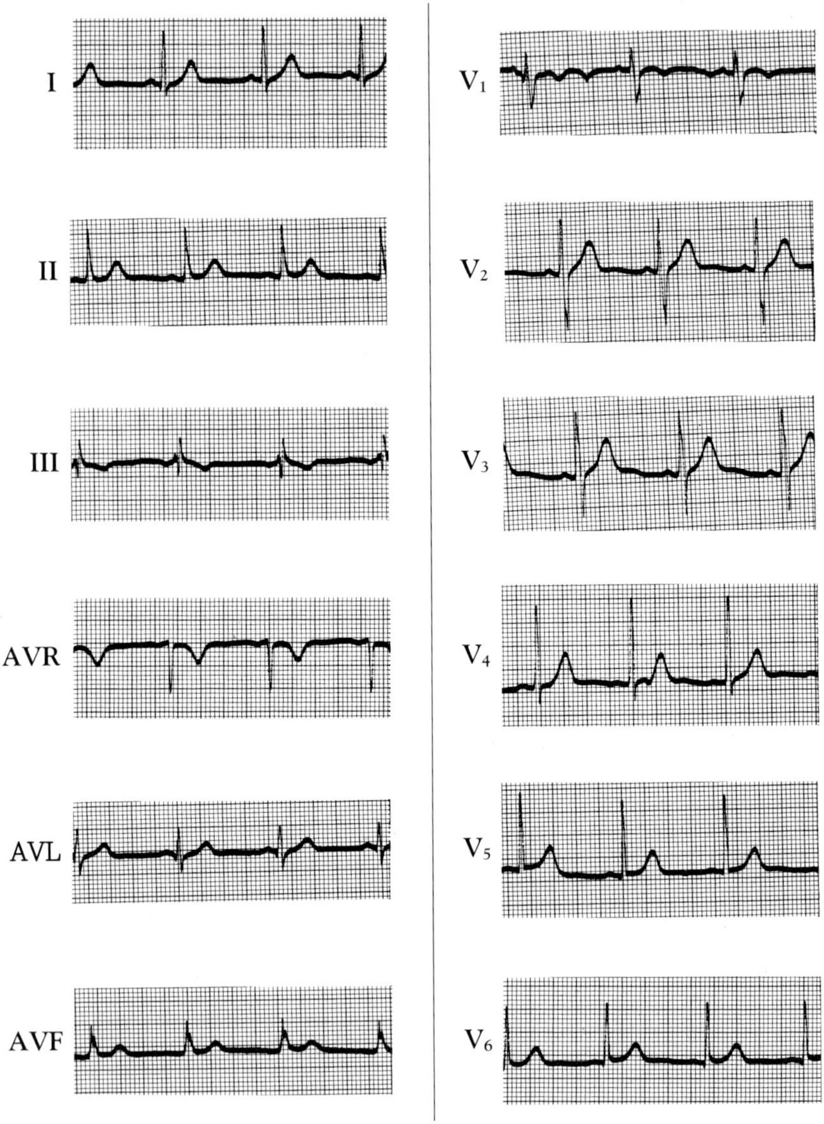

EKG Interpretation

환자: D.D.

맥박: 분당 70회

조율: 규칙적인 동성 조율
PR 은 .2초 이하(AV block 은 없다).
QRS 는 .12초 이하(각차단은 없다).
.. 그러나 3번 유도에서 R, R' 을 보면 불완전 각차단이 있다.

축: 정상범주(약 +30도)
수평축에서는 우축으로 회전을 보임

비대: 심방비대 없음
심실비대 없음

심근 경색: Q파는 없음
ST segment: V_5, V_6를 제외하고는 상승은 없다.
V_5, V_6의 조기 탈분극에 의한 1/2mm 상승임.
T파: 전체적으로 상향

첨언: 이 심전도는 정상이다.
이것은 저자 자신의 심전도로 이제는 더 이상 29세가 아니다.

이것은 전 페이지에 있었던 심전도를 찍은 후 30년 지난 것이다. 그는 고혈압이 25년전부터 생겼다. 이 심전도는 비교 판단을 위해서 이전 심전도가 얼마나 중요한 가를 명확히 보여준다.

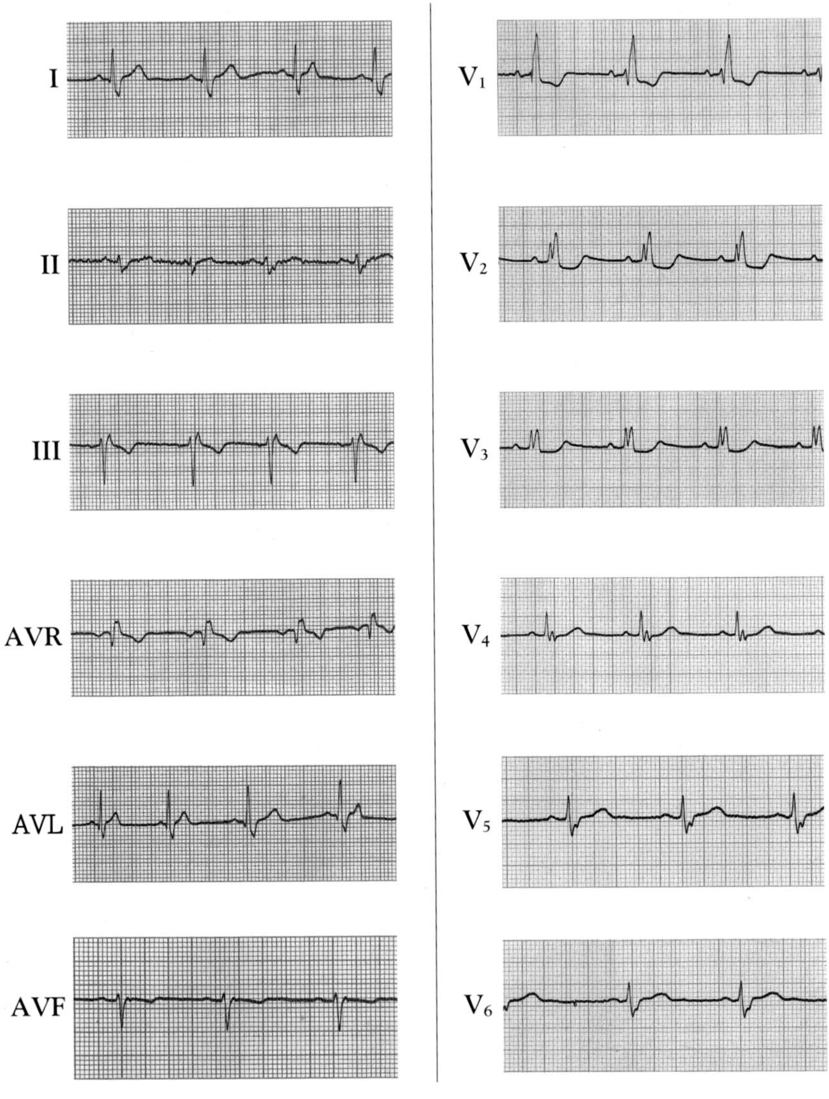

EKG Interpretation

환자:	D.D.
맥박:	약 분당 58회
조율:	동성 서맥, PR .2초 이하(방실 차단 없음) QRS .12초 이상 각차단 소견 V_1, V_2 유도를 보면 R, R' 이 전형적인 우각차단 소견이다.
축:	약 −25도 정도의 좌측편위(I 유도에서 R 파에 의해 둘러싸인 부위가 S 파에 의해서 둘러싸인 부위보다 적다) 그리고 Q_1S_3는 전방 반각차단을 나타낸다. 수평위에서의 축 회전은 우착차단 때문에 판단이 어려움.
비대:	좌심방 확대 좌심실 비대는 다른 검사로 확인해야 한다(우각차단이 있으므로 판단이 어렵다).
심근 경색:	의미있는 Q파는 없다. ST segment: 우각차단 때문에 V_1 과 V_2 에서 하강이 있다. T파: 전반적으로 상향; 하부 유도에서는 T파 역전이 있음, 아마도 우각차단 때문인 것으로 생각.
첨언:	그전의 정상 심전도와 비교 시(348 페이지) 이 환자는 중요한 변화를 보이고 있다. 동성 서맥이 있고, 새로 발생된 우각차단이 있고(예전에는 불완전 차단이었다) 그리고 심근경색은 없는데 전반각차단(anterior hemiblock)이 발생했다. 25년 간의 잘 조절되지 않았던 고혈압으로 환자는 좌심실 비대가 발생했다. 동반된 좌심방 확대는 폐정맥 기시부 근처의 자극에 예민한 심방 중추를 확장해서 심방세동을 유발시켰다. 며칠 후 I 유도 심전도에서(밑의 사진) 그것을 보여준다. 모든 심전도는 불행하게도 확실하다.

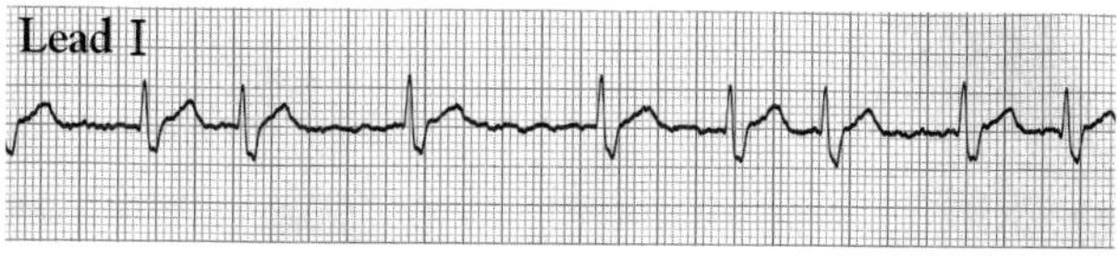

환자는 45세 흑인으로 관상동맥 질환의 과거력이 있다. 입원시 혈압은 210/100이었다.

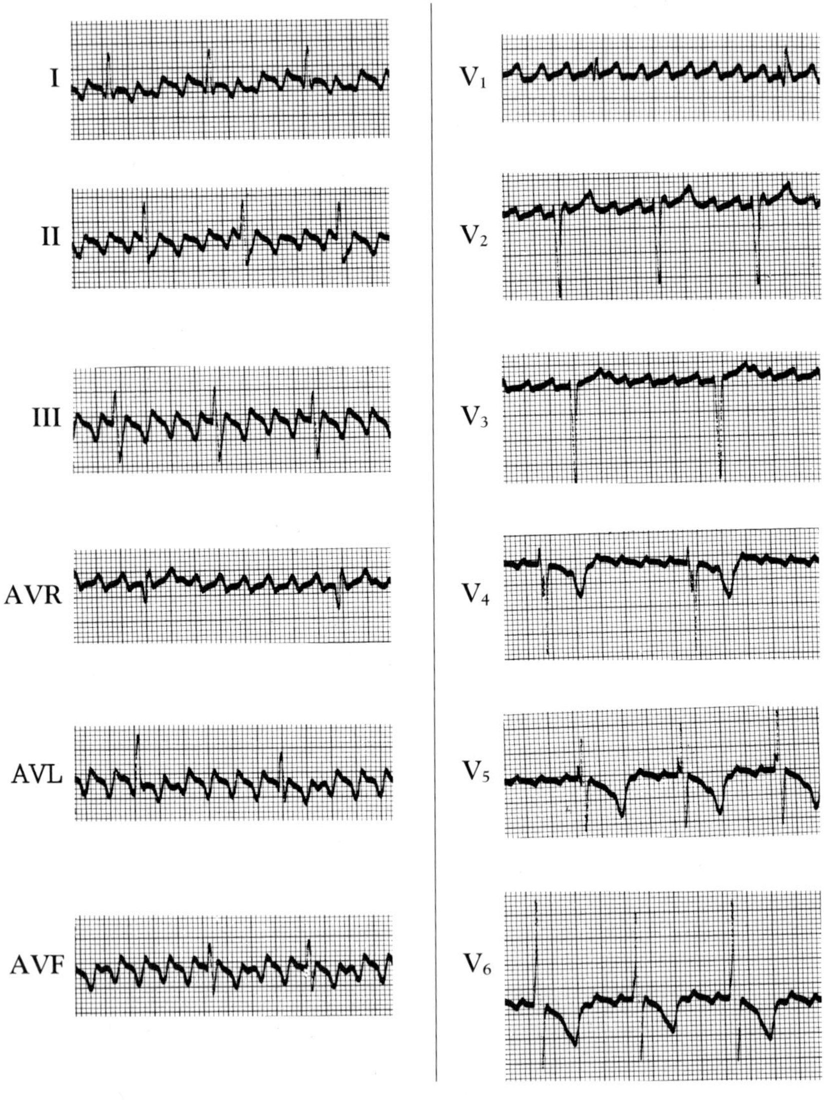

EKG Interpretation

환자: R.C.

맥박: 심방수는 분당 300회
심실수는 전반적으로는 분당 60회, 그러나 때때로 느려지기도 함.

조율: 심방조동(일관적이지 않은 심실 반응을 보임, 즉 방실 비가 일정치 않음)
PR도 변화가 많다.
QRS는 .12초 이하(각 차단은 없다)

축: 좌측 편위(−30도)
수평위에서는 좌측으로 회전

비대: 심방비대는 결정이 어렵다.
심실 비대는 없음

심근 경색: Q파: I 유도에서 Q파(또한 III 유도에서 큰 S 보임)
ST 간격은 전반적으로 등축성이다.
T파는 I 유도와 AVL 유도에서 역전이 있다(세밀히 보면). 그리고 중간부터 좌측 흉부 유도에서도.

첨언: 매우 명백한 문제점은 심방 박동수가 300회이고 불규칙적으로 변하는 심실 박동수다(평균 60회) 이것은 방실 전도률이 3:1 부터 7:1 까지 불규칙한 것 때문이다. 오래된 측벽 심근 경색증으로 볼 때 좌회선지의 폐쇄가 확실하다. 전벽 심근허혈로 보아(T파 역위 V_4, V_5, V_6) 새롭게 좌전하행지에 병이 생긴 것을 알 수 있다. 또한 전 반각차단이 있다(좌측 편위와 Q_1S_3; 예전에 있었던 오래된 측벽심근 경색과 우측편위). 하지유도에서 T파의 영역을 면밀히 살펴 보면(조동파에 의해 숨겨져 있기도 한데) 심방조동파는 AVR을 제외하고는 모든 유도에서 낮다. 이는 전반적인 심근허혈을 의미한다. 즉 좌 관상동맥의 양측 가지의 병변이 진행된 것을 뜻한다.

환자 KT는 61세 된 뚱뚱한 남자로 가족들에 의해서 응급실로 실려왔다. 이 환자는 갑자기 심한 좌측 흉부 통증을 호소했었다. 혈압은 95/65이다.

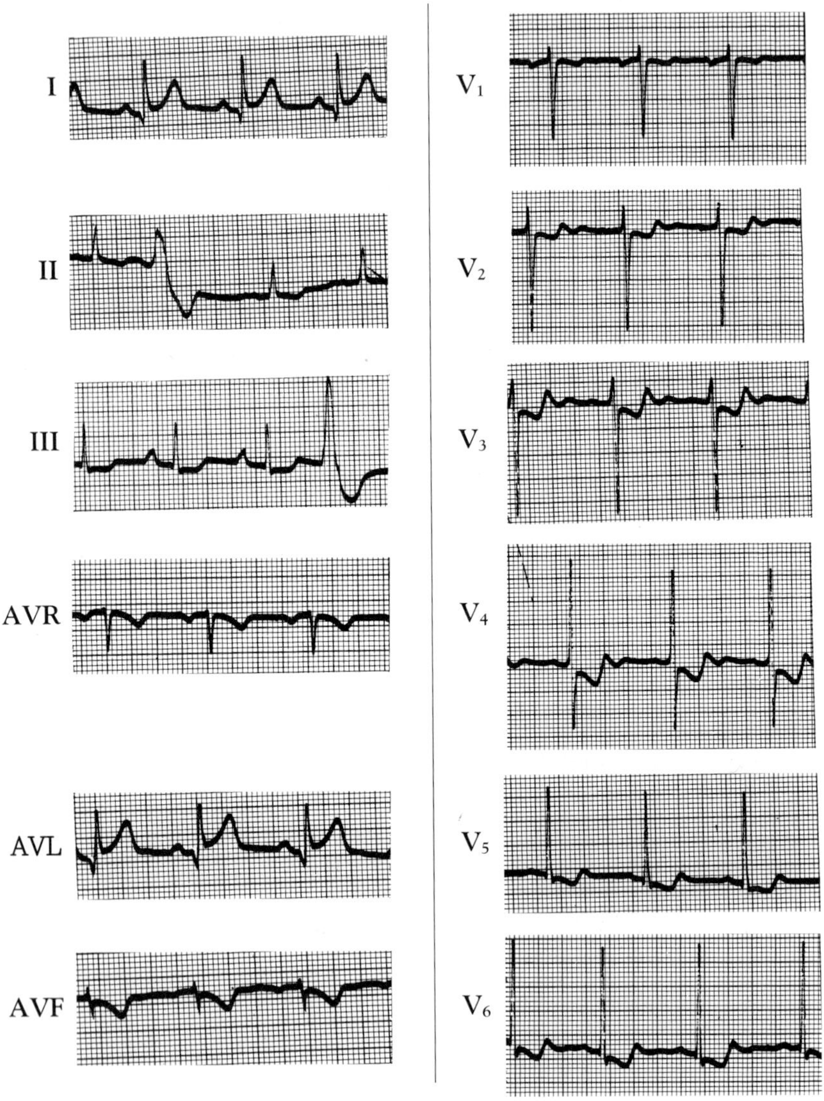

EKG Interpretation

환자: K.T.

심박수: 약 75/분

조율: 일반적으로 규칙적인 동조율이고 가끔 조기심실수축이 있다.
PR은 정확히 .2초이므로 1도 방실차단의 경계에 있다.
QRS는 .12초 이하(각차단은 없다)

축: 좌측편위(−90도)
수평면에서 회전은 없다.

비대: 좌심방의 비대가 의심된다.
좌심실 비대

경색: I과 AVL에서 Q파 관찰
ST 간격 I 과 AVL 에서 상승, V_1, V_2, V_3 그리고 V4에서는 하강되어 있다.
T파는 II, III, AVF, 그리고 모든 흉부 유도에서 편평하거나 역전되어 있다.

참조: 이 환자는 좌측 회선지의 폐색을 암시하는 급성 측벽 경색이다. 흉부유도(V_1−V_4)에서 R파가 두드러지고 ST 하강이 있는 것으로 보아 우관상동맥의 폐쇄가 있을 수 있다. 또한 II, III, AVF에서의 T파 역전은 우관상동맥이 침범된 것을 암시한다. 모든 흉부유도에서 T파 역전은 좌전하행지의 허혈을 의미한다. 또한 I과 AVL에서 보이는 크고 뾰족한 T파는 아급성 T파로 알려진 것으로, 드물지만 아주 급성기의 심근경색을 뜻한다. 이 환자의 그전 심전도에서 보이는 좌측 편위는 좌심실 비대와 관련이 있는 것으로 전 반각차단은 아니다(또 각 시스템은 정상적으로 전도된다). 간간히 보이는 심실조기수축은 허혈에 의한 것이고 빈도와 시작 부위의 다양성에 따라서 더 심한 부정맥의 징조가 된다.

환자 GG는 45세 동양 남자로 심한 일을 하면 심하게 조이는 전방 흉부동통을 호소한다. 혈압은 입원시 110/40 이었다.

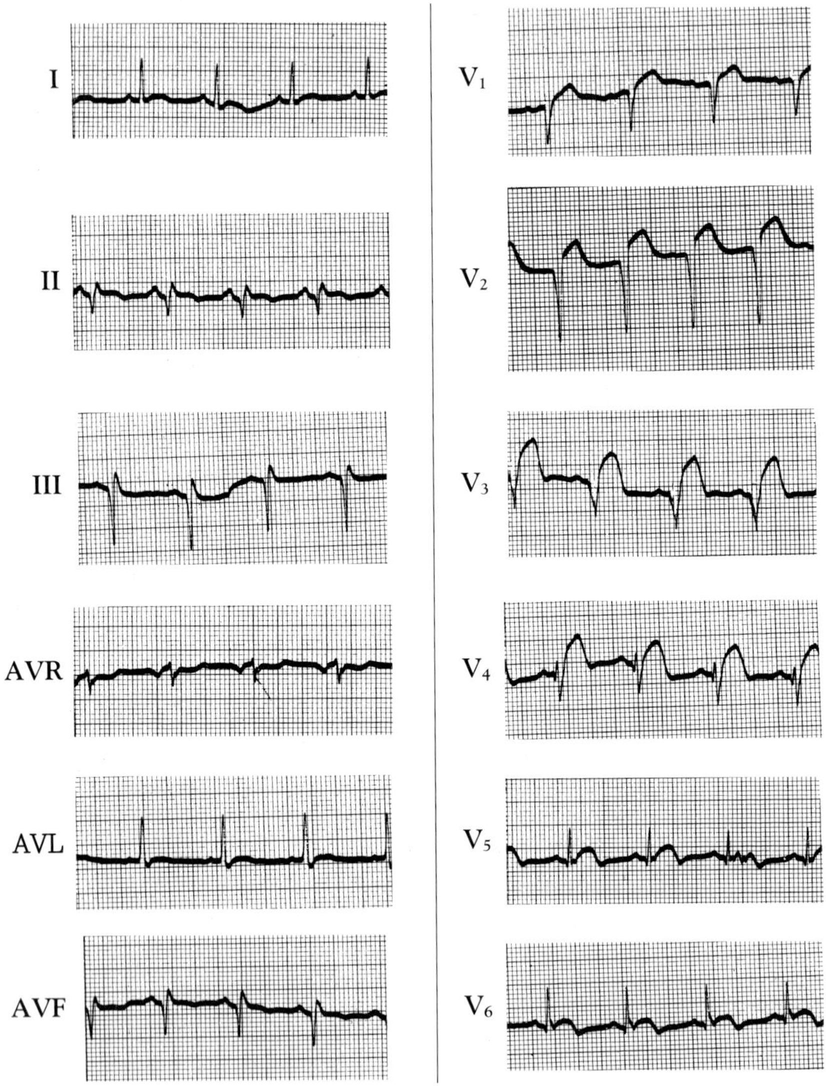

EKG Interpretation

환자: G.G.

심박수: 약 100/분이다. 그러나 가변성이다.

리듬: 동조율 그러나 동성 부정맥에 의한 불규칙성이 있다.
PR .2초 이하(방실차단은 없다)
QRS .12초 이하(각차단은 없다)

축: 좌측편위(-30도부터 -60도)
수평면에서 좌측 회전

비대: 심방 비대는 없다.
심실 비대는 없다.

경색: II, III, AVF 에 의미있는 Q파가 있다.
V_1, V_2, V_3와 V_4 에 매우 큰 Q파가 있다.
ST분절은 V_1, V_2, V_3와 V_4 에서 상승되어 있다.
T파는 구분하기 힘들지만 V_4, V_5, V_6에서 역위된 T파를 볼 수 있다.

참조: 이 환자는 좌전하행지의 폐색을 암시하는 급성 전벽-중격 심근경색이다. 거의 전 유도에서 보이는 평평하고 역위된 T파는 전체 심근의 허혈을 의미한다. 이 심전도에 보이는 오래된 하벽 심근경색은 환자의 이전 병원 기록에서 알 수 있고, 이것이 좌측편위의 기전을 설명해 준다(반각차단은 아님). QRS가 V_4와 V_5 사이에서 등전위가 되는데 이것은 정상이 아니고(V_3, V_4) 중격경색에 의한 미세한 좌측 회전을 의미한다. 과거의 심전도 상 마지막 입원 당시 전벽경색은 없었다.

환자 EM은 65세 된 히스패닉 여자다. 그녀는 12시간 동안 지속된 좌흉부통을 주소로 입원했다. 입원 당시 혈압은 110/75이다.

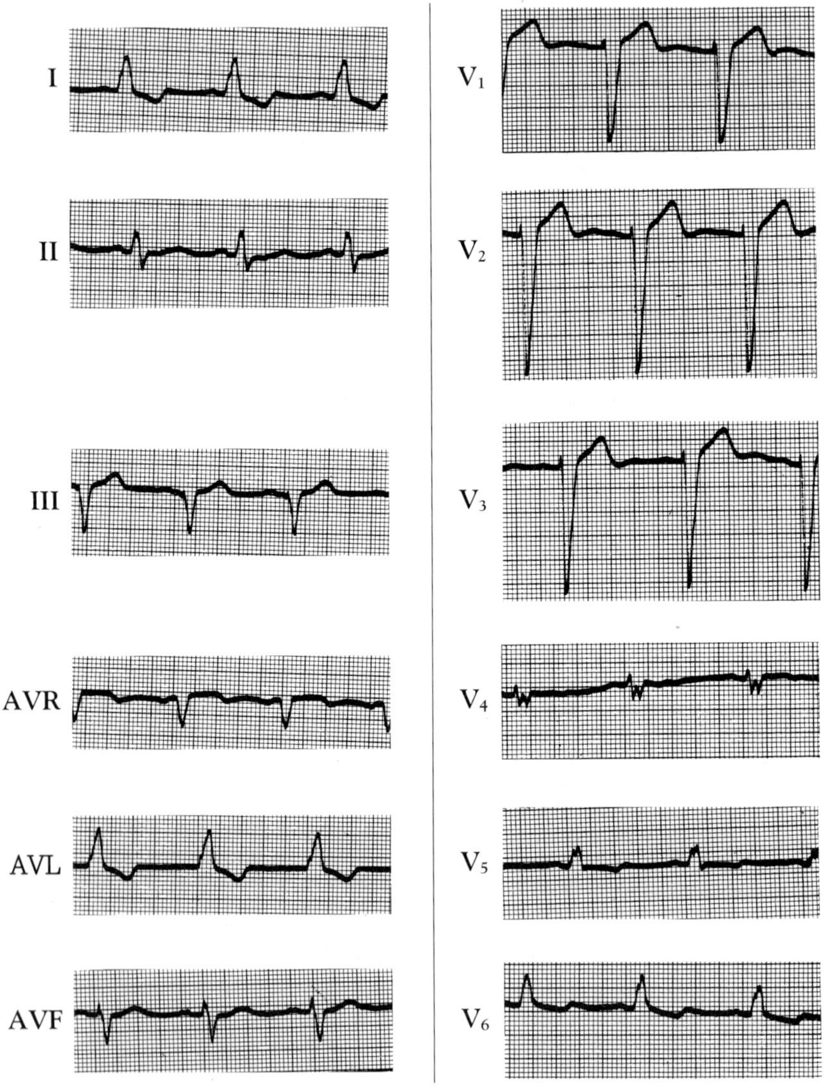

EKG Interpretation

환자: E.M.

심박수: 60/분

조율: 동성 서맥
PR 약 .2초로 아마도 1도 방실차단이 있는 것 같다.
QRS는 .12초 이상(0.16초 너비). V_5와 V_6에서 R, R' 가 있어 좌각 차단이 있다.

축: 좌측편위를 의심케함. 그러나 각차단이 있어서 심빙성이 떨어짐.

비대: 심방 비대는 없다. 각차단때문에 심실 비대는 정하기 어렵다.

경색: Q파: 좌각차단이 있을 때는 경색의 진단기준으로 믿을만하지 않다.

ST분절: 좌각차단 시는 믿을 수 없다.
T파: V_4, V_5, V_6에서 편평하다. 그러나 좌각차단때문에 믿을 수 없다.

참조: 심근효소 검사로 심근 경색을 확진할 수 있다. 환자의 흉통에 대한 의심을 갖게 된다.

환자 MA는 심하고 오래된 고혈압을 가진 75세 흑인 여자이다.

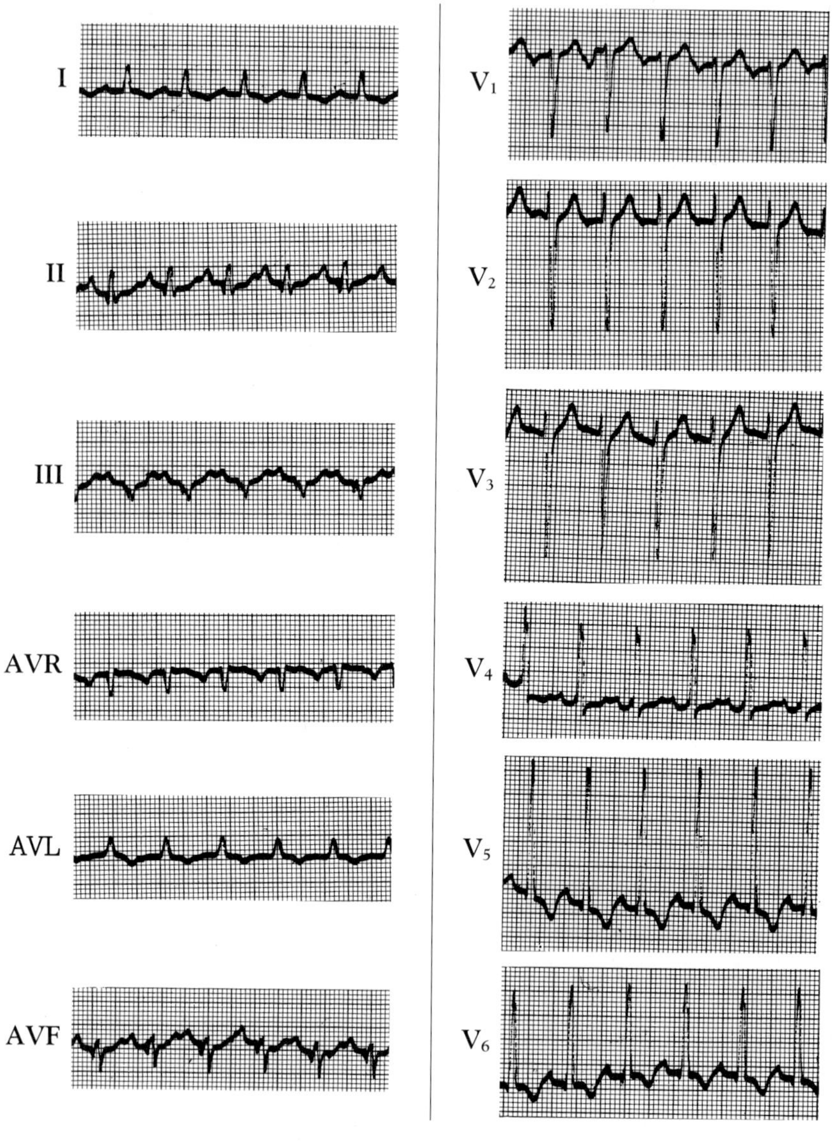

EKG Interpretation

환자:	M.A.
심박수:	약 125/분
조율:	동성 빈맥 PR은 .2초 이하(방실차단 없음) QRS는 .12초 이하(각차단 없음)
축:	좌측편위(사지유도의 QRS 폭이 작아서 정확한 축을 정하기 어렵다) 수평면에서 회전은 없음
비대:	좌심방 비대 좌심실 비대
경색:	II, III, AVF 에서 Q파 존재 ST 분절: 일반적으로 등전위(기저선에), 그러나 V_5, V_6에서는 긴장(strain) 형태를 보여줌 T파는 I, AVL, V_5, V_6 에서 역위됨
참조:	이 환자는 좌심실의 긴장형태를 갖는 좌심방과 좌심실 비대를 갖고 있다. 또한 오래된 하벽 심근경색을 가지고 있다. 좌측편위는 평균 벡터가 하벽심근경색의 반대로 그리고 두꺼워진 좌심실로 향하는 것에 기인한다. 이것은 반각차단은 아니다. 좌회선지의 분포를 따라서 측벽(lateral) 허혈 상태를 보인다.

환자 RM은 실패한 법률 문제로 불안해하는 뚱뚱한 57세 백인으로 전 흉부에 단단하고 쥐어짜는 듯한 흉통을 호소한다. 심전도는 응급실 기사가 아주 빨리 찍었다.

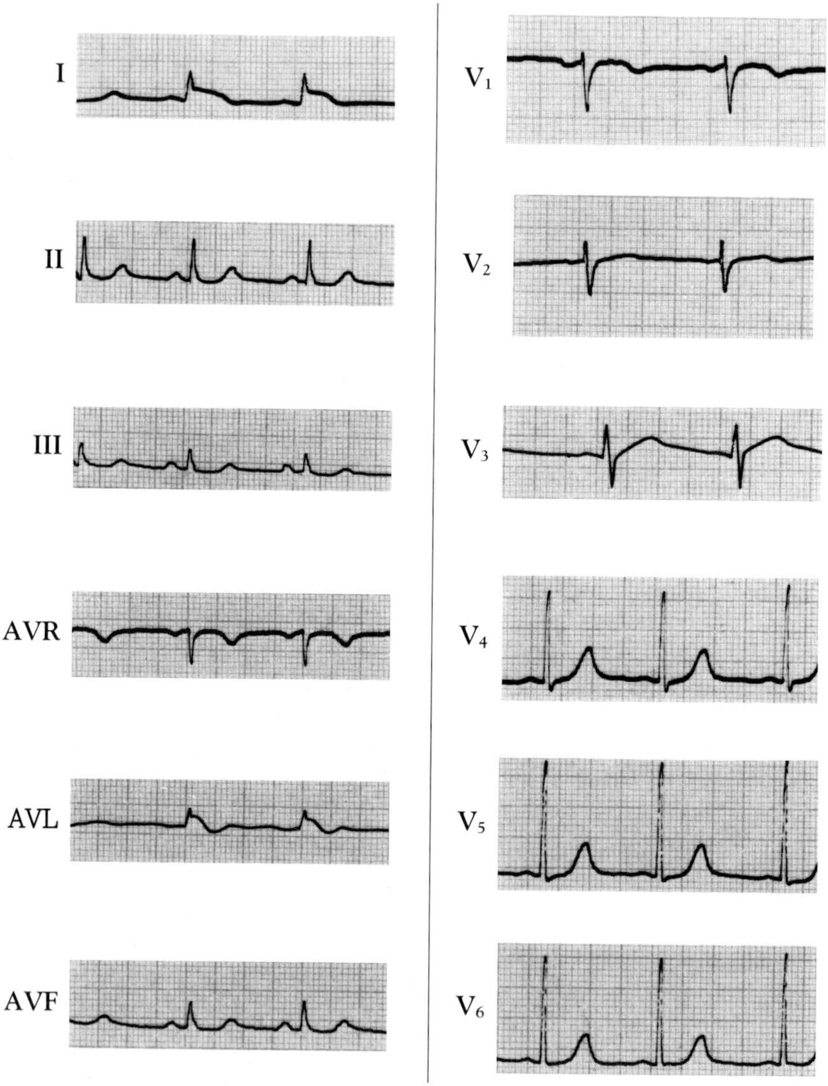

EKG Interpretation

환자: R.M.

심박수: 75/분

조율: 동성맥
PR은 .16초(방실 차단 없음)
QRS는 .08초(각차단은 없음)

축: + 45(정상)
수평면에서 회전은 없음

비대: 미약한 좌심방 비대 의심
심실비대 없음

경색: Q파: 의미있는 Q파는 없음
ST 분절: I, AVL 에서 2mm 상승
T파: I, AVL 에서 역위

참조: 이처럼 별 병변없어 보이는 심전도에서, 좌심실의 측벽에 아주 미약한 비Q파 심근경색이 있고, 이것이 아주 빠르게 심각한 측벽 심근경색으로 발전하는 것이 아주 흥미롭다. 증상이 심근경색을 의심하게 될 때는 반드시 자세한 조사가 필요하다.

INDEX